更年期综合征中医治疗与饮食调养

主　编

尹国有

副主编

李　广　李合国　孟　毅

编著者

尹淑颖　饶　洪　徐心阔　陈玲曾

李洪斌　韩振宏　周　正　蔡小平

金盾出版社

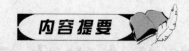

内容提要

本书以问答的形式,简要介绍了更年期及更年期综合征的概念,临床表现及危害性,诱发因素,以及诊断与预防等基础知识;详细阐述了更年期综合征的中医治疗,主要包括常用的单味中药、方剂、中医辨证分型治疗、单方验方治疗、中成药治疗、针灸、贴敷、按摩治疗及运动锻炼等,饮食调养原则及常用的粥类食疗方、菜肴类食疗方、汤羹类食疗方、面点类食疗方,以及适宜于不同体质、不同证型患者的食疗药膳方。其文字通俗易懂,内容科学实用,可作为更年期综合征患者家庭治疗和自我调养康复的常备用书,也可供基层医务人员阅读参考。

图书在版编目(CIP)数据

更年期综合征中医治疗与饮食调养/尹国有主编 . — 北京 :金盾出版社,2017.7
ISBN 978-7-5186-1223-9

Ⅰ.①更… Ⅱ.①尹… Ⅲ.①更年期综合征—中医治疗法—问题解答 ②更年期综合征—食物疗法—问题解答
Ⅳ.①R271.11-44②R247.1-44

中国版本图书馆 CIP 数据核字(2017)第 045299 号

金盾出版社出版、总发行

北京太平路 5 号(地铁万寿路站往南)
邮政编码:100036 电话:68214039 83219215
传真:68276683 网址:www.jdcbs.cn
封面印刷:北京印刷一厂
彩页正文印刷:双峰印刷装订有限公司
装订:双峰印刷装订有限公司
各地新华书店经销
开本:850×1168 1/32 印张:10.625 字数:230 千字
2017 年 7 月第 1 版第 1 次印刷
印数:1~5 000 册 定价:32.00 元
(凡购买金盾出版社的图书,如有缺页、
倒页、脱页者,本社发行部负责调换)

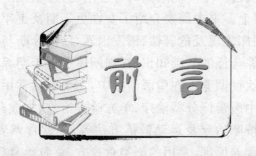

前言

　　更年期综合征是指妇女在围绝经期或其后，因卵巢功能逐渐衰退或丧失以致雌激素水平下降所引起的以自主神经功能紊乱、代谢障碍为主的一系列症候群。简单地说，是由中年向老年过渡时期身体和心理出现的一系列反应。更年期是女性朋友必然要经历的阶段，更年期综合征的症状轻重不等、持续时间长短不一，一般表现为时有潮热汗出、头晕耳鸣、心悸失眠、焦虑忧郁、烦躁易怒、疲惫乏力、敏感多疑等，给患者带来肉体和精神上的痛苦，造成家庭、社会关系紧张，影响正常的工作和生活。在更年期综合征的调治中，中医有众多行之有效的手段，食疗药膳是重要的自我调养方法，而患者及其家属的参与则显得尤为重要。为了普及医学知识，增强人们的自我保健意识，让广大读者在正确认识更年期综合征的基础上，恰当地选用中医疗法调治更年期综合征，合理地运用饮食药膳调养更年期综合征，我们组织编写了《更年期综合征中医治疗与饮食调养》一书。

　　本书以更年期综合征的中医治疗及饮食调养为重点，采用问答的形式，系统地介绍了更年期综合征的防治知识，认真细致地解答了广大更年期综合征患者在寻求治疗调养更年期综合征过程中可能遇到的各种问题，力求让广大读者看得懂、用得上。书中简要介绍了女性更年期及更年期综合征的概念、临床表现及危害性、诱发因素，以及诊断与预防等有关更年期综合征的基础知识；详细阐述了更年期综合征的中医治疗及饮食调养。在中医治疗中，主要包括常用的单味中药、方剂、中医辨证分型治疗、单方验方治疗、中成药治疗，针灸、贴敷、按摩治疗及运动锻炼方法等；在饮食调养中，主要包括饮食调养原则，常用的粥类食疗方、菜肴类食疗方、汤羹类食疗方、面点类食疗方，以及适宜于不同体质、不同证型更年期综合征患者的食疗药膳方等。

书中文字通俗易懂，内容科学实用，所选用的治疗和调养方法叙述详尽，可作为更年期综合征患者家庭治疗和自我调养康复的常备用书，也可供基层医务人员和广大群众阅读参考。需要说明的是，引起更年期综合征的原因是复杂多样、千变万化的，治疗更年期综合征是一个系统工程，并不是单纯应用激素替代那样简单。读者在应用本书介绍的治疗和调养方法治疗调养更年期综合征时，一定要先咨询医生，切不可自作主张、生搬硬套地"对号入座"，以免引发不良事件。

在本书的编写过程中，参考了许多公开发表的著作，在此一并向有关作者表示衷心的感谢。由于我们水平有限，书中不当之处在所难免，欢迎广大读者批评指正。

尹国有

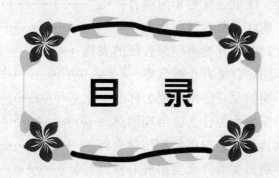

目 录

一、基础知识

二、中医治疗

三、饮食调养

一、基础知识

1. 女性一生大致分几个阶段

女性的一生,由呱呱落地到衰老死亡,要经历几十年,甚至百年以上,在这漫长的人生中,大致可划分为以下几个阶段。

(1)新生儿期:从出生到出生后 4 周为新生儿期。胎儿在子宫内由于受到母体性腺及胎盘所产生的性激素(主要为雌激素)的影响,其子宫、卵巢及乳房可有一定程度的变化,极个别的出生后可有溢乳和少量阴道出血,这些属于生理现象,多会很快消失。

(2)幼儿期:从 4 周到 12 岁为幼儿期。此期内生殖器官处于幼稚状态。7~8 岁起,内分泌腺开始发育,逐渐出现女性的一些特征,如骨盆渐变宽大,皮下的脂肪渐增多。10 岁左右,卵巢中的卵泡有少数开始发育,但绝大部分都达不到成熟程度。11~12 岁时,第二性征开始出现。

(3)青春期:一般在 13~18 岁,从月经来潮至生殖器官发育成熟。此期生殖器官迅速发育,性功能趋于成熟,第二性征明显。这时音调变尖,乳房发育隆起,阴毛、腋毛增加,脂肪分布于胸、肩及臀部,显现出女性特有的体表外形。

丘脑下部和垂体的促性腺激素分泌增加,促使卵巢开始增大,卵泡细胞产生性激素(雌激素),在性激素的作用下,内、外生殖器官均逐渐发育成熟。12~13 岁开始出现月经,第一次行经称为"初潮"。由于卵巢功能尚未稳定,所以初始月经常不规则,一般在2年左右月经才逐渐有规律。如果到了18岁女性仍不见月经来潮,应及早到医院查明原因。

(4)性成熟期:一般自18岁左右趋于性成熟,历时30年左右的时间。此期为卵巢生殖功能与内分泌功能最旺盛时间,全身各部分发育成熟,有规律的月经,每隔大约4周发生一次,并出现周期性排卵。此期的女性具有生育能力。

(5)更年期:一般发生于45～55岁,是妇女由成熟期进入老年期的一个过渡时期。此时卵巢功能由活跃而转入衰退状态,排卵变得不规律,直到不再排卵。月经逐渐不规律,到最后完全停止。

处于更年期的部分妇女,由于卵巢功能衰退,自主神经功能调节受到影响,可出现阵发性面部潮红,情绪易激动,心悸与失眠等症状,称为"更年期综合征"。

(6)老年期:老年期是指更年期后的生命时期,一般指56～60岁以后。老年期机体所有内分泌功能普遍低落,卵巢功能进一步衰退,除全身发生衰老改变外,生殖系统亦逐渐萎缩。

2. 月经是怎样产生的

月经是指伴随卵巢周期性变化出现的子宫内膜周期性脱落及出血的现象,这是女性所特有的生理现象,这种变化是周期性的,一般每个月发生1次,所以称为月经。

规律月经的建立是女性生殖系统功能成熟的主要标志。月经从13～14岁来潮,直到五十岁左右消失,伴随每个女性数十年。月经是在人体的下丘脑、垂体和卵巢相互协调作用下,经过身体里一系列复杂的周期变化产生的,这种变化称为"性周期"。

卵巢具有独特的功能,一是提供成熟的卵子,保障女性繁殖后代;二是支持生殖内分泌功能,分泌性激素。青春期后,每个性周期卵巢中只有1个卵泡可以生长发育成熟。成熟的卵泡破裂,将里面的细胞排出,称为"排卵"。排卵后,卵泡细胞内形成黄体。如果卵子没有受精,黄体的寿命不超过14日就萎缩消失。3~4日后新的周期开始。在卵巢的周期变化中,卵泡生长发育时产生一种内分泌激素(雌激素)。排卵后黄体除产生雌激素外,还产生另一种内分泌激素(黄体酮)。在子宫的周期变化中,雌激素的作用是使子宫内膜生长增厚,血管增多。排卵以后,黄体分泌的雌激素和黄体酮共同作用,使增厚的子宫内膜腺体弯曲,发生分泌现象,为可能到来的受精卵做好准备。如果没有受孕,黄体萎缩,子宫内膜失去激素的支持,也开始萎缩、坏死、脱落。血液与脱落的内膜碎屑一起排出体外,这就是"月经"。

子宫内膜的脱落是周期性的,当子宫内膜的功能层剥脱后,基底层就进行修复,这就是人们肉眼所见的"出血周期"。与此同时,卵巢内新的卵泡逐步发育、成熟,进入下一个月经周期,如此周而复始地循环,直到绝经才终止。

3. 月经周期中子宫内膜是如何变化的

月经周期中子宫内膜的变化直接受卵巢激素的影响和控制。其变化特点是内膜增厚,血管增生,子宫腺增长并分泌,以适应受精卵的植入和发育;如卵子未受精,增厚的子宫内膜失去激素的支持,开始萎缩、脱落,伴随出血,形成月经。

子宫内膜这种周期性变化叫月经周期。子宫内膜的周期性变化可分为月经期、经后期、增生期和经前期4个时期。

（1）月经期：月经周期的第1～4日。排出的卵子未受精，黄体在2周后逐渐萎缩退化，雌激素和孕激素的分泌量突然减少，结果子宫内膜的血管收缩，造成内膜表层缺血、缺氧，以致组织坏死、脱落，血管破裂出血而形成月经。

（2）经后期：也称修复期，相当于月经周期的第5～6日。月经期结束，残留的子宫内膜腺上皮增生，移向破溃的创面，重新形成一层完整的柱状上皮。这时卵巢内又有一些初期卵泡开始生长发育。

（3）增生期：月经周期的7～14日。这时子宫内膜受新发育生长的卵泡中雌激素影响，逐渐增厚，血管和子宫腺体增生。在此期末，卵泡成熟并排卵。

（4）经前期：又称分泌期，为月经周期的第15～28日，持续约14日。排卵后有黄体形成，并产生孕激素和雌激素。在激素作用下，子宫内膜继续增厚，血管增长呈螺旋状，在增长的子宫内膜腔内有很多分泌物，子宫内膜的这些变化为受精卵的种植和发育准备了条件。如果排出的卵子受精了，则子宫内膜在孕激素的作用下继续增生肥厚；如未受精，则卵巢内的黄体退化，孕激素和雌激素减少，子宫内膜脱落形成下次月经。

4. 什么样的月经是正常的

正常的月经是指有规律的、周期性的子宫出血，是女性一种正常的生理现象，乃女性生殖功能成熟的外在标志之一。由于月经受体内外各种因素的影响，因此每个人的月经表现形成也不尽相同,而且由于病理原因,常常表现为月经异常。

正常女性的月经初潮年龄大多在 13～15 岁,但也有的提前到 11 岁或推迟到 18 岁。它往往与一个人的营养、体质、健康状况,以及生活环境和精神状态等有关。近年来,少女的月经初潮年龄普遍提前。

月经周期大多数为 28～30 日,提前或推迟 1 周以内,均为正常范围,周期长短也是因人而异的。只要月经周期有规律性,即使缩短到 21 日或延长至 45 日,也属于正常现象。月经持续时间为 2～7 日,多数为 3～5 日。正常月经血量在 30～60 毫升,于月经的第二日和第三日较多,如若超过 80 毫升则为月经过多,以普通卫生巾的用量大概估计,正常的用量是平均每日换 4～5 次,每个周期不超过 2 包(每包 10 片计)。月经血一般呈暗红色,其中含有子宫内膜碎片、子宫颈黏液、阴道上皮细胞等分泌物,并且血液不凝固,经量较多时可以有血块。

女性在月经期一般无特殊症状,有些可出现下腹及腰骶部下坠感,个别可有尿频、头痛、失眠、精神忧郁、易于激动,少数可出现恶心、呕吐、便秘、腹泻及鼻黏膜出血等现象,但都不严重,不致影响工作和学习。

5. 什么是更年期

更年期是人体由成熟走向衰老的过渡阶段,是不以人的意志为转移的正常生理现象。更年期一词是由希腊文"climacteric"翻译而来的,原意是"阶段",在英语中又有"转变期""关口"和"危机"的意思,这意味着更年期是人生中的重要转折点和关键时期。

更年期男女都有，只是男性的表现没有女性那么明显，常被人们忽视罢了。我们所说的更年期，主要指的是女性的更年期。单就妇女而言，如果我们把月经、排卵和产生雌激素看作是正常卵巢功能的"三连环"的话，那么绝经便意味着这三连环的解体，由此妇女一生中的"危机"和"关口"也就来了。然而，绝经和排卵的终止，事实上并未对健康构成大的威胁，但是雌激素分泌停止则会给健康带来许许多多的麻烦，表现为更年期综合征。

妇女更年期是卵巢功能逐渐衰退到最后消失的一个过渡时期，其中以月经停止（绝经）的表现最为突出。绝经的岁数一般在 45～52 岁，大多数妇女在绝经前可有月经周期逐渐延长，月经出血量逐渐减少，以致最后完全停止。但有时也可以先是月经变得没有规律，以后月经才停止。也有因手术、放疗使卵巢功能受到破坏而发生绝经的。

更年期主要表现为人体的内分泌功能减退或失调，最突出的是性腺功能的变化，这一变化或轻或重，会引起体内一系列平衡失调，使人的神经系统功能与精神活动状况的稳定性减弱，从而导致人体对环境和适应能力下降，对各种精神因素和躯体疾病都比较敏感，以致出现情绪波动，感情多变，并可诱发多种疾病。

如果在进入更年期前，对此有足够的精神准备，有一个清醒的认识，则可在心理上较快地适应更年期机体内环境的变化，从而可以避免或减少各种疾病的发生，平安度过更年期，顺利迈进老年生活。

6. 妇女更年期与绝经期是不是一回事

有不少人认为,妇女更年期就是绝经期,其实这是两个完全不同的医学概念。妇女更年期是指妇女从性腺功能衰退开始,直到性腺功能完全丧失为止的一个转变时期,年龄一般在为 45～55 岁;更年的含义就是变更、改变年龄的时期,医学上是指从中年向老年转变的一段时期。因为绝经是女性更年期的一个最为明确的标志,经常有人将妇女绝经期与更年期混为一谈,但绝经期与妇女更年期并不是同一概念,绝经期仅仅是指月经完全消失,只是妇女更年期的一个标志,并不是妇女更年期的全部过程。妇女更年期又称围绝经期,较之绝经期范围更广,时间更长,这一阶段最突出的表现就是绝经,即围绕着绝经经历的一段时期。因此,1998 年世界卫生组织提出了以"围绝经期"的新定义取代了"更年期"一词,但由于"更年期"一词形象简练,易于理解,方便医生和患者交流,所以目前仍继续使用。

女性卵巢功能衰退是一个逐渐演化的过程,而不是突然停止的,个体间也存在着很大的差异,很难准确地说出更年期开始和结束的时间。女性绝经之前的好几年就进入了卵巢功能逐步衰退的阶段,具体时间在不同的人略有不同,大部分人发生在绝经前 2～4 年,称为绝经前期。绝经以后卵巢功能进一步衰退,但尚未立即完全消失,大多也要经历2～3 年的时间,个别也有 6～8 年,甚至更长的。所以,妇女更年期是绝经前期、绝经期和绝经后期的 3 个阶段的总和,与绝经期是不尽相同的。

为什么更年期的女性会面临很多不适的感觉呢? 这与

体内激素的变化是密切相关的。在卵巢功能就在开始衰退，并且衰退过程是反复并持续的，因此体内的激素像无线电波一样迂回被动，一旦受到外界的干扰，就会起伏不平，因而会产生很多症状，出现诸多的不适。有研究显示，除了潮热外，青春期女性的症状与更年期妇女的其他症状极为相似，都有发胖、胃胀气和情绪改变等。更年期这段时间仿佛穿过时空隧道又回到了青春期，重新经历体内激素的巨大变化，但是没有人会记得当年是怎么应对难堪的青春期的，只是想让眼下这个突如其来的潮热、失眠等诸多不适尽快过去。其实更年期女性完全没必要紧张，想想曾经那么坚强地度过了怀孕和养育孩子的阶段，现在要平和地度过更年期也不是什么难事。

7. 能知道自己何时进入更年期吗

在更年期没有到来之前，我们能不能预先估测更年期何时出现呢？其实女性更年期的早期症状比较明显，我们完全可以通过下述指标预测更年期在何时出现。

（1）由于进入更年期的年龄与遗传因素有一定关系，因此可通过家族遗传进行预测，祖母、母亲、同胞姐姐出现更年期的年龄可以作为孙女、女儿、妹妹进入更年期年龄的预测指标。但是这个指标并不是绝对的，容易受后天因素，如生活条件、自然环境、气候、社会环境、药物、疾病等因素影响而提前或推迟。

（2）可从女性月经初潮的年龄预测更年期年龄，多数医务工作者观察确认，月经初潮年龄与更年期年龄呈负相关，即月经初潮的年龄越早，更年期年龄越晚。相反，初潮年龄越晚,更年期年龄则会越早。

(3)月经紊乱现象可直接提示更年期的到来。月经改变的表现大致分为3种类型,一是月经间隔时间长,行经时间短,经量减少,然后慢慢停经;二是月经不规则,有人行经时间长、经量多,甚至表现为阴道大出血,也有人表现为月经淋漓不断,然后逐渐减少直到停经;三是突然停经。

(4)女性进入更年期之前一般都有一些症状,如感到胸部、颈部及面部突然有一阵阵的热浪向上扩展,同时上述部分的皮肤发红并往往伴有汗出;平时月经较准,经前也无特殊不适,而突然在某次月经前发生乳房胀痛、情绪不稳定、失眠多梦、头痛、腹胀、肢体水肿等经前期紧张症候群;还可出现烦躁、焦虑、多疑等情绪方面的改变,这些也能提示更年期的到来。

通过以上预测方法和自己身心的具体感受,我们就可以知道将在何时进入更年期,是否已进入了更年期。妇女更年期中常可出现一些不适表现,但它既不是器质性疾病,也不是永久存在的病理状态,而是必然的过程。多数人虽有一些生活和行为的改变,但通过自我调节完全能够适应,我们要泰然处之,不要有任何精神负担,要将它作为生活的一部分来接受,以便顺利地度过更年期而进入老年期。

8. 更年期妇女主要有哪些生理改变

更年期的主要成因是卵巢产生雌激素的能力进行性衰退而渐趋消失,因此在更年期,凡是具有雌激素受体的组织也都会相应地出现退行性变化,并会产生除绝经以外的一系列临床表现。

(1)在绝经2～3年后外阴萎缩很显著,首先是阴唇的皮下脂肪减少,弹力降低,阴毛脱落变稀,大阴唇变薄平,小阴唇缩小,随之阴道口的弹性减弱,前庭大腺的分泌物由少到无,更加重性交时阴茎插入时的不适和困难。

(2)阴道黏膜上皮细胞萎缩,表层细胞脱落,余下的基底细胞亦不再生长,因而阴道黏膜变得菲薄、脆弱,易受感染。黏膜上皮的渗出液由酸性变为中性,降低了阴道原有的抑制细菌生长的能力,尤其是厌氧菌的大量出现,易导致老年性阴道炎。

(3)尿道黏膜逐渐萎缩、变薄,尿道黏膜外翻,尿道的横纹肌张力减退,易出现尿失禁,特别在咳嗽、喷嚏或用力收缩腹肌提高腹内压力时更为明显。

(4)乳房是性器官的一部分,是雌激素依赖性组织,更年期的早期常有乳房发胀感,乳房组织尤其皮下脂肪的逐步萎缩使乳房下垂并失去张力,不再高耸,更不会有分泌乳汁的功能。

(5)在更年期开始,体型出现变化,表现的是脂肪组织分布改变,虽然加强运动锻炼可不同程度地减轻肥胖及腹部脂肪的增厚,但不可避免地会有一定程度的老年人特征,如身材变粗,腰围线条消失,腹肌张力减弱,大腿皮下脂肪增多,面部的皱纹增多,皮肤出现色素斑等。

(6)下丘脑和脑垂体因受不到雌激素的反馈抑制,大量分泌卵泡刺激素和其他促内分泌腺作用的激素,影响到身体其他的代谢功能,其中血钙和血脂的改变尤为明显,由此而改变骨的致密度和血管的弹性,引起骨质疏松、高血脂、高血压及冠心病等。

(7)中枢神经系统尤其是自主神经系统的功能也会因更年期多种分泌功能相互的影响而出现短时间或轻或重的异常变化,特别在原来自我控制能力较差,或者反应比较敏感及强烈的妇女,容易有一时难于协调的行为或感觉,重时甚至与精神病发作难以区分。不过,可通过教育或药物的调理,使之很快缓解,最后完全恢复正常。

9. 影响更年期到来的因素有哪些

大家都知道,妇女更年期受到多方面因素的影响,导致每个人更年期来临的时间都不太一样。那么,影响妇女更年期到来的因素有哪些呢?归纳起来主要有以下6个方面。

(1)对更年期的态度:如果对更年期采取顺其自然的态度,没有紧张恐惧感,心平气和地接受和处理更年期出现的各种现象和问题,就可以平稳地迎来和度过更年期。反之,如果在心理上对更年期总是处于恐惧、不安、厌烦状态,终日焦虑、紧张,就容易使更年期提前,且伴随明显不适症状。

(2)遗传因素:一般来讲,妇女的生育年龄是直接受到遗传因素影响的,生育年龄的终结意味着妇女更年期的开始。因此,遗传因素是最主要的影响更年期到来的因素之一。

(3)情志因素:情志因素也是影响更年期到来的重要因素。生活、工作与社会压力,性格个性,家庭关系,突发事件等是影响精神情志的重要因素,情志舒畅或可延缓更年期的到来,长期精神紧张、易激动、焦虑压抑等,可使更年期提前来临。

(4)环境因素:生活居住环境,工作环境长期受到污染,如噪声、强光的刺激,阴暗、潮湿的影响,以及雾霾的刺激等,将会直接导致妇女更年期提前,并伴有其他疾病的发生,是影响更年期到来因素中比较隐蔽的因素。

(5)不良习惯:很多人在长期的生活和工作中,会无意中形成很多不良习惯,如缺乏锻炼、长期熬夜、偏食挑食等,对身心健康造成很大影响,也会成为影响妇女更年期提前的因素。

(6)疾病与药物的影响:很多疾病,如失眠、妇科病等,会直接导致更年期提前并伴有严重不适症状。同时,治疗疾病的药物及日常应用保健品,也会对妇女内分泌造成影响,影响更年期的到来,使更年期提前或推后。

10. 女性怎样自我检测是否进入更年期

每个人的体质不同,更年期症状及出现的时间也不尽相同。如果年龄恰好在 40 岁左右,不妨先来做一个自我测试,看看是否已经进入更年期。女性朋友要自我检测是否进入更年期,除了月经出现异常变化之外,还可从以下 15 种症状判断,如果在月经出现变化的同时出现 6 种以上症状的话,就说明已经步入更年期并受其困扰。

(1)使用原来的近视眼镜已无法正常阅读书报,摘下眼镜放近处看反而清楚。

(2)眼睛容易疲劳,看书太久会引起头痛头晕。

(3)睡眠较之前减少,经常早睡或早醒,失眠多梦。

(4)皮肤松弛、粗糙、皱纹增多。

(5)牙齿松动,咬不动较硬的食物。

(6)饮食偏好甜、酸、辣、咸等重口味。

(7)嗜好吃零食,特别是蜜饯类,这与味觉减退有关。

（8）关节疼痛，肌肉酸痛，皮肤异常干燥。

（9）胸闷气短，潮热出汗，常常感觉疲乏无力。

（10）听力、记忆力等减退。

（11）开始怀念童年往事。

（12）对许多事情变得不感兴趣。

（13）学习与工作精力大不如从前，甚至感觉力不从心。

（14）经常感到不安，心情不佳，总是抑郁。

（15）经常莫名其妙地哭泣，或容易兴奋激动。

11. 什么是更年期综合征

更年期综合征是指妇女在围绝经期或其后，因卵巢功能逐渐衰退或丧失而致雌激素水平下降所引起的，以自主神经功能紊乱、代谢障碍为主的一系列症候群。简单地说，就是由中年向老年过渡时期身体和心理出现的一系列反应。

更年期综合征多发生于45～55岁，临床表现极为复杂，可以用"千人千样""一人多样"来形容，从新的医学模式来讲，疾病应包括生理、心理和社会因素三大方面，而更年期综合征是典型的受这三方面综合影响的病症。

更年期综合征患者一般表现为失眠、多梦、头晕、心悸、多汗、疲惫乏力、忧郁、焦虑、恐惧、紧张、敏感、多疑、易怒等，一般在绝经过渡期月经紊乱时这些症状开始出现，可持续至绝经后2～3年，仅少数人到绝经5～10年后症状才减轻或消失。更年期是每个妇女必然经历的阶段，但每个人的症状轻重不等、持续时间长短不一，轻的可以安然无恙，没有太大反应，重的可以影响工作和生活，甚至会发展成为更年期疾病。据统计，我国约有1.3亿的女性处于更年期，其中约

50％会受到更年期症状的困扰。更年期综合征虽然表现出许多症状,但它的本质却是一个内分泌变化的生理过程,虽然不会对身体造成大的危害,但因其疾病繁杂,使患者苦不堪言,会给家庭罩上一层阴影,容易导致人际关系紧张并使工作和生活出现诸多麻烦,所以也应给予高度重视。

电视、电影、广告有许多这样的场面,40多岁的妇女,有些会出现脾气不好、失眠、身体不舒服等情况,于是就被说成是患了更年期综合征。这往往给人这样的误导,只要这个年龄段的妇女出现了这样的症状,就是患上了更年期综合征,其实这种观点是错误的,我们切莫乱扣"更年期综合征"的帽子。有很多疾病的症状与更年期综合征的症状相似,上述症状的出现有些也可能是身体其他疾病的表现,必须仔细鉴别,以免延误治疗。在更年期,有时严重的头痛和颜面潮热感可以是由高血压引起,有时乏力是糖尿病的征兆,多汗可能是甲状腺功能亢进引起的,食管癌可感到咽喉部有异物,宫颈癌和子宫肌瘤可出现月经紊乱。诸如这些情况有很多,把妇女这个时期的身体不适都归为更年期综合征是很不恰当的,我们要切记。

12. 为什么会出现更年期综合征

更年期是不以人的意志为转移的正常生理现象,更年期综合征是妇女由中年向老年过渡时期身体和心理出现的一系列反应。那么,为什么会出现更年期综合征呢?

出现更年期综合征,一方面是因为生理上的变化;另一方面,来自社会关系的影响。女性在更年期,卵巢功能衰退,雌激素分泌和排卵逐渐减少并失去周期性,直至停止排卵,同时垂体分泌促卵泡激素和促黄体素增多。上述变化使雌激素的靶器官,如阴道、子宫、乳房、尿道等的结构和功能改变,从而出现月经不规则、潮热、多汗、心悸、尿频、尿失禁、阴道干燥、性欲减退、睡眠差、骨质疏松及身体发胖等一系列生理现象。随着生理的改变,妇女还可出现一些心理上的不适反应,如情绪不稳定、记忆力下降、多疑、多虑和抑郁等。症状的轻重与雌激素分泌减少的速度和程度有关,即雌激素减少到不能刺激子宫内膜增生时,月经就停止来潮,第二性征逐渐退化,生殖器官慢慢萎缩,其他与雌激素代谢有关的组织同样出现萎缩现象。

　　而社会关系的影响也是导致更年期综合征发生的重要因素。围绝经期妇女面临一些社会问题,如职业压力、离婚、父母疾病或死亡、孩子长大离开身边等,这一切都给她们带来精神压力,在一定程度上干扰了围绝经期妇女的生活、工作,以及与他人的关系。她们常常觉得自己变老了,不喜欢参加集体活动,对家人容易发脾气。这些情况不是一个人从主观意识上就可以轻松控制的,如果得不到社会和家人的理解,很容易导致家庭矛盾,加重更年期的不适,甚至危及妇女的健康。

13. 哪些人容易患更年期综合征

　　更年期是每位妇女都会有的人生经历,但并非所有妇女都患有更年期综合征。那么,具有什么性格特征的妇女容易患更年期综合征呢?妇女如果具有以下性格特征,就为更年期综合征提供了致病的土壤。

　　(1)胆怯、自卑者:表现为胆小、懦弱、自卑、孤僻、害羞、沉默寡言、缺乏自信、不爱交际。她们总觉得自己不如他人，感到前景暗淡。她们不能正确对待自身的生理变化，又羞于求医或对人讲起，一种莫名其妙的烦恼使她们变得感情脆弱，在困难或挫折的冲击下，容易形成更年期综合征。

（2）多疑、执拗者：表现为敏感、多疑，总感觉别人与她作对，爱争论、不服输、妒忌心强、争强好胜、自我感觉良好。这类性格特征者处于更年期时，由于心境不好，会向极端发展而形成更年期综合征。

（3）强迫、紧张者：表现为对人对己都要求严格，甚至到了苛刻的程度，工作兢兢业业、不容松懈，不爱开玩笑，没有嗜好、欲望，缺少安全感，总感觉生活中遗憾事多、如意事少。此类性格特征者往往精神紧张，一遇变故便经受不住，容易演变成更年期综合征。

（4）烦躁、对立者：表现为情绪易激惹、耐受力差、敏感善辩、遇小事也会发怒，甚至出现破坏性和攻击性行为，事后虽后悔不迭，却不能吸取教训，再次遇到同样的事情仍然控制不住情绪。这种性格特征的妇女自控力差，稍不如意就大吵大闹，在遇到身心变化时，会不管不顾地向外界发泄情绪，容易出现更年期综合征。

（5）抑郁、狭隘者：表现为情绪低落、少言寡欢、心胸狭隘、易夸大得失。这种人面对自身的生理变化和生活挫折时，总往坏的方面想，认为自己是天底下最不幸的人，难以摆脱烦恼与困境，容易出现更年期综合征。

（6）歇斯底里者：表现为喜怒无常、冲动极端，在轻微紧张时也会出现严重情绪冲动，平素表现夸张，好强辩，感情用事，常以自我为中心，易受暗示，遇意外时容易惊慌失措。她们面临生理变化、家庭变故等挫折时,因无力应对而使性格更加极端化,容易出现更年期综合征。

14. 年轻女性也会有更年期综合征吗

在40岁之前,由于卵巢功能衰退而出现持续性闭经和性器官萎缩,被称为卵巢早衰,由此而来的更年期综合征,时常可以见到,所以年轻女性确实也会有更年期综合征,不过年轻女性出现更年期综合征往往有其特殊情况,而且只是个别现象。

据文献报道,通过对北京市40~60岁妇女的调查发现,近几十年与更年期密切相关的妇女绝经年龄不但没有提前,反而随着生活水平的提高和营养状况的改善推迟到了49岁,但是到更年期门诊就诊的患者却越来越"年轻"。其实这并不是说更年期的发病年龄明显提前了,而是由于人们的观念发生了转变,对更年期及其引起的诸多不适逐渐重视的缘故。

例如,贾女士今年45岁,近3个月没来月经,时有面红、汗出,而且动不动就发脾气,夜里时常失眠,一到白天就昏昏沉沉、疲惫不堪。贾女士是个白领,工作压力比较大,出现症状后意识到自己可能进入了更年期,所以及时到医院就诊,经过治疗后,症状很快得到改善。过去很多人不愿意承认自己患了更年期综合征,现在却能坦然面对,而且不愿意被更年期症状所困扰,想通过治疗调养提高自己的生活质量,所以就诊的更年期综合征患者近些年多了,年轻的女性也多了。

更年期综合征患者比较特殊,症状表现复杂,既有生理问题,也有心理问题。过去她们常常因为各种各样的症状而奔波于医院各科室之间,常被单纯地诊断为神经官能症、自主神经功能紊乱等,没有查出真正的病因,药没有少吃,病却没治好。目前,更年期综合征逐渐被人们所认知、重视,更年期保健已成为中老年女性保健的一大热点,愿女性朋友个个都能重视并做好更年期的保健工作,人人都能轻松、顺利地度过更年期。

15. 更年期综合征有哪些症状

更年期综合征的症状随个体及病情程度不同而有很大差异,其临床症状繁多,但是体征却极少。也就是说,更年期综合征的女性觉得非常不舒服,但能让医生明确诊断的却很少,其主要表现有潮热、出汗、烦躁、失眠、关节疼痛及性欲下降等。将更年期综合征患者的症状表现归纳起来,主要有以下几个方面。

(1)月经及生殖器官改变:绝经前月经周期开始紊乱,出现经期延长、经血量增多,甚至血崩;有些妇女可有月经周期延长、经血量逐渐减少直至月经停止;也有少数女性月经骤然停止,妇女性器官由于雌激素减少而逐渐萎缩,性功能减退,阴道分泌物减少,外阴瘙痒,性交不适,第二性征变得不太明显。

(2)血管舒缩症状:潮红、潮热、汗出是更年期综合征患者最常见的症状,典型症状为面部和颈部皮肤阵阵发红伴有烘热,继之汗出,汗后怕风、怕冷,症状有时可扩散到脊背及全身,持续时间短则数十秒,长则几分钟,症状轻者每日发作数次,重者十余次或更多,夜间或应激状态易诱发,影响情绪、工作及睡眠,常使患者感到十分痛苦。女性在更年期亦可出现短暂性高血压,以收缩压升高为主,且波动较明显,有时伴有心悸、胸闷、气短、眩晕等症状,这些变化主要是由于血管舒缩功能失调所致。

(3)精神、神经症状:莫名其妙的易恼怒、易激动、焦虑不安或情绪低落、抑郁寡欢、不能自我控制,连自己都觉得自己像是"神经了一样";甚至还会出现失眠、记忆力减退、好哭、注意力不集中及认知功能下降,有时喜怒无常,类似精神病发作,生活质量和工作效率都降低。

(4)骨及关节症状:更年期女性往往有关节痛的表现,常累及膝关节,同时还多有骨质疏松。绝经后妇女骨质流失速度快于骨质生成速度,使骨质丢失变为骨质疏松。更年期有25%的女性患有骨质疏松症,骨质疏松主要表现是骨小梁减少,最后可能引起骨骼压缩使身体变矮,这就是为什么人老了会出现"缩水"现象,严重者可导致骨折。

(5)皮肤和毛发的变化:皮肤皱纹增多加深,皮肤变薄、干燥,甚至皲裂,皮肤色素沉着,出现斑点。这就是我们经常说的"黄褐斑",皮肤营养障碍易发生更年期皮炎、瘙痒、多汗、水肿等。

16. 是否妇女都有更年期综合征的表现

更年期是女性由中年进入老年的过渡时期,同时也被称为人生的第二个转折点,顺利完成这一转折是每位女性所希望的。但由于诸多原因,许多女性不能平安度过这一时期,以至于许多女性朋友都担心自己是不是会出现更年期综合征的表现。那么,是否妇女都有更年期综合征的表现呢?

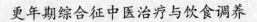

严格地说，每个妇女进入更年期或多或少都有一些表现。首先是月经的改变，然后是女性第二性征和生殖器官的退行性变化。但并非每个更年期女性都会在此期的到来而感到不舒服，因为变化是逐渐发生的。约有 1/4 的人根本没有异样感觉，特别是没有发生出血情况的女性，把月经停止作为一件减少麻烦的"好事"来对待，在不知不觉中就度过了更年期。约 75％ 的妇女在更年期会有一些不适症状，其中的 25％ 会找医生咨询，经医生解释清楚，或采用简单的办法，大多能平稳地度这一时期。

因此，并不是每个人在更年期阶段都会出现更年期综合征。调查显示，处于更年期的妇女，只有 10％～15％ 的人才会真正发展为更年期综合征，影响到生活和工作，然而没有自觉症状并不等于不存在更年期问题，而是问题表现为潜在的代谢改变。据 1998 年全国围绝经期妇女健康情况的调查，2451 例绝经妇女中，患心血管病的占 17.2％，发病率明显高于绝经前妇女，神经系统及精神方面异常者占 11.1％，身高变矮的为 15.9％，驼背弯腰的占 3.9％，曾发生骨折的为 3.6％，感觉外阴干燥、瘙痒等不适的人就更普遍了。

绝大多数更年期综合征患者症状较轻，不影响日常生活和工作，症状持续时间较短，可以自我控制，能够很快度过这个阶段。只有 10％～20％ 的患者可出现严重症状，不能坚持正常的工作和生活，生活质量明显降低，需要积极治疗，有的则反复出现症状，可长达 5～10 年。还有很少一部分女性在绝经时会发生更严重的症状——骨质疏松。骨折是骨质疏松症最常见和最严重的并发症，不仅会给患者带来巨大的痛苦，也给其家庭带来了沉重的精神压力和经济负担。

绝经不是一种病,而是一个自然的生理过程,但是由于它会带来一系列的严重症状,因此更年期综合征必须治疗。其治疗的目的是缓解症状,预防骨质疏松、心血管疾病,以及泌尿系列疾病等的发生,提高女性的生活质量。

17. 更年期综合征有什么危害

(1)更年期综合征引起的身体不适症状,如潮热、出汗、头晕、头痛、心悸、失眠等,严重影响妇女生活质量,严重者甚至不能坚持正常工作。

(2)在更年期综合征患者中,有一部分人精神神经症状突出,有些患者由于自身精神因素,往往易发展成抑郁症、焦虑症,最后甚至发展为自残、自杀,对社会稳定和家庭和谐带来不良影响。

(3)更年期综合征妇女常常合并一些心血管疾病症状,甚至有些冠心病并发心绞痛的患者误认为是更年期的症状而耽误了必要的救治,影响了身体健康。

(4)由于更年期妇女体内雌激素水平下降,骨质疏松很明显,极易发生骨折。

(5)妇女绝经后,由于泌尿生殖道黏膜萎缩,黏膜菲薄,容易引起反复性泌尿道感染,出现尿频、尿急、尿痛等症状,而一般的抗感染治疗不能很好地缓解症状,给患者带来极大的痛苦和较大的精神压力。同时,由于盆底肌肉的松弛,常常发生压力性尿失禁,在大笑、哈欠、咳嗽等时常出现尿失禁,给患者的生活带来不好的影响。

(6)更年期综合征的患者往往伴随月经异常,而一般人认为更年期出现月经紊乱很正常,因此容易忽视子宫卵巢的器质性病变,如宫颈癌、子宫内膜癌、卵巢癌等。建议女性朋友定期进行妇科相关检查,如定期行宫颈癌筛查,必要时行诊断性刮宫或宫腔镜下行诊断性刮宫,以便做到有病早治,未病先防,防止恶性肿瘤的发生。

18. 更年期妇女月经常出现怎样的变化

妇女进入更年期后,卵巢功能开始衰退,首先是黄体功能呈进行性衰退,卵泡仅发育到一定程度即自行萎缩,不再排卵,无黄体形成,表现为生育功能衰退,但在卵巢功能衰退的早期,促卵泡激素分泌增多,黄体生成激素仍在正常水平。由于机体性功能自身的调整作用,促卵泡激素可至正常水平,出现排卵性月经周期,因而偶有多年不孕的妇女在绝经前期突然受孕。随着年龄的增长,卵巢功能由不稳定到衰退,平衡失调,常常在绝经前表现月经不正常、月经周期紊乱、经期延长、出血不止等,而经前紧张综合征、乳房周期性胀痛、水肿、头痛等症状消失。一般在更年期,从卵巢功能衰退至月经停止,月经变化的情况主要有以下 3 种。

(1)稀发月经:月经周期间隔时间长,由正常 20~30 日变为 2~3 个月或更长的时间行经 1 次。经量可正常或较以前减少,间隔时间逐渐延长至 4~5 个月或 6 个月才行经 1 次,以后则完全停止。

(2)月经周期紊乱:从正常的月经周期变为不定期的阴道出血,有时经期延长或变为持续性阴道出血,淋漓不断达 1~2 个月不止,也可发生大量阴道出血,患者可发生贫血、面色萎黄、全身乏力、心慌气短,严重者血红蛋白可明显降低,有的反复出血,一般经 1~2 年,月经即完全停止。此时,要做详细检查,首先排除肿瘤引起的出血,对年龄在 40 岁以上的妇女,应进行全面检查,或做子宫内膜活体组织检查,除外肿瘤后,再按更年期月经紊乱治疗。绝经前月经周期紊乱是最常见的,据报道有人对 282 例绝经前妇女进行观察,发现其中 181 例有月经周期紊乱的表现,占 63.8%。

(3)突然停经:少数妇女过去月经周期及经期一直正常,现在突然绝经,也有的周期正常,仅有几次月经量逐渐减少,以后月经突然停止。据报道,对 282 例自然绝经妇女进行观察发现,其中 40 例突然绝经,占 14.1%,因此更年期妇女月经的变化多数为前两种稀发月经和月经周期紊乱的表现。

另有一些妇女表现为停经一段时间后,发生子宫出血,持续 2~4 周,血量多少、持续时间长短与雌激素作用持续时间及撤退速度有关。

至于绝经期的诊断,需要事后回顾才能确定,一般无月经持续 6~12 个月方可确立诊断。

19. 更年期妇女为什么会出现潮热

潮热又称潮红或轰热,即突然感到胸前、颈部烘热,然后这种热感如潮水样迅速通向面部,皮肤顿时出现发红,并随即出现全身轻微地出汗或大汗淋漓,更年期妇女有的一天发作 1~2 次,有的则一天发作数十次,夜间发生则严重干扰睡眠,使妇女感到十分苦恼。

人们在天热时或穿衣或盖的过多时引起发热,是由于体内存热过多所致,为保持体温稳定,机体按辐射、水分蒸发等物理机制把热放散出去。更年期妇女的潮热,也伴有皮肤发红和出汗,但随之则有畏寒,并且不论寒暑、昼夜,以及衣着多少都可发生,忽冷忽热,与天气和环境的温度毫不相关。

由于潮热只发生于更年期妇女雌激素水平下降期间,在原发无卵巢功能的人中不发生,说明它是由于内分泌的急剧改变所引发的。雌激素水平下降时,反馈性地促使下丘脑和垂体活动增加,一方面加速分泌促性腺激素,同时使下丘脑的体温调节中枢出现急速的间歇性变化,随着垂体脉冲式地释放出多量卵泡刺激素,同时引起周围血管紧张度处于不平衡状态,故而阵阵发热、出汗,皮肤发红,血流加快,然后畏寒。另外,一些血管活性物质,如组胺、前列腺素、去甲肾上腺素等,也参与了这一过程。更年期综合征以用雌激素制剂治疗最为有效,可以明显缓解血管舒缩运动障碍产生的症状,如潮热、出汗、心悸等,并且往往是更年期综合征中最先被有效控制的症状,说明潮热的出现与雌激素的关系最为密切。

为什么有的更年期妇女时常潮热、出汗,而有的更年期妇女无潮热、出汗的苦恼呢?这完全取决于卵巢功能衰退的速度和中枢神经系统及下丘脑功能的稳定状态,在绝经前月经紊乱时间较长的妇女,由于其内分泌功能的改变是缓慢、渐进性的,所以不一定会有潮热症状。至于因肿瘤等疾病而在绝经期前切除双侧卵巢的妇女,由于内分泌功能的改变更为剧烈,所以其更年期症状比一般自然绝经的人为重。因此,凡因病切除双侧卵巢的妇女,一定要及早应用雌激素替代治疗,以预防更年期综合征症状的发生或减轻其严重程度。

20. 失眠为什么总与更年期结伴而行

夜幕降临,繁星闪烁,辛勤劳作了一天的人们渐渐地进入甜美的梦乡,然而在我们中间,并不是每个人都能顺利地睡眠,有的入睡困难,上床很难马上睡着;有的睡不安稳,噩梦频频,容易惊醒;有的早醒,醒后不能马上入睡;更有甚者在床上辗转反复,彻夜难眠,苦不堪言,其实这都是失眠了。

失眠即睡眠障碍,是指睡眠时间和质量不能达到正常睡眠要求,从而出现疲乏、注意力不集中、情绪不佳等不适的感觉。失眠是生活中最易发生的一种症状,在人一生中的不同时期,都有可能遭受失眠的痛苦,更年期女性更是容易出现失眠。有统计表明,在更年期女性中,约有 80％的人出现不同程度的睡眠障碍,可以说失眠总与更年期结伴而行,这是为什么呢?

失眠是女性更年期最常出现的问题之一,在更年期女性就诊中,有相当一部分是因为失眠就诊的。引起失眠的原因有很多,就更年期女性来说,主要是雌激素的减少,以及心理、情绪因素在作怪。女性到绝经期前后,卵巢功能逐渐退化,雌激素水平减少,出现月经周期延长、经期缩短、经量减少,最终完全停经。由于雌激素是妇女体内十分重要的激素,它的减少或停止分泌对妇女影响很大,具体地说可以出现下面几种情况:第一是血管舒张和收缩障碍,典型的症状是潮热、出汗;第二是睡眠障碍,失眠常见,严重时彻夜不眠;第三是精神心理症状,表现为唠叨不休、话多、脾气暴躁、敏感多疑,有的则表现为压抑、沮丧、失望;第四是性功能减退。

更年期女性的睡眠问题与雌激素缺乏是密切相关的,同时,更年期精神心理和情绪因素的变化对睡眠的影响也至关重要,不良的心理情绪和精神状态更加重了更年期女性失眠的发生。更年期女性常出现精神情绪症状,还容易多疑,生活和工作中的各种不愉快事件可使其焦虑、忧愁,过度的兴奋、愤怒,持续的精神创伤也导致其悲伤、恐惧等,这些均可引起失眠或加重失眠。更年期女性因为工作压力大,过于疲惫和思虑过多也可阻碍良好的睡眠。另外,失眠者由于过分地关注自身睡眠问题反而不能保证正常的睡眠,有时即使睡着了也是噩梦不断,出现恶性循环。

要走出更年期失眠的怪圈,克服失眠的困扰,首先建议在睡觉前 1 小时不要做繁重的脑力、体力劳动,因为睡觉前过度运动会使血液循环加速,精神兴奋,不利于睡眠。其次学会放松自己,最主要的是"接受"失眠,顺其自然,学会与失眠"和平共处",与其怕字当头,不如随遇而安。当晚上睡不着或者早醒的时候,不妨默默地对自己说:"我才不在乎睡着睡不着呢!"心情放松反而会休息好些,有时即使睡不好,第二天的感觉也会与以前不一样。

21. 更年期妇女为什么会出现心悸、胸闷

更年期是女性朋友必然要经历的阶段,在更年期这一特殊阶段,很多女性会出现潮热出汗、头晕耳鸣、心悸失眠、焦虑忧郁、烦躁易怒、疲惫乏力、敏感多疑等诸多身体不适,给患者带来肉体和精神上的痛苦,造成家庭、社会关系紧张,影响正常的工作和生活。这当中,更年期妇女以心悸、胸闷为突出表现者,不在少数。

更年期妇女之所以会出现心悸、胸闷,首先是因为更年期女性容易罹患冠心病。冠心病常表现为心悸、胸闷,这是应当特别需要注意的,除了部分人患有冠心病外,更年期综合征也常有心悸、胸闷的表现,这是由于雌激素分泌减少,以

及精神、情绪因素造成的。

自主神经系统包括交感神经和副交感神经,主管心脏搏动、血管收缩,以及呼吸道和消化道平滑肌收缩、舒张等,不受人意志控制的活动。更年期妇女雌激素的急剧减少和不规则分泌也会波及自主神经系统,扰乱其功能,出现心血管功能失调,从而引发心悸、胸闷等症状,而且会经常毫无原因地出现这些症状,甚至有时会在熟睡中突发心悸、胸闷、胃部不适、恶心,可导致焦虑、恐慌、情绪不佳等精神症状,而精神恐慌和情绪不佳又可反过来诱发或加重心悸、胸闷等表现。更年期综合征出现的心悸、胸闷,并非真的心脏出了问题,针对这种更年期出现的心悸、胸闷,只有根据更年期内分泌失调来进行调整,才能缓解病情。需要指出的是,更年期心悸、胸闷等症状的发生常与情绪、精神因素有关,患者主观不适的症状较多,并且严重,常反复就医,思想压力很大。处于更年期的女性朋友必须要有良好的心态,精神上保持乐观稳定,不要过于紧张,症状严重时可在医生的指导下进行必要的治疗,症状会很快好转。

更年期90%的妇女都会出现程度不等的心脏不适的临床症状,有的以心血管系统症状为主,主要表现为心悸,患者自觉心慌、心跳,时常要长出气,有叹气样呼吸,有的人会胸闷、心前区疼痛,部分患者会出现血压升高、血压不稳、心律失常等。大多数更年期女性同时伴有失眠、多梦、潮热、头痛、头晕,以及月经紊乱等症状,这类心脏不适俗称"更年心",到医院检查心电图大致正常,甚至冠状动脉造影也正常。很多女性到了更年期后会出现心悸、胸闷、心慌等心脏不适,自以为是得了心脏病,结果导致失眠烦躁、精神紧张,反而加重了更年期的身心痛苦。

当女性进入更年期且出现心悸、胸闷等症状时,千万不要惊慌,也不要盲目下更年期综合征的结论,要提高警惕,及时去医院就医,接受检查,以排除冠心病的可能。特别是有冠心病家族史的人,更是不能掉以轻心,因为这些女性可能在未进入更年期时已经患了严重的冠心病,而症状却不明显。

22. 更年期妇女为什么会出现头痛

更年期是每个女性朋友必须经历的过程,是个令人头痛的阶段,这可不只是比喻,女性在步入更年期以后,除了有脾气暴躁、情绪不稳定以外,还常常遭受头痛的折磨。那么,更年期妇女为什么会出现头痛呢?

从生理方面讲,更年期妇女频发头痛的困扰,主要诱因是雌激素水平的波动。女性朋友自步入更年期,卵巢功能就开始衰退,或者说卵巢功能的衰退是女性步入更年期的一项标志,内分泌系统开始一定程度的"失控",而卵巢功能的衰退就会导致雌激素的分泌出现异常,雌激素分泌减少和缺乏,雌激素水平的波动改变了中枢神经系统内多种神经递质的水平,使中枢神经系统内前列腺素和儿茶酚胺发生变化,自主神经系统功能也变得紊乱,血管收缩、舒张功能障碍,血管缩放节奏加快,而出现头痛、头晕等。

从心理和精神方面讲,进入更年期之后,女性朋友的心理状态和精神状态则是导致头痛困扰的主要原因。进入更年期之后的女性朋友,有些职业女性、知识型的女性,正值退位、退休时刻,从工作了几十年的岗位上突然退下来,或者从领导岗位上退居二线,生活一下子变得平淡,加之相对狭窄的生活、交际空间,以及容颜变老、遭遇他人冷落等,社会、环境的变更,心理上处于一种不平衡的状态,易产生精神上的不稳定,情绪上容易激动焦虑、紧张失落,多愁善感,忧郁不安,反映在躯体上就会出现各种各样的不适感,自然也包括头痛。

女性朋友应当正确对待更年期,保持健康的心态、良好的情绪和规律化的生活起居,重视饮食调养,注意劳逸结合,做到合理休息,以预防或减轻更年期头痛,安全顺利地度过更年期。

23. 更年期妇女为什么会出现尿失禁

排尿自控能力丧失,尿液不自主地从尿道流出的现象,即为尿失禁。据统计,在更年期女性中,尿失禁的发生率高达 40% 左右,消除更年期妇女尿失禁的困扰,是提高更年期女性生活质量的重要内容之一。

女性的尿道能控制不漏尿,主要是靠尿道壁及其周围的肌肉、尿道壁的弹性、尿道的黏膜及黏膜下血管的力量挤压尿道而将尿道封闭起来,使尿液不会漏出。更年期由于卵巢功能逐渐衰退,导致雌激素水平下降,而雌激素的减少会使生殖系统包括卵巢、子宫、阴道及外阴部都呈萎缩状态,尿道和膀胱同样会发生萎缩性变化,这当中不只是肌肉力量变弱,尿道和阴道的黏膜萎缩,同时尿道黏膜下的血管也会变得稀少,引起控制排尿的阀门即尿道括约肌的松弛,造成封闭尿道的力量变弱。这些因素相加就无法抵抗因为咳嗽、打喷嚏、跳跃等突然增加的腹部压力和膀胱内的压力,进而产生漏尿的尿失禁现象,即张力性尿失禁。

　　除张力性尿失禁外,尿频也是更年期女性的常见症状,这当中80%属于心因性原因。另外,女性的尿路短,容易感染。如果膀胱发生感染会导致膀胱非常敏感,更容易引起尿频、尿急。更年期女性因盆腔组织松弛,尿道周围组织厚度减少,血液供应不足,尿道外括约肌失去有效的控制力,尿失禁的现象就变得常见,成为造成女性烦恼的一个原因。

　　有人提出锻炼耻骨尾骨肌可以治疗尿失禁。经常做下蹲动作,站立或静坐时反复做缩肛或提肛动作,有意识地将一次排尿多次中断,然后再重新开始排尿,同样可以有效地锻炼耻骨尾骨肌,这对预防和调养更年期妇女尿失禁很有帮助。

24. 为什么更年期妇女容易发生骨质疏松症

　　骨质疏松症是指全身或者局部骨吸收超过骨形成,单位体积内骨量低于正常水平的一种代谢性骨病。病理表现为骨有机成分生成不足,钙质沉积减少,骨小梁稀疏或被破坏,临床常出现疼痛、骨折等。

　　骨质疏松症是老年人的常见多发病,人过中年,随着年龄的增长,骨密度下降,骨质疏松症在60岁以上人群的发病率可达10%左右。骨质疏松症特别喜爱光顾女性,女性发病率是男性的6～10倍,生活中随时会发现由于骨质疏松所致的驼背和骨折的老年女性,其实骨质疏松开始于女性绝经期,更年期妇女就容易发生骨质疏松症。

　　更年期妇女容易发生骨质疏松症,主要与内分泌功能衰退、雌激素分泌减少有关。骨质密度因性别与种族而异,在35岁左右达到最高峰,之后随着年龄增长而缓慢下降。妇女进入更年期,生殖器官逐渐萎缩,卵巢功能逐渐衰退,内分泌发生变化,雌激素分泌减少,对破骨细胞的抑制作用减弱,破骨细胞相对加强,这些变化还会影响造骨细胞的造骨过程,破骨与成骨明显失衡,出现骨的吸收增加,骨的形成减少,平衡机制发生了障碍,导致骨质逐渐丢失。同时,雌激素的减少还会造成骨骼中钙质的析出,并降低维生素D的活性而使胃肠道钙质的吸收减少,导致骨密度降低。所以,在妇女更年期这个阶段,骨质丢失逐渐增多,骨密度降低,出现骨质疏松。在这种情况下,腰背酸痛、腰腿疼痛等不可避免地出现了,骨折的发生率也随之上升,并且绝经年龄越早,发生得也越早。除内分泌功能衰退致使雌激素水平下降外,体力活动和进食量相对减少等,也对骨质疏松的形成产生一定的影响。

平时积极参加体育锻炼,多晒太阳,养成良好的生活及饮食习惯,适当补钙,必要时适量补充雌激素等,有助于防止更年期妇女骨密度的快速下降,可预防或减少更年期妇女骨质疏松症的发生。

25. 更年期妇女为什么容易肥胖

肥胖症是一种多因素的慢性代谢性疾病,指体内脂肪堆积过多和(或)分布异常,体重增加,其体重超过标准体重20%者。不知您注意了没有,在更年期妇女中,体态肥胖者不在少数。有很多年轻时很苗条、很俊俏的女性,进入更年期后,便会"发福"(发胖),变得体态肥胖、大腹便便。更年期妇女之所以容易肥胖,究其原因,主要与下列因素有关。

(1)内分泌的因素:当妇女进入更年期,性腺功能减退,雌激素分泌减少,而肾上腺皮质功能代偿性亢进,糖皮质激素分泌增多,促进脂肪吸收和储存,大量脂肪堆积在肩背部、腹部和臀部,使人发胖。

(2)新陈代谢因素:妇女进入更年期后,机体各组织器官趋于衰退,细胞代谢变得缓慢,能量消耗也趋于减少,饮食无节制,不适当减少,营养过剩,高脂肪、高热能食物过度摄入,则会出现摄入大于消耗,趋向合成代谢大于分解代谢,使过多的能量以脂肪的形式储存起来,从而使人"发福"。

(3)运动减少因素:随着年龄的增长,运动量明显减少,特别是从事脑力劳动者,若不注意进行体育锻炼,到了更年期多会发生肥胖。

(4)遗传性的因素:有家族肥胖史的妇女极易在更年期发生体型变化而呈现肥胖。

一个人是体型正常还是超重、肥胖有其计算方法,标准体重的计算方法很多,最简易的方法是:女性标准体重(千克)=身高(厘米)-100。正常人体重波动的范围为标准体重±10%,体重超过标准体重10%~20%为超重,超过20%为肥胖,其中超过20%~30%为轻度肥胖,超过30%~50%为中度肥胖,超过50%为重度肥胖。

我国民间习惯称人到中年开始肥胖为"中年发福",其实肥胖对中老年人来说不是"发福"而是令人"发愁"的事。肥胖者与普通人相比更容易罹患高血压、糖尿病、心脑血管病等,其对人体的不良影响和危害是显而易见的,因此女性尤其是进入更年期的女性,更应注意采取切实可行的措施预防肥胖。

26. 为什么说冠心病是绝经妇女的"头号杀手"

冠心病是指冠状动脉粥样硬化使血管腔狭窄或阻塞，或(和)因冠状动脉功能性改变(痉挛)导致心肌缺血缺氧或坏死而引起的心脏病，亦称为缺血性心脏病，是严重危害人们健康和生活质量的常见病、多发病。

对女性朋友来说，雌激素真是上天赐予的奇异恩物，有了它女性才能容光焕发，生儿育女，与此同时，它还有女性的前半生扮演着健康守护神的角色。所以，女性到了更年期，每月一次的"好朋友"不再如期而到，绝经出现了，这时体内的雌激素水平就开始急剧下降，而各种问题也就随之而来。

很多人都知道雌激素下降会使女性皮肤失去弹性，骨头失去硬度，其实雌激素下降还会使女性的心脏和血管丧失了一道重要的保护屏障。要知道，在女性进入更年期之前，大量的雌激素会帮助血管保持强壮、富有弹性和通畅，使血液能够顺利地流通，这有助于女性降低罹患心脏病的危险性。进入更年期后，伴随着雌激素的分泌减少，胆固醇、三酰甘油和低密度脂蛋白胆固醇含量增高，抗动脉粥样硬化脂蛋白(高密度脂蛋白胆固醇)降低，高血脂、高血糖、高血压及肥胖等一系列问题就会接踵而至，心血管将变得更加脆弱，罹患各类心脏疾病的风险逐年增加。

不少 45～55 岁的中年妇女，由于体内雌激素水平下降，造成血管痉挛，形成各种心血管异常改变，主要表现为心慌、胸闷、头晕、血压波动、心前区疼痛、心律失常等，雌激素对心血管病(如高血压、冠心病等)的影响已成为当今医学的热点问题。许多研究证实,更年期后女性冠心病的发病率明显增高,说明雌激素水平降低在人类冠心病的形成中起重要作用。

美国的一项研究发现,更年期后,特别是绝经以后,女性心血管病的发病风险会比之前增加3倍。临床也发现,更年期前后,女性心血管病上升很快,而且第一次心脏病发作的死亡风险高于男性,同时女性死于心血管疾病的人数是乳腺癌的5倍,比宫颈癌和卵巢癌死亡的相加人数还要多,所以有人把冠心病称为绝经妇女的"头号杀手"。

一般来说,在55岁之前,男性心血管病患者的人数是多过女性的,可一过了这个年龄段,女性患者的数量就会明显的赶超上来了。有医学研究认为,除了雌激素,女性在更年期更陷入烦躁、郁闷和焦虑等各种负面情绪之中,这也会成为心血管病的推手。当然,并不是说更年期妇女一出现心悸不适、胸闷就是患了冠心病,在更年期出现心悸、胸闷,有相当一部分是更年期综合征的表现。更年期女性出现心悸、胸闷等症状时,一定要提高警惕,不要掉以轻心,要及时到医院就诊,首先要排除器质性心脏病,方能考虑更年期综合征。

27. 更年期多疑的心态主要有哪些表现形式

更年期妇女常有一些不同程度的心理问题,最多见的症状是多疑,一些女性在年轻时其性格特点并非如此,但到了更年期却会逐渐出现好猜疑。多疑的心态严重地影响了人际关系,为此这些女性也很苦恼,周围的人也难以理解和接受。多疑的心态其表现形式是多种多样的,在不同文化层次和不同工作岗位上的人表现也不完全一样,将其归纳起来,大体有以下几种表现形式。

(1)感知觉过敏:通俗地说就是过分敏感,容易将别人的某些行为和动作与自己作联系,把发生在周围的一些不愉快事件强行与自己联系。例如,听说同龄妇女得癌症死亡,马上会联想到自己可能也会有同样的境遇。在家里,孩子放学晚归,会联想到路上是否发生车祸。爱人晚归或接女性打来的电话,就会联想到是否有外遇。有时几个人在一起轻轻地议论某件事,正巧在某位更年期妇女走过时,他们停止了议论或突然发笑,尽管这些人议论的事与她毫无关系,但这位妇女也会敏感地联系到他们在背后议论自己,情绪立即会起波澜。

(2)关注小道消息:在一些单位里,总有一些人喜欢传播小道消息,其中很大一部分为更年期妇女。有些更年期妇女不自觉地关注小道消息,当小道消息被夸大、失实时,往往造成人际关系紧张,这对更年期妇女又是一种不良刺激,往往因轻信谣传而引起不必要的纠纷,这些女性也常常是受害者。

(3)盲目怀疑:有一部分更年期妇女有盲目怀疑的心态,尤其对一些涉及自身利益的事,如晋级、加薪、调整岗位等,无端地盲目怀疑,当一些决定没有满足其本人的愿望时,就怀疑是否有什么人在背后作怪,于是将相关人员逐个排队,一旦认定是某个人搅了自己的好事,情绪激昂,愤恨之感就会急剧上升。

更年期妇女的多疑心态严重地影响了人际关系,给工作和生活带来不利影响,进而更加重更年期综合征的症状,形成恶性循环。所以,对此类更年期多疑的心态问题应予以足够的重视,家人应多加关心和开导,更年期妇女也应注意自我调整,以避免因此而酿成大祸。

28. 哪些因素容易促发更年期抑郁症

更年期抑郁症是指初次发病于更年期,以焦虑不安和情绪低落、兴趣和动力的丧失或下降、精力不足和容易疲乏等为主要症状的疾病,属于情感性精神障碍的一类疾病。据报道,女性进入更年期,约有46%的人罹患抑郁症,明显高于男性人群和其他年龄段的女性。

对女性朋友来说,正确认识更年期抑郁症的促发因素,对预防更年期抑郁症的发生、发展,维护身体健康,十分必要。促发女性更年期抑郁症的因素复杂多样,主要有雌激素水平的下降、心理和社会因素的影响,以及自身健康状况的干扰等。

(1)妇女进入更年期后,卵巢开始萎缩,绝经后雌激素分泌锐减,就会出现烦躁、易激动、潮热等更年期综合征的症状,有时当众发作,令患者焦虑不安、心情不悦,若不能及时调整心态,正确对待,反复下去就易发生抑郁症。

(2)绝经后妇女由于体内雌激素消耗殆尽,致性欲减退甚至无性要求,给两人世界带来极大的不便。若丈夫不理解妻子,双方原先亲密无间的关系就会出现裂痕,势必会增加妻子的心理负担,长期下去就会导致抑郁症的发生。

(3)更年期妇女多临近退休或受到下岗失业的威胁,以及家庭各种生活情况压力的影响,使之心理存在多种顾虑。

有的在单位是领导,是业务骨干,退休后就觉得无事可干,由此产生孤独感,进而忧郁;下岗职工心理压力更大,下岗后经济收入似乎难以保证,社会地位、家庭地位都会下降,这些因素每时每刻都困扰着她们,使她们由危机感逐渐产生抑郁症;还有一些更年期妇女,面对父母患病、离世,子女结婚、购买房子等诸多问题,生活压力明显增大,苦思冥想,思虑劳倦,焦虑忧愁,抑郁症会在不知不觉中出现。

(4)有些女性朋友进入更年期后,不能主动参加社会活动,又不去开拓美好的生活,享受生活的乐趣,而是整天闭门独处,闷闷不乐,久而久之,便产生精神抑郁。

(5)有些更年期妇女,不能适应新的生活环境变化,如迁移离开久居的老地方,到陌生的新环境,或随儿女新家庭一起生活,或丧偶后独自生活等,致使心灵深处出现挥之不去不安感、焦虑感等,抑郁症也就容易发生了。

29. 为什么有的妇女在绝经期后还会发生阴道出血

妇女绝经后内分泌功能普遍低下,生殖器官萎缩,卵巢缩小、变硬、表面光滑,阴唇皮下脂肪减少,阴道黏膜变薄,并失去弹性,阴道上皮萎缩,糖原消失,这些都是正常的生理现象。但有的妇女在绝经一段时间后,又发生阴道出血。

绝经后又见阴道出血是妇科常见的症状之一,对于这种不正常的阴道出血,应提高警惕,特别是绝经一段时间后,又发生阴道出血,更应引起注意。因为,它有时只是一般的炎症,但也可能是一个危险的信号,是恶性肿瘤的早期表现。引起绝经后阴道出血的常见原因主要有以下几种。

(1)老年性阴道炎：由于卵巢功能衰退，雌激素水平低下，阴道上皮糖原消失，阴道分泌物减少，且呈碱性，局部抵抗力减弱，容易发生感染而致老年性阴道炎。临床表现为白带多，可有出血，有气味。检查发现阴道黏膜萎缩变薄，皱襞消失，在阴道黏膜处可见散在出血点及表浅溃疡。

(2)子宫内膜炎：绝经后子宫内膜因失去雌激素的作用而萎缩、变薄，间质纤维化，腺体少而且常呈囊性，表面上皮常有片状剥脱，加上宫颈内膜萎缩，颈管无黏液保护，细菌容易侵入而发生子宫内膜炎。临床表现为白带增多，少量出血。检查子宫增大、压痛，有时伴有发热。另外，慢性宫颈炎、宫颈糜烂，以及宫颈息肉均可出现血性白带。

(3)功能失调性子宫出血：绝经后子宫内膜由于得不到雌激素的支持而萎缩，但有的患者绝经后子宫内膜仍受到来自肾上腺分泌的少量雌激素的刺激，子宫内膜生长而引起子宫出血。此种出血进行诊断性刮宫即可确诊。

(4)宫颈癌：宫颈癌为绝经后阴道出现常见的原因，表现为接触性出血、血性白带及不规则阴道出血。

(5)子宫内膜癌：子宫内膜癌表现为绝经期前后不规则阴道少量或中等量出血或血性白带。检查可见绝经后子宫不显萎缩，反而饱满、变硬，宫颈无异常改变。当宫腔或宫内有癌性病灶致引流不畅时，容易引起子宫积脓。

(6)卵巢癌：卵巢癌以颗粒细胞癌多见，由于肿瘤产生大量的雌激素，已萎缩的子宫内膜受雌激素影响发生增生而致阴道出血。颗粒细胞癌也可并发子宫内膜癌，检查时可发现有实质性肿块，大小不等，随着肿瘤的增大，部分可有囊性改变。

对于绝经后又发生阴道出血的患者,应详细了解出血的量、性状,出血距绝经时间的长短,盆腔有无包块及其他症状,应做B超、宫颈刮片等检查,必要时做诊断性刮宫,以尽快明确诊断,以便及时治疗。

由上可以看出,绝经后又见月经来潮并不是好兆头,绝经期的妇女对于不正常阴道出血,哪怕只有一次,无论量的多少,色的深浅,都要细心观察,并及时到医院检查诊治,决不能掉以轻心。

30. 为什么更年期女性会出现血压不稳

女性到了更年期,由于卵巢功能逐渐衰退,内分泌发生变化,雌激素分泌减少,雌激素对神经系统的调节作用减弱,自主神经功能紊乱,容易出现情绪不稳定,感情易激动,睡眠不好,烦躁不安。同时由于交感神经系统兴奋,血管舒缩中枢调节异常敏感,细小血管容易痉挛,痉挛重时则血压暂时升高,从而引起血压波动,成为更年期高血压。

更年期高血压的血压波动性较大,以收缩压上升为主,舒张压改变较少或无明显变化,同时更年期血压不稳,血压升高还与生活习惯、饮食因素、生活压力、精神紧张,以及思虑劳倦、琐事困扰、睡眠不好密切相关。另外,随着年龄的增长,血管弹性大大降低,多有不同程度的动脉硬化,导致心脏泵血对血管内壁的压力增加,从而引起血压升高,这也是更年期血压不稳的因素之一。

对于更年期女性出现的血压不稳,常常让人难以分辨真伪,血压升高有可能是更年期导致的,是更年期综合征的症状之一,也有可能是原发性高血压(即高血压病)恰好发生在更年期这个年龄阶段。有相当一部分更年期血压不稳,不经治疗可在更年期末更年期症状缓解后逐渐稳定,恢复正常。然而,更年期正值高血压病有关发病因素(如高脂血症、动脉硬化等)出现的年龄,对更年期女性出现的血压不稳,且不可掉以轻心,将其简单地归之为更年期综合征的症状之一,应注意与高血压鉴别。更年期女性血压升高与高血压患者的区别主要表现在以下几点。

(1)高低血压表现不同:高血压患者的收缩压(即高压)、舒张压(即低压)常常都超过正常水平;而更年期综合征常仅仅是收缩压升高,舒张压一般正常。

(2)持续时间长短不同:高血压患者的血压升高呈持续性;而更年期综合征血压一天中波动较大,忽高忽低,往往在睡眠后血压降至正常范围。

(3)伴随症状不同:高血压患者常伴有头晕、头痛、心悸等心血管症状;而更年期综合征则主要伴有潮热出汗、情绪不稳等自主神经功能紊乱的症状。

(4)实验室指标不同:高血压患者常有胆固醇升高、眼底血管改变或心电图改变;而更年期综合征则有雌激素水平下降,眼底血管及心电图一般没有变化。

31. 为什么更年期女性乳腺癌的发病率高

乳腺癌是严重危害女性健康的恶性肿瘤之一,在一些大中城市,其发病率已跃居各种女性恶性肿瘤之首。乳腺癌是与雌激素和孕激素水平密切相关的一种肿瘤,发病率从20岁开始,随着年龄的增长而上升,处于更年期前后的妇女由于体内激素水平发生变化等原因,比其他年龄组更易发生乳腺癌,属于乳腺癌的高发阶段。更年期女性易患乳腺癌的原因可分为生理和心理两个方面。

(1)生理方面

①乳腺属于性激素的靶器官,受内分泌环境的影响而变化,女性进入更年期以后,卵巢功能减退甚至消失,进入内分泌紊乱阶段,容易引起各种乳腺疾病。

②更年期后,乳腺组织逐渐萎缩,出现纤维或脂肪组织增生,容易引发乳房疾病。

③进入更年期的女性,由于卵巢功能的衰退,引起体内脂肪代谢紊乱,过量脂肪刺激合成过多的雌激素和催乳素,刺激乳房组织,导致乳腺癌。

④随着年龄的增长,更年期妇女的机体免疫力逐年下降,抗癌因子的免疫功能受到抑制。

(2)心理方面:更年期妇女脾气急躁、易怒、情绪紧张、抑郁,常有失眠、头痛等症状。研究发现,当人出现抑郁、沮丧情绪时,会促使体内皮质类固醇激素分泌过剩,血液中的 T 淋巴细胞明显减少,导致免疫功能下降,进而容易罹患乳腺癌。中医学也认为,长期处于忧郁的妇女会因气血瘀结而患乳腺癌。现代医学的鼻祖加林也发现情绪抑郁的妇女易患乳腺癌。

更年期女性要警惕乳腺癌的发生。日常生活中要坚持科学的饮食习惯和生活方式,坚持体育锻炼,增强机体的免疫力,慎用含有雌激素的美容化妆品和药品,生活中尽量避免不必要的电磁辐射和放射线接触,保持积极向上的人生态度和豁达乐观的情绪,以预防乳腺癌的发生。同时,应定期进行乳腺健康普查,如发现双侧乳房不对称、乳房有肿块或硬结,或质地变硬等,应及时请专科医生确诊治疗。

32. 更年期女性怎样自查乳腺

随着工作、生活节奏的加快,社会压力增大,女性各种乳腺疾病的发病率日渐上升,已成为困扰女性朋友的主要原因之一,严重威胁着广大妇女的身心健康。女性乳腺癌的发病率随着年龄的增长而上升,更年期是女性乳腺癌的易发阶段,所以处于更年期的女性切不可忽视对乳腺的定期检查,以便及早发现和及时治疗乳腺疾病。

常规的乳腺体格检查主要是通过视诊及触诊来检查乳房的形态、乳房皮肤表面情况、乳头乳晕情况、乳房肿块、乳头溢液及区域淋巴结检查等。乳腺常用的辅助检查有乳腺钼靶 X 线摄影检查、彩超检查、乳管镜检查、乳腺红外线检查、活组织病理检查等。女性自查乳腺,也是及早发现乳房疾病的重要手段之一,可按以下方法进行。

(1)洗澡时,举起右臂,用左手指腹触摸右侧乳房的每一个部位,仔细感觉皮肤下是否有包块和变化;举起左臂,用右手指腹触摸右侧乳房的每一个部位,仔细感觉皮肤下是否有包块和变化。

(2)站在镜子前,双臂上举,将双手抱头,面对镜子,仔细观察两侧乳房的大小、形态、轮廓、皮肤及颜色有无改变,乳头有无抬高、回缩。先检查正面,再查看侧面,最后轻压乳头,看是否有分泌物流出。

(3)平卧在床上,将右臂内弯,左手枕在头下,头下垫枕头,用右手检查左侧乳房,仔细体会乳房内有无硬块或结节;

将左臂内弯,右手枕在头下,头下垫枕头,用左手检查右侧乳房,仔细体会乳房内有无硬块或结节。

(4)检查乳房边缘,检查时将左手四指并拢,用指腹从右乳房外侧开始按逆时针方向逐渐由外向内触摸至乳头,观察皮肤变化及有无硬块;检查时将右手四指并拢,用指腹从左乳房外侧开始按逆时针方向逐渐由外向内触摸至乳头,观察皮肤变化及有无硬块。

(5)最后以站立位,用同样的方法仔细检查双侧腋下和乳房之间的部位及手臂下方,看有没有异常之处。

在检查中,大多数妇女会发现乳腺增生症,大可不必紧张,乳腺增生是内分泌不平衡造成的,绝经后症状自然会减轻,不需要特别治疗,但必须先排除乳腺癌的可能性。

33. 哪些因素可诱发更年期综合征

进入更年期,妇女的身心都会产生一些变化,如情绪变得反复、心态敏感多疑、身体抵抗力下降等。更年期综合征其实就是人们在更年期阶段的一系列亚健康表现,稍有不慎就可能并发多种疾病,因而了解一些诱发更年期综合征的原因,对于做好更年期的疾病预防和身体保健,具有十分重要的意义。诱发更年期综合征的因素有很多,可以说是多种因素长期相互影响的结果。

(1)机体因素:人体是个复杂的精密机器,复杂是因为几乎所有功能都是一环扣一环,每个环节都不容小视;精密是指每个环节都自为一体,哪个环节出个小问题都会引起一连串的反应。对于女性来说,当卵巢功能衰退、激素水平下降时,会引起神经内分泌和代谢紊乱,造成雌激素受体的各个器官或组织功能代谢改变,从而导致更年期综合征的发生。

(2)社会因素:不管什么人,总是生活在一定的社会之中,必然会受到社会中各种因素的影响。女性到了更年期,心理上和精神上都经历了一定的转变,外界任何刺激都会引起身体内分泌功能的显著变化,良好的工作和社会环境能起到关键作用。处于更年期的妇女由于内分泌和精神状况的变化,常有情绪烦躁、焦虑等不适,而社会的不理解、工作中同事的偏见等,都会加重身体和精神的负担,使诸如失眠、烦躁、焦虑、多疑等症状进一步加重,形成恶性循环。

(3)心理因素:心理因素与更年期综合征有着十分密切的关系。例如,心胸开朗、情绪稳定的人很少发病,而内心拘谨、神经过敏的人比较容易发病。某些女性由于长期焦虑,心情不好,诱发了更年期综合征,而患病以后,由于恐惧和忧郁,以致病情加重、病程延长。人的心理因素是由个性决定的,和先天遗传因素有一定关系,但主要和后天的生活环境有关。

(4)家庭因素:家庭是温暖的港湾,更年期的女性由于情绪的改变,容易在生活中表现出孤独、多疑、焦虑等情绪,这就需要家庭的关爱和呵护。同时,由于部分女性有阴部干涩,常表现为性交疼痛、性生活困难等不适,更需要丈夫的理解和宽慰。而现实生活中,一些女性反而在更年期内遭受到家人更多的误解,进而导致了严重的负面效应,甚至出现有人自杀等极端现象。

(5)个体因素:不同的女性由于认知、生活环境、体质等的差异,对更年期的认识和处理往往南辕北辙。如果身体健康,生活舒适,对更年期往往采取顺其自然的态度,没有紧张感、恐惧感,则能心平气和地看待和处理更年期出现的各种现象和问题。反之,一些女性由于对更年期没有正确的认识,惶惶不可终日,不仅加重了自身不适,往往还影响了工作和生活。

总之,更年期是妇女生活中的一个重要转折时期,由于工作和生活的不同境遇,以及来自外界的种种环境刺激的影响,更年期妇女精神心理不能适应应激变化,而发生更年期综合征。

34. 如何确定是否患有更年期综合征

更年期综合征的症状多是非特异性的,亦可能归之于其他病因,如抑郁症、严重的慢性贫血或胃肠道恶性肿瘤等,因此诊断时应认真地加以鉴别。确定是否患有更年期综合征,不能盲目地自己下结论,临床表现是线索,到医院检查是必要的,实验性治疗有助于确定。

(1)更年期综合征的女性常有潮热、出汗、烦躁、失眠、关节疼痛及性欲下降等,所以临床表现是线索。

①在更年期发病(更年期一般指绝经前1年至绝经后3年),或有创伤、手术切除、盆腔放射治疗而损伤卵巢的病史。

②月经改变和生殖道的改变,月经周期紊乱,经量减少或增多,最后绝经,生殖道黏膜开始萎缩、分泌减少。

③常有自主神经功能紊乱,如潮红、潮热、汗多、血压增高,以及记忆力减退、失眠、焦虑、抑郁、神经过敏、哭笑无常等,严重时呈精神病状态。

④可有心悸、胸部压迫感、肢端蚁走感、麻木、疼痛及面色苍白等。

⑤可有代谢障碍的表现,如食欲异常、多饮、多尿、全身发胀及皮肤瘙痒等。

⑥可有骨和关节疾病的表现,如骨关节疼痛、腰背痛、易骨折、骨质疏松现象。

⑦可以多种症状同时出现,症状受天气和家庭状况影响强烈,每天症状强度可不同。

(2)更年期女性容易罹患多种疾病,同时有些疾病与更年期综合征的症状很相似,为了避免误诊误治,切不可盲目下更年期综合征的结论,到医院检查确诊是十分必要的。更年期综合征者大多检查不出明确的病理变化,有些人血压可升高,体型开始肥胖或消瘦,皮肤角化过度,有些可有心动过速或过缓,妇科检查发现阴道黏膜变薄,子宫、输卵管、卵巢及乳腺等逐渐萎缩。全面的体检往往有助于排除其他疾病。

(3)实验性治疗有助于确定更年期综合征的诊断,临床中补充少量的雌激素,如果能使类似更年期的症状得到改善或消失,就可以把这些症状诊断为更年期综合征的症状。一般应这样观察1个月才可予以确定。

35. 更年期女性测定性激素水平的意义何在

除了年龄,以及月经变化、潮热、出汗等自觉症状外,妇科检查和测定性激素也有助于确诊是否进入了更年期,是否患上了更年期综合征。在妇科检查方面,绝经后期可见外阴及阴道萎缩,阴道分泌物减少,阴道皱襞消失,宫颈、子宫可有萎缩。对更年期女性来说,测定性激素水平具有重要的意义。

更年期是卵巢功能逐渐衰退,最后接近完全停止的一个过渡时期,并把更年期分为绝经前期、绝经期和绝经后期3个时期。雌二醇在生育年龄最为重要,不但分泌量多,作用也最强。绝经后随着卵巢滤泡丧失,下降也最明显,因此检测雌二醇的含量能快速准确地反映卵巢的功能,能准确地为诊断疾病提供依据。同时,如发现一些女性在绝经后雌二醇持续性高水平,能筛检出子宫内膜增生或者癌变的可能。垂体分泌的卵泡刺激素、促黄体生成素是受下丘脑促性腺激素释放激素及卵巢雌激素共同协调作用来调控的,卵泡刺激素、促黄体生成素的主要生理功能是对雌二醇有调节作用,妇女绝经后卵巢内分泌功能下降并逐渐消失,雌二醇浓度减低,通过正反馈机制刺激腺垂体分泌卵泡刺激素、促黄体生成素而使其在血中含量增高,促性腺激素释放激素水平升高。因此,在测定雌二醇含量的同时检测卵泡刺激素、促黄体生成素有助于确定疾病发生的部位,查找疾病的来源是否为下丘脑或垂体。

　　女性进入绝经期后,体内性激素发生很大变化,从而影响到许多生物代谢系统,部分女性在此期间可出现更年期综合征,10%～15%的患者需进行治疗。女性绝经后初期骨量每年丢失2%～5%,骨质疏松的发生率明显增加,冠心病的发病率也急剧上升。因此,应预防和诊断出在此期出现的由于卵巢功能降低所引起的疾病,并进行对症治疗,使其顺利度过更年期,提高生活质量。对绝经期女性进行血清卵泡刺激素、促黄体生成素和雌二醇的测定,在诊断疾病及临床治疗中有重要的指导意义。

36. 更年期综合征应注意与哪些疾病相鉴别

更年期综合征的症状是由更年期的生理变化引起的,首先是由于内分泌紊乱引起的。但随着年龄的增长,人的身体内各个器官和系统在逐步老化,这是不可抗拒的自然规律。随着老化也必然会带来机体内部各方面的变化,出现一些不同的症状,这就需要在诊断更年期综合征的时候特别留心,是不是会由于更年期综合征症状的掩饰而忽略了其他潜伏的疾病。诊断时应注意与发生在更年期的各系统的疾病相鉴别。

更年期是许多器质性疾病的好发年龄阶段,更年期综合征的一些症状也常常是某些器质性疾病的先兆症状,因此需要进行鉴别诊断。也许我们并非专业人员,不能准确地判断出某些疾病,但是一定要有这些意识,引起足够重视,有症状不要拖,需要及时地咨询专业医生。有些妇女正值更年期的年龄,偶尔发生一些心慌、气短、多汗、失眠、烦躁等症状,过些日子症状好转了,以后再也没有发生,这并不是更年期综合征。但是,有些妇女一旦出现了更年期综合征的相关症状,就固执地认为是更年期,结果延误了其他疾病的诊断治疗,这些都是需要注意避免的。

(1)与宫颈癌及肿瘤鉴别诊断:女性更年期综合征多发生于绝经前期,此时又是宫颈癌和子宫肌瘤好发年龄,因此应注意鉴别。只要定期做妇科检查,必要时做宫颈刮片活检和内膜活检才能排除。已婚妇女出现以下征象则高度提示宫颈癌的存在。

①不明原因的阴道出血,尤其是接触性出血,出血量可多可少。

②白带异常,患者常述阴道排液增多,呈白色或血性,稀薄如水样或米泔状,有腥臭味。

③体质逐渐消瘦,全身乏力,食欲缺乏,腰痛,间歇性发热等症状。

(2)与甲状腺功能亢进症初期鉴别诊断:典型的甲状腺功能亢进症很容易分辨出来,可是早期和轻型的甲状腺功能亢进症患者症状就不一定很明显,特别是中年女性患甲状腺功能亢进极易被误认为是更年期综合征。

甲状腺功能亢进症主要集中在 20～40 岁的中青年女性;更年期综合征一般在 40 岁以后出现。甲状腺功能亢进症由于基础代谢率高而导致怕热多汗,尤以手掌、脚掌、脸、颈部、腋下等处为多,体重常锐减;更年期综合征表现为潮热、多汗,出汗特点是潮热起自前胸,涌向头颈部,然后波及全身,紧接着暴发性出汗。女性甲状腺功能亢进症患者表现为月经减少,周期延长甚至闭经;更年期综合征患者则表现为月经紊乱,有的月经量减少,时间缩短,周期延长,直到完全绝经。

(3)与冠心病鉴别诊断:更年期综合征由于自主神经功能紊乱使血管舒缩功能失调,也会出现心前区疼痛、心悸等酷似冠心病心绞痛的症状。根据以下几个方面可以鉴别。

①心绞痛的特点是胸前下段或心前区突发的压榨性或窒息性疼痛,且向左臂放射,持续时间很少超过 10～15 分钟,含服硝酸甘油后 1～2 分钟疼痛可缓解或消失;更年期综合征心前区疼痛是持续性钝痛,含服硝酸甘油后疼痛不能

缓解。

②心绞痛与体力活动和情绪激动有关;而更年期综合征与体力活动无关,仅与情绪、精神因素有关。

③心电图检查冠心病多有改变,含服硝酸甘油后心电图改变可得到纠正;更年期综合征心电图无变化。

(4)与高血压鉴别:更年期综合征出现血压升高者为数不少,与高血压有诸多相同之处,也应注意鉴别。高血压与更年期高血压的主要鉴别点有以下几个方面。

①收缩压舒张压表现不同。高血压患者收缩压(即高压)、舒张压(即低压)常常都超过正常水平;而更年期综合征常仅仅是收缩压升高,舒张压一般正常。

②持续时间长短不同。高血压患者血压升高呈持续性;而更年期综合征血压一天中波动较大,忽高忽低,往往在睡眠后血压降至正常范围。

③伴随症状不同。高血压患者常伴有头晕、头痛、心悸等心血管症状,而更年期综合征则主要伴有潮热出汗、情绪不等自主神经功能紊乱的症状。

④实验室指标不同。高血压患者常有胆固醇升高、眼底血管或心电图改变,而更年期综合征则有雌激素水平下降,眼底血管及心电图一般没有变化。

37. 如何判断自己更年期综合征发病的轻重程度

妇女进入更年期之后,由于卵巢功能衰退或因手术切除卵巢引起体内雌激素水平下降,部分妇女不能适应雌激素下降而出现潮热、汗出、烦躁、性交困难、失眠、眩晕、疲乏无力、心悸等症状,自觉不适的症状有轻有重,这其中有10％～15％的妇女因症状严重而需门诊或住院治疗。出现更年期综合征症状后,其程度的轻重如何能客观化评价,如何能自我评价呢?下面介绍常用的更年期自我诊断量化表,即改良Kupperman评分标准。通过此量化表,可以判断自己更年期综合征发病的轻重程度。

更年期自我诊断量化表——改良Kupperman评分标准

症状	基本分	程度评分			
		0	1	2	3
潮热出汗	4	无	<3次/日	3～9次/日	≥10次/日
感觉异常	2	无	有时	平常有冷热痛麻木感	冷热痛感丧失
失眠	2	无	有时	经常,安眠药有效	影响工作生活
焦躁	2	无	有时	经常,无自知觉	经常不能自控
忧郁	1	无	有时	经常,能自控	失去生活信心
头晕	1	无	有时	经常,不影响生活	影响生活和工作
疲倦乏力	1	无	有时	经常	日常工作受限
肌肉酸痛	1	无	有时	经常,不影响功能	功能障碍
关节痛	1	无	有时	经常,不影响功能	功能障碍
头痛	1	无	有时	经常,能忍受	需服药
心悸	1	无	有时	经常,不影响工作	需治疗
皮肤蚁行感	1	无	有时	经常,能忍受	需治疗
性生活	2	正常	性欲下降	性生活困难	性欲丧失
泌尿系感染	2	无	有时	>3次/年,能自愈	>3次/年,需服药

注:症状评分:症状指数×程度评分;各项症状评分相加之和为总分,总计分0～51分。更年期综合征的病情程度评价标准:轻度,总分为15～20分;中度,总分为21～35分;重度,总分>35分

举例:王某,女,48岁。近几个月经常发脾气,但还未失

51

控,每日出现 2~3 次潮热、出汗,偶尔不能入睡,性交不如过去顺利,但没有疼痛,经常感到头晕、乏力、心慌。按上表的评分标准评分:$(2×2)+(4×1)+(2×1)+(2×1)+(1×2)+(1×2)+(1×2)=18$。总分为 18,属于轻度更年期综合征。

38. 女性更年期在什么情况下要去医院看病,主要有哪些检查项目

女性更年期如果身体不适的症状很明显、月经明显不正常,以及应该绝经但尚未绝经,就应该及时到医院就诊。

女性朋友如果更年期身体不适的症状很明显,已经影响到自己的生活或工作了,就应该及时去医院请医生帮助诊断治疗。例如,有的人潮热、出汗、烦躁等身体不适的症状十分明显,经常夜里失眠,白天没精打采;还有的人"闹"得非常厉害,在单位跟同事吵,在家跟家人闹,自己也觉得不对,可就是控制不住自己,像这种情况就应当及时到医院就诊。

有的更年期女性朋友月经来了淋漓不断,出血一个多月,就扛着,最后贫血很严重了,甚至大出血,才到医院看病,这种情况是很危险的。还有的女性朋友过了 55 岁还没绝经(医学称晚发绝经),千万不要以为自己青春永驻,因为这种情况常提示发生乳腺癌、子宫内膜癌等妇科肿瘤的可能,所以一定不能大意,要及时到医院请医生为自己做相关的检查。

对更年期女性朋友来说,到医院看病主要的检查项目包括常规妇科检查和实验室检查,当然还需要其他常规检查。常规妇科检查包括外阴检查;阴道窥器检查(观察阴道黏膜,阴道分泌物量、质、色、有无臭味,以及宫颈,必要时需做阴道

涂片检查);宫颈刮片或 TCT 检查(最好每年 1 次);双合诊(检查子宫、输卵管、卵巢及宫旁结缔组织等情况)。实验室检查主要包括性激素(包括雌二醇、卵泡刺激素、黄体生成素)检查及妇科彩超检查,对更年期绝经后出现异常阴道出血及白带增多的妇女,还需要做分段诊刮术进一步查找原因。

妇女更年期也是许多疾病的易发阶段,除妇科疾病外,其他如高脂血症、高血压、冠心病、肥胖症、糖尿病、骨质疏松、骨质增生等也是高发时期,所以更年期妇女还应定期做血糖、血脂、心电图等其他常规检查,做好健康体检,最好每年 1 次,以便及时发现某些更年期常见疾病,并及时采取有效的治疗措施,予以尽早控制。另外,对于长期激素替代治疗的更年期妇女,还应定期监测妇科、乳腺彩超。

39. 怎样正确对待更年期综合征

女性到了更年期后,各身体各个器官逐步走向衰老和退化,在体力和精力上都在走下坡路,内分泌系统功能的衰退尤为明显,雌激素逐渐减少了,会出现月经不规则、停经。人体内部的这些变化会影响自主神经的调节功能,出现潮热、畏寒、出汗、心慌、血压升高等诸多不适。更年期女性对社会的适应能力也不如从前,情绪也容易波动,紧张、烦躁、恼怒等时常出现,因此产生了"日近黄昏""年龄不饶人""一天不如一天"的焦虑、抑郁情绪,常常是畏缩怕事、刻板守旧、固执己见、容易伤感、自寻烦恼。有了上述这些问题时,就说明真正到了更年期,这些林林总总的症状综合起来,实际就是更年期综合征的表现。

怎样正确认识和对待更年期综合征,减轻或消除由此引发的一系列问题呢？首先,自己要坦然面对,树立正确的观念,更年期综合征的表现是内外环境的旧平衡被打破,新平衡尚在调整建立过程中的暂时性问题,迟早会过去,更年期女性必须要坚定信念,振奋精神,消除紧张焦虑的情绪和种种顾虑。其次,要多做户外运动,注意锻炼身体,增强体质,合理膳食,补充营养。与此同时,还要保证充足有效的睡眠,多参加集体活动,跳跳舞、聊聊天,要多聊聊让自己开心的事情,当然也可以聊烦恼的事情,但目的是让自己摆脱烦恼、忘掉忧愁,多与别人交流,你的性格会变得开朗。另外,悦耳动听的乐曲,悠扬轻快的旋律,沁人肺腑的乐声,能使人凝神于音乐之中,排除杂念,全身放松,对人们的身心具有显著的调节作用,是使人保持良好情绪的好方法,可使紧张的心理得以松弛,恢复平静,有助于减轻或消除更年期综合征引起的诸多身体不适。在上述自我调养的基础上,若潮热、汗出、焦虑、烦躁、心慌等身体不适之表现比较明显的话,可采取中医药方法,以及饮食疗法进行治疗调养；实在不行的话,还可用激素替代疗法。

40. 更年期综合征是不是都需要治疗

妇女更年期综合征并不是都需要治疗,有相当一部分通过自我调养完全能够顺利度过。更年期综合征诸多症状的出现,在某种意义上讲,是机体各系统器官功能减退,调整对外界环境适应性的反应过程,属于生理的范畴。得了更年期综合征,首先要保持乐观、愉快的情绪,克服抑郁、多疑、焦虑等不良的心理因素,同时要保持规律化的生活起居,保证充足有效的睡眠,注意饮食营养,加强体育锻炼,这是最基本的自我调养措施。

对于症状较轻的更年期综合征患者,不需要服药治疗。绝大多数更年期综合征患者,可不用任何药物,通过上述自我调养,通过自身功能的调整和适应能力,在一定时间内可以自愈,完全能够顺利度过更年期。对于症状明显严重的患者,则需要适当地治疗才能消除症状,平稳度过更年期,应在医生的指导下,适当用药,或采取针灸、按摩等方法进行调治,当然也切忌盲目滥用药物。也有极少数更年期综合征患者,由于合并更年期精神神经系统疾病或其他疾病,虽经多方治疗,身体不适之症状还是时轻时重,甚至遗留下后遗症,影响生活质量和寿命。不过总的来说,更年期综合征通过自我调养和合理治疗,如用西医的激素替代疗法和中医药传统疗法,结合自身在生活、饮食和情绪上的调节,一般都能很快减轻、消除身体不适之症状,平稳顺利地度过更年期,其预后是好的、满意的。

需要特别指出的是,心理、家庭和社会因素对更年期综合征的影响很大,心理-家庭-社会本身就是一个非常复杂的组成结构,它既包括个性特点、个人理想、兴趣爱好,又包括家庭传统、生活习惯、文化教养、道德观念和行为规范,以及生活中的特殊经历等。任何生活变化,如婚姻的变化、子女长大离家等家庭结构和自身面临退休等社会角色的转变等,都会影响更年期的精神情绪状态,引发各种各样的生理反应和心理反应,对更年期综合征造成一定的影响。因此,维持心理-家庭-社会因素三者之间的平衡,对更年期综合征来说是十分重要的,也是评估更年期综合征预后的一个重要指标。

41. 什么是更年期综合征的激素替代疗法

所谓激素替代疗法,是指当机体缺乏性激素并由此引发健康问题时,补充外源性具有性激素活性的药物,以防治与性激素不足有关的健康问题。广义上来说,这种医疗措施可用于任何性激素不足的临床情况。

对女性朋友来说,围绝经期和绝经后由于雌激素水平下降,会引起女性近期或远期的健康问题,有80%左右的女性会出现更年期症状,降低了生活质量,其主要根源是卵巢功能逐渐衰退,雌激素水平低下,适当补充雌激素,通过激素替代治疗是改善女性朋友更年期症状最有效的方法,这就是妇女更年期综合征的激素替代疗法。

更年期妇女使用激素替代疗法,其益处是显而易见的,可减轻或消除由于雌激素水平下降引发的诸多身体不适,帮助更年期女性平安度过这个时期。需要说明的是,应用雌激素替代疗法虽然已有几十年的历史,但医学界仍有不同的争论:一种观点认为,雌激素替代疗法会导致并发症,而更年期是一种自然生理过程,多数妇女可以自然度过,只有症状明显者才需要雌激素替代治疗;另一种则认为,所有更年期妇女都可以补充雌激素,以解除临床症状,早期、长期治疗,还可以预防骨质疏松发展,减少骨折的概率,改善脂质代谢,延缓动脉粥样硬化形成,从而减少冠心病发生的危险性。最近有资料报道,雌激素替代疗法还有利于早老性痴呆的防治。

总的来说,补充雌激素可以防治妇女雌激素水平不足所

 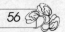

引发的一系列疾病,从而改善更年期女性的生活质量。而随着社会进步,人类寿命的延长,女性对自身生活质量的追求,激素替代疗法正普遍被临床运用,不过必须在掌握严格的适应证、禁忌证及慎用情况的前提下使用。

42. 激素替代疗法的适应证和禁忌证有哪些

更年期妇女应用激素替代疗法虽然有其益处,但也并不是所有的更年期妇女都必须应用此疗法。临床中必须在掌握严格的适应证、禁忌证及慎用情况的前提下使用。

(1)适应证

①激素替代疗法是缓解绝经相关症状(如血管舒缩症状及与其相关的睡眠障碍等)的首选和最重要的治疗方法,尤其是表现为潮热,汗出,睡眠障碍,疲倦,情绪障碍(如易激动、烦躁、焦虑、紧张)等。

②泌尿生殖道萎缩相关的问题,如阴道干涩、疼痛、性交痛、反复发作的阴道炎、反复泌尿系统感染,以及尿频、尿急、排尿困难等。

③激素替代疗法是预防绝经后期骨质疏松的有效方法之一,包括有骨质疏松症的危险因素(如低骨量)及绝经后期骨质疏松症。

(2)禁忌证:原因不明的阴道出血,已知或怀疑患有乳腺癌,已知或怀疑患有性激素依赖性恶性肿瘤,患有活动性静脉或动脉血栓栓塞性疾病(最近6个月内),严重肝肾功能障碍,血卟啉症,耳硬化症,脑膜瘤(禁用孕激素)等,均属激素替代疗法的禁忌证。

（3）慎用情况：慎用情况并非禁忌证，是可以应用激素替代疗法的，但是在应用之前和应用过程中，应该咨询相关专业的医生，共同确定应用激素替代疗法的时机和方式，同时采取比常规随诊更为严密的措施监测病情的进展。慎用情况包括子宫肌瘤、子宫内膜异位症、有子宫内增生史、尚未控制的糖尿病及严重高血压、有血栓形成倾向、胆囊疾病、癫痫、偏头痛、哮喘、高催乳素血症、系统性红斑狼疮、乳腺良性疾病，以及有乳腺癌家族史者等。

在遵循上述适应证、禁忌证和慎用情况的前提下，绝经后女性还应注重调整生活方式、每年常规体检。建议在"窗口期"开始使用激素替代疗法，不限定使用期限，有子宫者需加用孕激素。

43. 更年期激素替代疗法有哪些利弊

20世纪70年代以来，绝经后妇女激素替代疗法曾在全世界许多国家和地区得到广泛应用，与此同时，有关激素替代疗法利与弊研究也未曾停止过，有不少争论。应用任何药物均有利有弊，临床应用需要权衡利弊。权衡一种药物利弊的过程，应包括两点：一是要全面，二是要个体化。全面是指应尽量分析药物引起的所有的利和弊，而不是仅部分的利和弊；个体化是指应根据每个妇女的具体情况，进行具体分析，每个妇女的敏感性、需求不同。

近十几年来，国际上几项大型研究项目对于更年期妇女激素替代疗法进行了样本随机对照临床试验进行了综合评价，目前对于更年期妇女激素替代疗法利弊的评估为：应用激素替代疗法的益处在于能够改善更年期症状，治疗泌尿生殖道萎缩,防治绝经后骨量丢失和骨折。风险是卒中和血栓,不能肯定的是乳腺癌、血管病(绝经早期可能有一定保护作用)、老年性痴呆(绝经早期可能有保护作用),长期应用时必须考虑疾病发生的相对风险性。

总之,更年期激素替代疗法利弊共存,总体来说利大于弊。但就某些个体而言,也可能弊大于利。因此,临床中根据个体的情况,制定个体化的用药方案是相当关键的。在掌握严格的适应证、禁忌证,以及慎用情况的前提下,合理利用激素替代疗法,才能达到治病防病的目的。

44. 为什么更年期预防保健宜早不宜晚

随着经济社会的发展,人类生存环境在不断改善,生活质量日渐提高,人的寿命随之逐渐延长。有据报道显示,现在的人均寿命已超过 70 岁。更年期后人类尚有数十年的生存时间,加强中老年人的预防保健和疾病防治工作显得尤为重要,做好由中年向老年过渡这一特殊时间而对更年期妇女的预防保健工作更是不容忽视的问题。

妇女更年期虽然在 45 岁左右才表现出诸多明显的身体不适症状,但一些相关的潜在改变于中年时期就已经开始。男女的平均身高从 30 岁就开始缓慢降低,肺活量一般从 35 岁左右就开始下降,40 岁以上的人冠状动脉血流量比青年减少约 35%,其中男性比女性减少更为明显。女性能够发育成熟的卵泡数量在更年期前就渐渐减少,生育能力下降,只不过尚未达到月经紊乱的程度,还没有造成明显不舒服的感觉,还未引起女性朋友的注意。

若女性朋友能在更年期还没到来之前及早开始采取措

施,做好更年期的预防保健工作,预防身体内各脏器的疾病发生和功能失调,则可减缓或推迟更年期综合征的发生,所以更年期预防保健宜早不宜晚。从理想的角度出发,更年期的预防保健工作应从中年开始,在更年期应进一步加强,并持续到老年。保健的内容应始终贯穿于我们日常生活中的衣、食、住、行,而且应该提倡"回归自然",追求比现代生活更自然的生活方式。

45. 如何预防更年期综合征

更年期是每位女性一生中必然经历的阶段,本质是由于卵巢功能逐渐衰退或丧失,内分泌发生改变,以致雌激素水平下降,引起自主神经功能紊乱、代谢障碍,如再加上心理和社会等诸多因素影响,就会发病或加重病情。更年期综合征的发生与发展具有一定的规律和诱发因素,但并非必然。如果在发生前积极采取有效的措施,完全可以预防和减少它的发生。为了保证更年期阶段的平稳过渡,女性需要在多方面进行预防,做好心理保健,最重要的是自我调控。此外,家庭和工作单位的辅助协调同样也是不可缺少的。

(1)要对中年女性进行有关更年期知识的普及教育,让她们在进入更年期之前了解更多的有关更年期女性生理和心理方面的卫生保健知识,做到正确认识更年期。

(2)要做好心理调节,及时解除心理障碍和精神负担消除精神刺激等不良诱发因素。中年女性要了解这一时期是正常的生理变化时期,消除不必要的紧张和恐惧,保持情绪稳定、心情舒畅,乐观处世,避免激动发火,多和人交谈沟通。如果自我调节能力差,还可求助于心理机构。家人与周围同事则应多给予理解与关怀,万万不可取笑、歧视。

(3)注意阴部清洁,预防感染,做好健康检查工作。更年期是一些妇科恶性肿瘤的高发期,最常见的有宫颈癌、子宫内膜癌和卵巢癌,这些肿瘤如能早期诊断、早期治疗,可大大提高治疗效果和生存率,特别是对于一些长期采用性激素替代治疗的女性,更应提高警惕,要定期到医院做妇科检查。

(4)保持规律化的生活起居,养成良好的饮食习惯,做到合理平衡膳食,控制饮食,并根据自己的体质和身体状况选择适合自己的饮食。

(5)注意劳逸结合,坚持根据自己的实际情况选择适当的运动锻炼方式进行锻炼,并长期坚持,积极参加各种有益的社会活动,可培养一些业余爱好,以增加生活的情趣,保持心理平衡和青春活力。

二、中医治疗

1. 中医是如何认识更年期综合征的

更年期综合征是现代医学的病名,中医典籍中虽没有这个病名,但对于本病发病时期的认定、月经变化情况和身体不适诸症状的描述,以及防治方法却早有记载。由于历史条件的限制,古代没有检验设备检测雌激素的水平,而是以辨证的方法,根据患者月经变化情况,主诉的症状,分析它的发病原因以定病名。根据更年期综合征病发于绝经前后,以潮热汗出、头晕耳鸣、心悸失眠、焦虑忧郁、烦躁易怒、疲惫乏力、敏感多疑等诸多身体不适为突出表现,更年期综合征当属中医学"经断前后诸证""绝经前后诸证"的范畴。

妇女在49岁左右月经开始终止,称为绝经或经断。有部分妇女在绝经前后,出现一些与绝经有关的症状,如经行紊乱,头晕耳鸣,心悸失眠,烦躁易怒,烘热汗出,五心烦热,水肿便溏,腰酸骨楚,倦怠乏力,甚或情志异常等。这些症候往往三三两两,轻重不一的综合出现,有的可延续三五年,甚至更长一段时间,此即中医所说的绝经前后诸证,亦称为经断前后诸证。中医学认为,绝经前后诸证的发生与绝经期前后的生理特点有密切关系。妇女49岁前后进入绝经期,此时肾气由盛渐衰,天癸将竭,冲任二脉气血也随之而衰少,身体常存在肾气虚衰,肾阴阳失调,冲任不足。在这个生理转折期,由于受内外环境诸因素的影响(如生气恼怒、思虑劳倦、紧张焦虑等),容易出现肝气郁结,心肝火旺,心脾两虚,肝肾阴虚,这对本来就有肾气虚衰、肾阴阳失调、冲任不足的更年期妇女来说,无疑是雪上加霜,发生绝经前后诸症也就不可避免了。

"肾为先天之本",肾的阴阳失调,每易波及其他脏腑,其他脏腑的病变,久之必然累及于肾,所以绝经前后诸证的根本在于肾,肾虚是致病之本,同时常累及心、肝、脾等脏,伴发有肝气郁结、心肝火旺、心脾两虚等,致使症候复杂。就临床来看,绝经前后诸证主要有肾虚肝郁、心肾不交、阴虚火旺、心脾两虚、阴阳俱虚之不同情况出现,而以阴虚火旺者最为多见。对于此病的治疗,必须抓住肾气虚衰、冲任不足这一根本所在,坚持中医辨证论治的特色,根据辨证分型的不同进行辨证治疗,恰当选择治法方药,同时配合调情志、节嗜欲、适劳逸、慎起居等进行自我调养,方能收到较好的临床疗效,减轻、消除身体各种不适之症状,平稳顺利地度过更年期。

2. 中医治疗更年期综合征有哪些优势和方法

中医注重疾病的整体调治、非药物治疗和日常保健,有丰富的治疗调养手段,在治疗调养更年期综合征方面较西医单纯应用激素替代疗法治疗有明显的优势,主要表现在强调整体观念和辨证论治、具有丰富的调治手段和具有独具特色的食疗药膳等方面,采用中医方法治疗调养更年期综合征,以其显著的疗效和较少的不良反应,深受广大患者的欢迎。

(1)强调整体观念和辨证论治:中医学认为,人是一个有机的整体,疾病的发生是机体正气与病邪相互作用、失去平衡的结果,更年期综合征的出现更是如此。中医治疗更年期综合征应在重视整体观的前提下辨证论治。辨证论治是中医的精华所在,同样适用于更年期综合征,由于发病时间、地区,以及患者机体的反应性不同,或处于不同的发展阶段,所表现的证不同,因而治法也不一样,所谓"证同治亦同,证异治亦异"。切之临床,更年期综合征有肾虚肝郁型、心肾不交型、阴虚火旺型、心脾两虚,以及阴阳俱虚型等不同证型存在,辨证论治使治疗用药更具针对性,有助于提高临床疗效。

(2)具有丰富的治疗手段:中医除药物治疗外,还有针灸、贴敷、按摩,以及饮食调理、情志调节、运动锻炼、起居调摄等治疗调养方法。在重视药物治疗的同时,采取综合性的措施进行调治,配合以针灸、贴敷、按摩,以及饮食调养等,以发挥综合治疗的优势,是减轻或消除更年期综合征患者潮热汗出、头晕耳鸣、心悸失眠、焦虑忧郁、烦躁易怒、疲惫乏力、敏感多疑等诸多身体不适之症状,使之平稳顺利地度过更年期的可靠方法,也是现今中医常用的治疗调养更年期综合征的方法。

(3)具有独具特色的食疗药膳:根据"药食同源"之理论,选用饮食药膳调治疾病是中医的一大特色,也是中医调治更年期综合征的优势所在。很多食物,如小米、土豆、牛奶等,不仅营养丰富,而且具有一定的养心安神、消除疲劳等作用,根据具体情况选用这些食物就能调整自主神经功能,达到安神助眠、减轻或消除更年期综合征患者心烦失眠之症状的目的。有一些食物,如核桃仁、百合、茯苓、山药、山楂、芝麻等,为药食两用之品,根据辨证结果的不同选择食用则可发挥药物之功效,其调治更年期综合征的作用显著。选用适宜的食物配合以药物或药食两用之品制成的药膳,具有良好的调整脏腑功能和改善或消除更年期综合征患者诸多症状。

3. 治疗更年期综合征常用的单味中药有哪些

我国有着丰富的中药资源,中药的品种繁多,本草书籍所载的达数千种,临床常用的单味中药也有数百种之多,不过并不是所有的中药都适宜于治疗更年期综合征。下面介绍治疗更年期综合征常用的单味中药,根据病情的不同恰当选用这些中药,能减轻或消除更年期综合征患者潮热汗出、头晕耳鸣、心悸失眠、焦虑忧郁、烦躁易怒、疲惫乏力、敏感多疑等症状,使之平稳顺利地度过更年期。

(1)钩藤

性味归经:味甘,性微寒。归肝、心经。

功效应用:息风止痉,清热平肝。适用于肝阳上亢、肝热动风之头痛头晕,壮热神昏,惊痫抽搐,心烦失眠等。钩藤用于治疗更年期综合征,多取其清热平肝之功效,与其他药物配伍应用,用以减轻或缓解心烦急躁、头晕耳鸣、失眠多梦等症状,对肾虚肝热者尤为适宜。

用法用量:水煎服,10～15克。其有效成分钩藤碱加热后易破坏,故不宜入煎。

(2)生地黄

性味归经:味甘、苦,性寒。归心、肝、肺经。

功效应用:清热凉血,养阴生津。适用于血热妄行之吐衄、便血、崩漏、月经过多、月经先期,以及津伤口渴,内热消渴等。生地黄具有较好的清热养阴生津作用,大凡更年期综合征出现心烦口渴、烘热汗出症状者均可应用,尤其适宜于阴虚火旺、肾虚肝热型患者。

用法用量:水煎服,10～30克,鲜品用量加倍,或以鲜品捣汁入药。鲜生地黄味甘苦,性大寒,作用与干地黄相似,滋阴之力稍逊,但清热生津、凉血止血之力较强。

注意事项:本品性寒而滞,脾虚湿滞腹满便溏者不宜使用。

(3)白芍

性味归经:味甘、苦、酸,性微寒。归肝、脾经。

功效应用:平抑肝阳,养血敛阴,缓急止痛,调经。适用于血虚或阴虚有热的月经不调、崩漏,肝阴不足,肝气不舒所致的头痛、眩晕耳鸣、胸胁疼痛,以及阴虚盗汗及营卫不和的表虚自汗证。白芍为最常用的中药之一,许多著名的方剂均用之,在治疗更年期综合征的方剂中应用颇多。例如,常用的方剂黄连阴胶汤、滋水清肝饮、丹栀逍遥散等,都有白芍。

用法用量:水煎服,10～15克;大剂量可用 15～30 克。平肝敛阴多生用,养血调经多炒用或酒炒用。

注意事项:白芍反藜芦。阳衰虚寒之证不宜单独使用。

(4)玄参

性味归经:味苦、甘、咸,性寒。归肺、胃、肾经。

功效应用:清热凉血,滋阴解毒。适用于温毒发斑,津伤便秘,咽喉肿痛,瘰疬痰核,痈肿疮毒,劳嗽咯血,骨蒸劳热,内热消渴等。玄参有较好的清热凉血、滋阴润燥功效,适用于治疗阴虚火旺型更年期综合征,对缓解心烦口渴、潮热汗出等症状有较好的疗效。

用法用量:水煎服,10～15克。

注意事项:本品性寒而滞,脾胃虚寒,食少便溏者不宜服用。玄参反藜芦。

(5)远志

性味归经:味苦、辛,性微温。归心、肾、肺经。

功效应用:宁心安神,祛痰开窍,消散痈肿。适用于心肾不交之心神不宁、惊悸怔忡、失眠健忘,痰阻心窍之癫痫发狂,以及咳嗽痰多、痈疽疮毒、乳房肿痛等。远志用于治疗更年期综合征多取其宁心安神之功效,可明显改善心烦失眠、心悸健忘等症状。

用法用量:水煎服,5～10克。

注意事项:有胃炎及胃溃疡者慎用。

(6)当归

性味归经:味甘、辛,性温。归肝、心、脾经。

功效应用:补血,活血,调经,止痛,润肠。适用于心肝血虚之面色萎黄、眩晕心悸,血虚或血虚而兼有瘀滞的月经不调、痛经、经闭,以及血虚肠燥便秘等。女性以血为本,更年期妇女常有血虚的情况存在,当归是补血之要药,所以治疗更年期综合征少不了用当归,其中对心脾两虚型患者疗效尤好。

用法用量:水煎服,5～15克。一般生用,为加强活血则酒炒用。又补血用当归身,活血用当归尾,和血(补血活血)用全当归。

(7)茯苓

性味归经:味甘、淡,性平。归心、脾、肾经。

功效应用:利水渗湿,健脾安神。适用于各种水肿,脾虚所致的食少纳呆、腹胀乏力、脾虚湿泻，以及心悸、失眠等。更年期妇女由于操心劳累多有脾虚的情况存在，表现为纳呆、腹胀、疲乏，同时还常失眠多梦、心悸不安。茯苓有很好的健脾安神作用，能有效缓解上述诸多不适，所以在治疗更年期综合征的方剂中，一般少不了用茯苓。

用法用量：水煎服，10～15克。

（8）丹参

性味归经：味苦，性微寒。归心、肝经。

功效应用：活血祛瘀，养血安神，调经止痛，凉血消痈。适用于月经不调、痛经、产后瘀滞腹痛，血瘀之心痛、脘腹疼痛、癥瘕积聚、风湿痹痛，心血不足之心烦失眠，以及肝郁胁痛、恶疮肿毒等。丹参用于治疗更年期综合征多取其养血安神、调经之功效，与其他药物配伍应用，对纠正月经紊乱、消除心烦失眠等症状效果显著。

用法用量：水煎服，5～15克。

注意事项：丹参反藜芦。

（9）阿胶

性味归经：味甘，性平。归肺、肝、肾经。

功效应用：补血，止血，滋阴润燥。适用于治疗血虚萎黄、眩晕、心悸，血热吐衄、月经过多，温燥伤肺之干咳无痰，阴血不足之虚烦不眠等。妇女经、带、胎、产，数伤其血，多有血虚的情况存在，阿胶乃补血、治疗妇科病之良药，所以在治疗妇科病的方剂中，随处可见阿胶的身影。阿胶用于治疗更年期综合征，多取其滋阴补血之功效，对纠正月经紊乱，缓解头晕心悸、倦怠乏力等症状，效果良好。

用法用量：入汤剂，5～15克，烊化兑服；止血常用阿胶珠,可以同煎。

注意事项:本品性滋腻,有碍消化,胃弱便溏者慎用。

(10)灵芝

性味归经:味甘,性平。归心、肝经。

功效应用:益气养血,养心安神,健脾益胃,滋补强壮。适用于虚劳,咳嗽,气喘,消化不良,心烦失眠,心悸健忘等。更年期综合征患者不仅常身体虚弱,多数还有不同程度的心烦失眠、心悸健忘存在。灵芝乃补虚之佳品,具有很好的益气养血、养心安神,所以很适合更年期综合征患者使用。

用法用量:水煎服,1.5~6克。

(11)龙骨

性味归经:味甘、涩,性平。归心、肝、肾经。

功效应用:镇惊安神,平肝潜阳,收敛固涩。适用于心神不宁,心悸失眠,健忘多梦,惊痫抽搐,癫狂发作,遗尿、尿频、崩漏、自汗盗汗等多种正虚滑脱之证,以及肝阳上亢之眩晕头痛等。龙骨用于治疗更年期综合征,多取其平肝安神、固涩之功效,可缓解心烦失眠、心悸健忘,以及自汗盗汗等症状,其中对阴虚火旺型、肾虚肝郁型者尤为适宜。

用法用量:水煎服,15~30克,宜打碎先煎。

(12)熟地黄

性味归经:味甘,性微温。归肝、肾经。

功效应用:补血滋阴,益精填髓。适用于血虚所致的面色萎黄、神疲乏力、眩晕失眠、心悸怔忡、月经不调、崩漏,肾阴不足之潮热骨蒸、盗汗、消渴,以及肝肾精血亏虚引起的腰膝酸软、耳鸣、须发早白等。熟地黄既能补阴血,又能滋肝肾,乃临床最常用的补血药之一。更年期综合征患者常常肝肾不足、阴血亏虚,所以熟地黄很适合用于治疗更年期综合征,能有效改善神疲乏力、眩晕失眠、心悸怔忡、潮热盗汗等症状。

用法用量:水煎服,10～30克。

(13)山药

性味归经:味甘,性平。归脾、肺、肾经。

功效应用:益气养阴,补脾肺肾,固精止带。适用于脾胃虚弱之食少便溏、体倦乏力,肺肾虚损之咳喘,肾虚不固之尿频,妇女带下量多,阴虚内热之口渴多饮、消渴,以及失眠健忘、心悸怔忡等。山药用于治疗更年期综合征主要取其益气养阴、补益脾肾之功效,适用于心脾两虚型、阴阳俱虚型,以及肾虚肝郁型患者,可有效缓解体倦乏力、口渴心烦、心悸健忘等症状,改善睡眠。

用法用量:水煎服,10～30克,大剂量可用至60～250克;研末吞服,每次6～10克。补阴生津宜生用,健脾止泻宜炒用。

(14)党参

性味归经:味甘,性平。归脾、肺经。

功效应用:益气,生津,养血。用于中气不足的体虚倦怠、食少便溏,肺气亏虚的咳嗽气促、语声低弱,气津两伤的气短口渴,以及气血双亏的面色萎黄、头晕心悸等。更年期综合征常有气血不足存在,党参是补养气血的良药,所以治疗更年期综合征常用党参,其中对心脾两虚型患者疗效较好,能有效改善体虚倦怠、面色萎黄、头晕心悸、食少等症状。

用法用量:水煎服,10～30克。

（15）朱砂

性味归经：味甘,性寒,有毒。归心经。

功效应用：镇心安神,清热解毒。适用于心火亢盛之心神不宁,心悸失眠,惊风癫痫,以及疮疡肿毒、咽喉肿痛、口舌生疮等。朱砂具有较好的清热、镇心安神作用,更年期综合征患者常常心烦失眠、心神不宁,所以在更年期综合征的治疗中常用朱砂。

用法用量：入丸散或研末冲服,每次0.3～1克。

注意事项：本品有毒,内服不可过量或持续服用,以防汞中毒;忌火煅,火煅则析出水银,有剧毒。

（16）黄芪

性味归经：味甘,性微温。归脾、肺经。

功效应用：补气升阳,益卫固表,利水消肿,托疮生肌。适用于脾虚气短、食少便溏、倦怠乏力、表虚自汗,气虚水湿失运之水肿、小便不利,气虚不能摄血的便血、崩漏,气虚血滞不行之肢体麻木、半身不遂,以及气虚津亏之消渴等。黄芪用于治疗更年期综合征主要取其补气之功效,根据辨证复方入药,对消除倦怠乏力、表虚自汗,以及水肿等症状有较好的疗效,其中对心脾两虚、阴阳俱虚型患者尤为适宜。

用法用量：水煎服,10～30克,大剂量30～60克。益气补中宜炙用,其他方面多生用。

注意事项：凡表实邪盛,内有积滞,阴虚阳亢,疮疡阳证实证等,均不宜用。

（17）百合

性味归经：味甘,性寒。归肺、心经。

功效应用：养阴润肺止咳,清心安神。适用于肺阴亏虚所致的燥热咳嗽、久咳不止、痰中带血，以及虚火内扰所致的虚烦惊悸、失眠多梦、精神不安等。在更年期综合征患者中，存在虚火内扰，出现心烦失眠症状者，不在少数，所以百合很对用更年期综合征，心肾不交型、阴虚火旺型疗效尤佳。

用法用量：水煎服，10～30克。清心宜生用，润肺密炙用。

(18)玉竹

性味归经：味甘，性微寒。归肺、胃经。

功效应用：养阴润燥，生津止渴。用于阴虚肺燥所致的干咳少痰，热病伤津之烦热口渴、消渴，以及消谷善饥、小便频数等。更年期是妇女由成熟期进入老年期的一个过渡时期，身体常逐渐衰弱。玉竹具有较好的提高人体免疫力、抗衰老作用，同时玉竹对改善或消除更年期综合征患者身困乏力、潮热汗出、心烦失眠，以及小便频数等症状也有较好的疗效，所以很适合治疗更年期综合征使用。

用法用量：水煎服，10～15克。

(19)磁石

性味归经：味咸，性寒。归心、肝、肾经。

功效应用：镇惊安神，平肝潜阳，聪耳明目，纳气定喘。适用于肾虚肝旺、惊恐气乱之心神不宁、惊悸失眠，癫痫，肝阳上亢之眩晕耳鸣，肝肾亏虚之耳聋、视物昏花，以及肾虚喘促等。处于更年期的女性朋友，肾气渐衰，肝肾不足，虚火内扰，常有心烦失眠、心悸不宁、烘热汗出、头晕耳鸣等不适，磁石归心、肝、肾经，具有较好的平肝潜阳、安神作用，治疗肾虚肝旺引起的头晕耳鸣、心烦失眠、心悸不宁有很好的疗效，所以临床中常用磁石治疗更年期综合征，尤其适用于肾虚肝郁型、心肾不交型,以及阴虚火旺型之患者。

用法用量:水煎服,15~30克,宜打碎先煎。入丸散,每次1~3克。

(20)麦冬

性味归经:味甘、微苦,性微寒。归心、肺、胃经。

功效应用:养阴润肺,益胃生津,清心除烦。适用于肺阴不足而有燥热的干咳痰黏、劳热咳嗽,胃阴虚或热伤胃阴的口渴咽干、大便秘结,心阴虚或火热扰心的心烦失眠、心悸健忘,以及血热吐衄、消渴等。麦冬用于治疗更年期综合征主要取其养阴清心除烦之功效,适用于阴虚火旺型、心脾两虚型,以及心肾不交型患者,能有效改善心烦失眠、心悸健忘、潮热汗出等症状。

用法用量:水煎服,10~15克。

(21)栀子

性味归经:味苦,性寒。归心、肝、肺、胃、三焦经。

功效应用:泻火除烦,清热利湿,凉血解毒,消肿止痛。适用于温热病邪热客心之心烦郁闷、躁扰不宁、失眠,火毒炽盛之高热烦躁、神昏谵语,以及黄疸、淋病、消渴、目赤肿痛、吐血衄血、尿血、热毒疮疡等。栀子具有较好的泻火除烦功效,用于治疗心肾不交型、阴虚火旺型更年期综合征,能有效改善心烦郁闷、躁扰不宁、失眠等症状,对更年期综合征以心烦抑郁为突出表现者尤为适宜。

用法用量:水煎服,3~10克。

注意事项:本品苦寒伤胃,脾虚便溏者不宜用。

(22)酸枣仁

性味归经:味甘、酸,性平。归肝、胆、心经。

功效应用:养心益肝,安神,敛汗。适用于心肝血虚、心失所养所致的虚烦不眠,多梦易醒,心悸怔忡,以及体虚多汗、津少口渴等。酸枣仁是临床最常用的养心安神药,也是治疗更年期综合征的良药,大凡更年期综合征出现心烦失眠、心悸不安、潮热汗出等症状者都可选用,其中对心肾不交型、心脾两虚型、阴虚火旺型更年期综合征疗效尤好。

用法用量:水煎服,10~20克;研末吞服,每次1.5~3克。

(23)益母草

性味归经:味苦、辛,性微寒。归肝、心、膀胱经。

功效应用:活血调经,利水消肿。益母草为妇科经、产要药,用于血滞经闭、痛经、经行不畅、产后瘀滞腹痛、恶露不尽等。根据益母草利水消肿、活血化瘀之功效,还用于水肿、水便不利。此外,还用于跌打损伤、疮痈肿毒,以及皮肤痒疹等。益母草用于治疗更年期综合征,不仅能纠正月经紊乱,还能消除水肿、皮肤痒疹等症状,不过临床中多根据辨证取复方制剂,单独应用者较为少见。

用法用量:水煎服,10~30克,或熬膏,入丸剂。外用适量捣敷或煎水外洗。

注意事项:孕妇忌服,血虚无瘀者慎用。

(24)何首乌

性味归经:味甘、涩,性微温。归肝、肾经。

功效应用:补益精血,固肾乌须。适用于血虚所致的头晕目眩、心悸失眠、面色萎黄、神疲乏力,肝肾精血亏虚所致的眩晕耳鸣、腰膝酸软、须发早白,以及体虚久疟、肠燥便秘、痈疽、瘰疬等。更年期综合征发生的根源,在于人到中年,肾精逐渐虚衰,精血日渐不足。何首乌是补肾虚、益精血的良药,所以治疗更年期综合征常用有何首乌,能有效改善头晕目眩、心悸失眠、面色萎黄、神疲乏力等症状,其中对肾虚肝郁型、阴阳两虚型、阴虚火旺型的更年期综合征患者疗效尤好。

用法用量:水煎服,10～30克。补益精血宜用制何首乌。

(25)枸杞子

性味归经:味甘,性平。归肝、肾经。

功效应用:滋阴补肾,养血补肝,益精明目。适用于肝肾虚损、精血不足所致的头晕耳鸣,腰膝酸软,心悸失眠,以及视力减退、内障目昏、消渴等。枸杞子用于治疗更年期综合征,主要取其滋阴补肾、养血补肝之功效,能有效改善更年期综合征患者头晕耳鸣、腰膝酸软、心悸失眠等症状,其中对阴虚火旺型、肾虚肝郁型更年期综合征患者疗效尤佳。

用法用量:水煎服,10～15克。

(26)珍珠母

性味归经:味咸,性寒。归心、肝经。

功效应用:平肝潜阳,清肝明目,镇心安神。适用于肝阳上亢之头晕目眩,头痛耳鸣,烦躁易怒,目赤肿痛,惊悸失眠,心神不宁等。更年期综合征患者多有肝火旺盛存在,常出现烦躁易怒、心悸失眠、头晕耳鸣等症状,珍珠母入心、肝两经,主要功能为平肝潜阳、镇心安神,所以很适合治疗更年期综合征使用,不过临床中多根据辨证与其他药物配伍使用,单独应用者少见。

用法用量:水煎服,15～30克,宜打碎先煎。

（27）首乌藤

性味归经：味甘，性平。归心、肝经。

功效应用：养心安神、祛风通络。适用于阴血虚少之虚烦不眠、多梦，心神不宁，以及血虚身痛、风湿痹痛等。更年期综合征患者由于经、带、胎、产，数伤其血，加之操心劳累，常常阴血虚少，睡眠不好，而首乌藤有较好的滋养阴血和养心安神作用，所以很适合更年期患者使用，能有效改善更年期综合征患者心烦失眠、心悸汗出等症状。

用法用量：水煎服，15～30克。

（28）柏子仁

性味归经：味甘，性平。归心、肾、大经肠。

功效应用：养心安神，润肠通便。适用于阴血不足、心神失养所致之心悸怔忡，虚烦失眠，梦遗健忘，阴虚盗汗，肠燥便秘等。柏子仁治疗更年期综合征，主要取其养心安神之功效，与其他药物配伍应用，适用于阴虚火旺型、心脾两虚型、心肾不交型患者，能有效改善心烦易怒、心悸失眠、潮热汗出等症状。有研究表明，在辨证的基础上配伍柏子仁治疗更年期综合征，自觉症状改善快，疗效可明显提高。

用法用量：水煎服，10～20克。

注意事项：便溏及多痰者慎用。

（29）五味子

性味归经：味酸、甘，性温。归肺、心、肾经。

功效应用：敛肺滋肾，生津敛汗，涩精止泻，宁心安神。适用于久咳虚喘，津伤口渴，消渴，久泻不止，自汗盗汗，以及心悸失眠、多梦等。五味子具有较好的滋肾敛汗、宁心安神作用，用于治疗更年期综合征多与其他药物配伍应用，有很好的改善心悸失眠、潮热汗出等症状的效果,大凡更年期综合征只要出现心悸失眠、潮热汗出等症状都可选用。

用法用量:水煎服,3～6 克;研末服,每次 1.5～3 克。

注意事项:凡表邪未解,内有实热,咳嗽初起,麻疹初期,均不宜用。

(30)合欢皮

性味归经:味甘,性平。归心、肝经。

功效应用:安神解郁,活血消肿。合欢皮为疏肝解郁、悦心安神之佳品,适用于情志不遂,愤怒忧郁所致的烦躁不宁、失眠多梦,以及跌打损伤、血瘀肿痛、痈肿疮毒等。更年期综合征出现精神抑郁,以烦躁不宁、失眠多梦为突出表现者相当多见,合欢皮为疏肝解郁、悦心安神之佳品,能有效改善烦躁不宁、失眠多梦等症状,所以很适合更年期患者使用。不过临床中多根据辨证与其他药物配伍使用,单独应用者少见。

用法用量:水煎服,10～30 克。

4. 治疗更年期综合征常用的方剂有哪些

治疗更年期综合征的方剂有很多,这当中较常用的有二仙汤、归脾汤、酸枣仁汤、丹栀逍遥散、天王补心丹、知柏地黄丸、知柏地黄丸、甘麦大枣汤等,下面将其组成、用法、功效、主治、方解、按语、注意介绍如下。

(1)二仙汤(《中医方剂手册》)

组成:仙茅、淫羊藿(仙灵脾)各 15 克,当归、巴戟天、黄柏、知母各 9 克。

用法:每日 1 剂,水煎服。

功效:温肾阳,补肾精,泻肾火,调理冲任。

主治:妇女绝经期综合征,高血压,闭经,以及其他慢性疾病出现肾阴、肾阳不足而虚火上炎者,症见头晕目眩,胸闷心烦,少寐多梦,烘热汗出,焦虑抑郁,腰酸膝软等。

方解:方中仙茅、淫羊藿补肾助阳,巴戟天、当归益肾气养肝血以调理冲任,知母、黄柏滋阴清泻虚火。上药合用,共成补肝肾,泻虚火,调冲任之功效。

按语:本方以时而畏寒,时而烘热汗出,头晕耳鸣,腰酸乏力,舌嫩苔薄,脉细为辨证要点。现在常用本方根据辨证加减治疗绝经期综合征、高血压、抑郁症、中风后遗症、再生障碍性贫血、不孕症等。现代药理研究证实,本方具有促进性腺分泌、调理内分泌功能,以及降血压等作用。

注意:若属脾胃虚弱、痰浊内阻者,不宜服用。

(2)归脾汤(《济生方》)

组成:白术9克,茯苓、桂圆肉、酸枣仁、当归、远志各10克,黄芪、人参各12克,木香、甘草各5克。

用法:每日1剂,加生姜6克,大枣3枚,水煎服;也可作丸剂服,每次6~10克,每日2~3次。

功效:益气补血,健脾养心。

主治:思虑过度,劳伤心脾。症见心悸怔忡,失眠健忘,头晕耳鸣,体倦食少,面色萎黄,舌质淡,苔薄白,脉细弱,以及妇女月经超前、量多色淡或淋漓不止者。

方解:方用黄芪、人参为主药,补气健脾;辅以当归、桂圆肉养血活营,合主药以益气养血;用白术、木香以健脾理气,使补而不滞;茯苓、远志、酸枣仁以养心安神,共为佐药;使以甘草、生姜、大枣和胃健脾,以资生化,则气旺而血充。各药合用,能补益心脾,气旺血生,则失眠、头晕、心悸、健忘等症状自会消失。

按语:本方以心悸怔忡,失眠健忘,面色萎黄,舌质淡,苔薄白,脉细弱为辨证要点。归脾汤乃临床最常用的方剂之一,以此方为基础演化出来的方剂很多,如加味归脾汤、黑归脾汤等。现在常用本方根据辨证加减治疗神经衰弱、失眠、更年期综合征、功能性子宫出血、血小板减少性紫癜、再生障碍性贫血、高血压病、胃及十二指肠溃疡、白细胞减少症、脑外伤后遗症、特发性水肿等,本方对虚弱性疾病有较好的疗效。

注意:凡以实证为突出表明者不宜使用。

(3)左归饮(《景岳全书》)

组成:熟地黄9克,山药、枸杞子各6克,炙甘草3克,茯苓4克,山茱萸5克。

用法:每日1剂,水煎服。

功效:养阴补肾。

主治:真阴不足。症见腰膝酸软,头晕耳鸣,盗汗,口燥咽干,口渴欲饮,舌光红,脉细数。

方解:方中用熟地黄为主药,甘温滋肾以填真阴;辅以山茱萸、枸杞子养肝血,合主药以加强滋肾阴而养肝血之效;佐以茯苓、炙甘草益气健脾,山药益阴健脾滋肾。合而用之,有滋肾养肝益脾之效。

按语:本方以头晕耳鸣,腰膝酸软,口燥咽干,舌光红,脉细数为辨证要点。现在常用本方根据辨证加减治疗肺结核、神经衰弱、高血压病、糖尿病、月经不调、绝经期综合征、女性不孕症、慢性肾炎等。

（4）宁志丸（《仁斋直指方》）

组成：人参、茯苓、茯神、酸枣仁、石菖蒲、当归、远志、柏子仁、琥珀各 15 克，乳香、朱砂各 9 克。

用法：为细末，炼蜜为丸，如梧桐子大，每次 9 克，每日 2 次，饭后用枣汤送服。

功效：益气补血，养心安神。

主治：血气俱虚，梦中多惊，怔忡健忘。

方解：方中当归补血，人参、茯苓补益心气，安神宁志，共为主药；茯神、酸枣仁、柏子仁养心安神，石菖蒲、远志宁心安神，为辅药；琥珀、朱砂镇惊安神，乳香芳香行气活血，使气血和畅，心神安宁，为佐使药。诸药合用，共奏益气补血，养心安神之功。

按语：本方以心悸气短、面色无华、失眠健忘、多梦易惊为辨证要点。现代常用于治疗神经衰弱、神经官能症、心律失常、更年期综合征等。

注意：本方含有朱砂，不宜过服、久服，以防汞中毒。

（5）妙香散（《太平惠民和剂局方》）

组成：人参、桔梗、炙甘草各 15 克，黄芪、山药、茯苓、茯神、远志各 30 克，木香 75 克，麝香 3 克，朱砂 9 克。

用法：上药为细末，制成散剂，每次 6 克，每日 2 次，用温开水送服。

功效：补气养心，安神镇惊。

主治：心气不足，惊悸不安，虚烦少寐，喜怒无常，夜多盗汗，饮食无味，头目昏眩，舌质淡，脉虚或细弱。

方解：方中方中人参有"补五脏，安精神，定魂魄，止惊悸"之功，能大补心脾之气而安神，为主药；黄芪、山药、茯苓、炙甘草助人参以加强补气之力,麝香醒脑开窍,远志、茯神、朱砂宁心安神,以加强人参安神之功,皆为辅药;木香行气,使补气而无气滞之弊,桔梗以载药上行,共为佐使药。诸药合用,共奏补心气,安心神之功。

按语:本方以惊悸不安、失眠多梦、舌质淡、脉虚或细弱为辨证要点。现代常用于治疗更年期综合征等。孕妇忌用。

注意:本方含有朱砂,不宜过服、久服,以防汞中毒。

(6)交泰丸(《韩氏医通》)

组成:黄连30克,肉桂5克。

用法:黄连、肉桂研为细末,炼蜜为丸,每次2克,下午、晚上各服1次,或临睡前1小时服。

功效:交通心肾,安神。

主治:心火旺盛,心肾不交,心烦不安,下肢不温,不能入睡,舌质红无苔,脉虚数。

方解:方中黄连清泻心火以制偏亢之心阳;肉桂温补下元以扶不足之肾阳。药虽两味,但相反相成,能引火归原,交通心肾。

按语:本方以心烦不安、下肢不温、失眠、舌质红无苔、脉虚数为辨证要点。现代常用于治疗神经衰弱、更年期综合征,以及心悸、失眠、虚劳、遗尿、抑郁症等。

注意:阴虚不寐者忌用。

(7)养心汤(《丹溪心法》)

组成:黄芪、茯苓、茯神、当归、川芎、半夏曲各15克,人参、柏子仁、远志、肉桂、五味子各6克,酸枣仁9克,炙甘草12克,生姜3片,大枣1枚。

用法:每日1剂,水煎服。

功效:补气养心,宁心安神。

主治:心虚血少,心失所养,心悸怔忡,失眠多梦,气短自汗,精神倦怠,舌质淡,脉弱。

方解:方中人参、黄芪、茯苓、炙甘草、当归、川芎、大枣益气养血;五味子、酸枣仁、柏子仁、远志、茯神滋养安神;肉桂温通心阳,鼓舞气血生长;半夏曲和胃消滞,以防诸药之滞胃。上药合而用之,共奏补气养心,宁心安神之功。

按语:本方以面色无华、气短乏力、心悸不安、失眠多梦为辨证要点。现代常用于治疗心律失常、失眠、神经衰弱、更年期综合征等。

注意:阴虚火旺,痰热内扰者,非本方所宜。

(8)右归饮(《景岳全书》)

组成:熟地黄6～30克,山药、枸杞子、甘草、杜仲、肉桂各6克,制附子9克,山茱萸3克。

用法:每日1剂,水煎服。

功效:温肾填精。

主治:肾阳不足。症见气怯神疲,头晕头沉,腹痛腰酸,肢冷,舌淡苔白,脉沉细。

方解:方用熟地黄为主药,甘温滋肾以填精;附子、肉桂温补肾阳而祛寒,山茱萸、枸杞子养肝血,助主药以滋肾养肝,山药、甘草补中养脾,杜仲补肝肾、壮筋骨,以上诸药共为辅佐药。诸药合用,有温肾填精之功效。

按语:本方以头晕,腰酸,肢冷,舌淡,脉沉细为辨证要点。现在常用本方根据辨证加减治疗高血压、自身免疫功能低下、更年期综合征、硬皮病等。

（9）酸枣仁汤（《金匮要略》）

组成:酸枣仁 18 克,茯苓、知母各 10 克,川芎 5 克,甘草3 克。

用法:每日 1 剂,水煎服。

功效:养血安神,清热除烦。

主治:虚劳虚烦不得眠,心悸盗汗,头目眩晕,咽干口燥,脉弦细。

方解:方中重用、先煎酸枣仁,是以养肝血,安心神为主药;佐以川芎调养肝血;茯苓宁心安神;知母补不足之阴,清内炎之火,具有滋清兼备之功;甘草清热和药。诸药配伍,共收养血安神,清热除烦之效。

按语:本方以虚烦失眠、头目眩晕、咽干口燥、脉弦细为辨证要点。现代常用于治疗更年期综合征、抑郁症,以及高血压、心脏病等引起的心悸失眠、头晕盗汗等。药理研究证实,本方对大脑有催眠和镇静作用,能抑制其过度亢进和兴奋的神经细胞,使其有充分休息和调节的机会,促进兴奋和抑制恢复平衡。

（10）大补阴丸（《丹溪心法》）

组成:黄柏、知母各 120 克,熟地黄、龟甲各 180 克。

用法:将上药共为细末,猪脊髓蒸熟,炼蜜为小丸,每次6～9 克,早晚各服 1 次。也可用饮片作汤剂水煎服,用量按原方比例酌减。

功效:滋阴降火。

主治:肝肾阴虚,虚火上炎。症见头晕耳鸣,骨蒸潮热,盗汗,咳嗽咯血、吐血,或烦热易饥、足膝痛热,舌红少苔,尺脉数而有力。

方解:方用熟地黄、龟甲滋阴潜阳以制虚火,配以黄柏、知母清泄相火而保真阴,合前药以滋阴清热,填精保阴,更以猪脊髓、蜂蜜血肉甘润之品以补津液,合以滋阴精而泄相火,使真阴得养,虚火内清。

按语:本方以骨蒸潮热、面红升火、舌红少苔、尺脉数而有力为辨证要点。现在常用本方根据辨证加减治疗慢性肾盂肾炎、糖尿病、甲状腺功能亢进、更年期综合征等。

注意:素有脾胃虚寒、痰湿内阻的患者不宜用。

(11)安神镇惊丸(《万病回春》)

组成:当归、白芍、陈皮、朱砂各 30 克,贝母、麦冬各 60 克,川芎、茯苓、远志各 21 克,生地黄 45 克,炒酸枣仁、黄连各 15 克,甘草 6 克。

用法:上药共为细末,炼蜜为丸,如绿豆大,每次 9 克,每日 2 次,空腹时用枣汤送服。

功效:滋阴养血,清热安神。

主治:血虚,心神不安,惊悸怔忡,失眠。

方解:方中当归、白芍、川芎、生地黄、麦冬滋阴养血,黄连清热除烦,茯苓、远志、酸枣仁养心安神,朱砂重镇安神,陈皮理气和胃,贝母清热化痰,甘草调和诸药。诸药合用,共奏滋阴养血,清热安神之功。

按语:本方以惊悸怔忡、失眠多梦、心烦口干、舌红少苔、脉细数为辨证要点。现代常用于治疗更年期综合征、抑郁症等。

注意:本方含有朱砂,不宜过服、久服,以防汞中毒。

(12)丹栀逍遥散(《内科摘要》)

组成:当归、白芍、茯苓、白术、柴胡、牡丹皮、栀子各 9

克,炙甘草6克。

用法:每日1剂,水煎服。

功效:疏肝健脾,养血清热。

主治:肝脾血虚,化火生热,或烦躁易怒,或自汗盗汗,或头痛目涩,或颊赤口干,或心烦失眠,或月经不调,舌红苔薄黄,脉弦数。

方解:方中当归、白芍、柴胡、茯苓、白术、炙甘草取逍遥散之意,疏肝解郁,健脾养血;牡丹皮泻血中伏火,栀子泻三焦郁火,导热下行,兼利水道,二药皆入营血。诸药合用,共奏疏肝健脾,养血清热之功效。

按语:本方以胁腹胀痛、烦躁易怒、月经不调、心烦失眠、舌红苔黄、脉弦数为辨证要点。现代常用于治疗神经衰弱、消化性溃疡、功能性低热、更年期综合征等。

(13)天麻钩藤饮(《杂病证治新义》)

组成:天麻、栀子、黄芩、杜仲、益母草、桑寄生、首乌藤、朱茯神各9克,川牛膝、钩藤(后下)各12克,石决明(先煎)18克。

用法:每日1剂,水煎服。

功效:平肝息风,清热安神。

主治:肝阳上亢、肝风内动所致的头痛,眩晕,耳鸣眼花,心烦失眠,肢体震颤,甚或半身不遂,舌质红,脉弦数等。

方解:方中天麻、钩藤、石决明平肝息风;栀子、黄芩清热泻火,制肝热之偏亢;益母草活血利水,川牛膝引血下行,配合杜仲、桑寄生能补益肝肾;首乌藤、茯苓安神定志。诸药相合,益肝肾,平肝风,清内热,为治疗肝肾阴虚、肝阳偏亢之良方。

按语:本方以头痛、眩晕、耳鸣、震颤、舌质红、脉弦数为辨证要点。现在常用本方根据辨证加减治疗高血压脑病、中风、更年期综合征、神经衰弱、子痫等。

注意:脾胃虚弱及无热象者慎用。

(14)滋水清肝饮(《医宗己任篇》)

组成:熟地黄、山药、山茱萸、牡丹皮、茯苓、泽泻、白芍、栀子、酸枣仁、当归各 10 克,柴胡 6 克。

用法:每日 1 剂,水煎服。

功效:滋肾养阴,清肝泄热。

主治:耳聋耳鸣,腰膝酸软,口干口苦,大便干结,头目眩晕、骨蒸盗汗,视物模糊,遗精梦泄,失眠健忘,舌红少苔,脉弦细无力或弦细而数。

方解:方中熟地黄、山药、牡丹皮、泽泻、茯苓、山茱萸取六味地黄汤之意,以滋补肝肾;柴胡、当归、白芍补肝血,疏肝气;栀子配牡丹皮清肝泻热;酸枣仁养心阴、益肝血而宁心安神。诸药配合,共成滋肾养血,清肝泻热之剂。

按语:本方以肾虚耳鸣、听力减退、腰膝酸软、咽痛口干、口苦胁痛、大便干结、失眠健忘、舌红少苔、脉弦细无力或弦细而数为辨证要点。现代常用于治疗慢性肾炎、神经衰弱、高血压、更年期综合征等。

(15)朱砂安神丸(《医学发明》)

组成:朱砂 15 克,黄连 18 克,炙甘草 16 克,生地黄、当归各 8 克。

用法:上药为丸,每次 6～9 克,临睡前用温开水送服。

功效:镇心安神,清热养阴。

主治:心火偏亢,阴血不足,心神烦乱,怔忡惊悸,失眠多梦,胸中烦热,舌质红,脉细数。

方解:方中朱砂质重性寒,专入心经,重可镇怯以安心神,寒能清热,以制浮游之火;黄连苦寒,清心火而除烦热,两药相伍,一镇一清,共具清热除烦,重镇安神之功,用为主药。当归、生地黄养血滋阴,补其耗伤之阴血,为辅药。甘草调和诸药,并制朱砂、黄连之寒凉太过,以免损伤脾胃。上药合用,一则泻亢盛之火,一则补不足之阴血,达到心火下降,阴血上承之效,并用重镇安神、寒以胜热之品,成为标本兼顾之方,于是心烦、失眠诸症状自除。

按语:本方以失眠多梦、惊悸怔忡、舌质红、脉细数为辨证要点。现代常用于治疗神经衰弱、失眠、更年期综合征、抑郁症等。

注意:本方含有朱砂,不宜过服、久服,以防汞中毒。

(16)安神定志丸(《医学心悟》)

组成:人参、茯苓、茯神、远志各 30 克,石菖蒲、龙齿各 15 克。

用法:上药研末,炼蜜为丸,朱砂为衣,每次 6 克,每日 2 次,温开水送服。

功效:补心益志,镇惊安神。

主治:心胆气虚,易惊,心悸失眠,多梦,舌质淡,脉细弱。

方解:方中人参、茯苓、茯神补养心气,龙齿、朱砂镇心安神,远志、石菖蒲开心气,交心肾,养心安神。诸药合用,是以治心为主,交通心肾为辅的配伍形式。

按语:本方以心悸气短、易惊多梦、失眠健忘、舌质淡、脉细弱为辨证要点。现代常用于治疗神经衰弱、更年期综合征、老年性痴呆等。

注意:本方含有朱砂,不宜过服、久服,以防汞中毒。

(17)天王补心丹(《摄生秘剖》)

组成:生地黄 120 克,五味子、人参、玄参、丹参、白茯苓、远志、桔梗、朱砂各 15 克,当归、天冬、麦冬、柏子仁、酸枣仁各 60 克。

用法:上药为末,炼蜜为丸,如梧桐子大,朱砂为衣,每次 9 克,空腹用温开水或桂圆肉煎汤送服。

功效:滋阴养血,补心安神。

主治:阴虚血少,心烦失眠,心悸神疲,健忘梦遗,口舌生疮,大便干燥,舌红少苔,脉细而数。

方解:方中重用生地黄,一滋肾水以补阴,水盛则能制火,一入血分以养血,血不燥则津自润,是为主药;玄参、天冬、麦冬甘寒滋润以清虚火,丹参、当归有补血养血之功,以上皆为滋阴养血而设;人参、茯苓益气宁心,柏子仁、酸枣仁、远志、朱砂为补益心脾,安神益志之专药,五味子敛气生津以防心气耗散,以上皆为补心气,宁心神而设,更用桔梗取其载药上行之意。诸药配合,一补阴血不足之本,一治虚烦少寐之标,标本并图,共成滋阴养血,补心安神之剂。

按语:本方以心烦失眠、舌红少苔、脉细数为辨证要点。现代常用于治疗神经衰弱、心脏病、绝经期综合征等。本品多滋腻,脾胃虚寒,胃纳欠佳,湿痰留滞者,均不宜服用。

注意:本方含有朱砂,不宜过服、久服,以防汞中毒。

(18)柏子养心丸(《体仁汇编》)

组成:柏子仁 120 克,枸杞子 90 克,麦冬、当归、石菖蒲、茯神各 30 克,玄参、熟地黄各 60 克,甘草 15 克。

用法:上药为末,炼蜜为丸,如梧桐子大,每次 9 克,温开水送服;亦可作汤剂水煎服,用量按原方比例酌减。

功效:养心安神,补肾滋阴。

主治:营血不足,心肾失调所致的精神恍惚,怔忡惊悸,夜寐多梦,健忘,盗汗。

方解:方中重用柏子仁养心安神,为主药;枸杞子、当归、熟地黄补血,玄参、麦冬养阴,石菖蒲、茯神安神宁志,共为辅佐药;甘草调和诸药为使药。上药合用,共奏滋阴补血,养心安神之功效。

按语:本方以精神恍惚、惊悸怔忡、失眠多梦、健忘盗汗、舌质淡、脉虚数为辨证要点。现代常用于治疗神经衰弱、更年期综合征、贫血、血虚肠燥便秘等。

注意:脾胃湿滞、肠滑便溏者忌用。

(19)知柏地黄丸(《医宗金鉴》)

组成:熟地黄 24 克,山茱萸、山药各 12 克,泽泻、茯苓、牡丹皮各 9 克,知母、黄柏各 6 克。

用法:将上药共为细末,炼蜜为丸,每丸约重 15 克,每次 1 丸,每日 2～3 次,温开水送服;亦可用饮片为汤剂,水煎服,用量按原方比例酌减。

功效:滋阴降火。

主治:阴虚火旺所致的头晕耳鸣,心烦失眠,心悸健忘,骨蒸劳热,腰膝酸软,遗精早泄,妇女月经不调,舌质红,苔薄少,脉细数。

方解:方用熟地黄滋肾填精为主药,辅以山茱萸养肝肾而涩精,山药补益脾阴而固精,三药合用,以达到三阴并补之功,这是补的一面。又配茯苓淡渗脾湿,以助山药益脾,泽泻清泻肾火,并防熟地黄之滋腻,牡丹皮清泻肝火,并制山茱萸之温,同时配以知母、黄柏降相火、泻肾火,共为佐使药,这是泻的一面。各药合用,使之滋补而不留邪,降泻而不伤正,补中有泻,寓泻于补,相辅相成,是通补开合的滋阴降火方剂。

按语:本方以头晕耳鸣、腰膝酸软、舌质红、苔薄少、脉细数为辨证要点。现在常用本方根据辨证加减治疗糖尿病、肺源性心脏病、高血压、绝经期综合征神经衰弱等。

注意:本方滋腻碍胃,脾胃虚寒者不宜用,痰湿阻滞者也不宜用。

(20)琥珀养心丹(《证治准绳》)

组成:琥珀 6 克,煅龙齿 30 克,远志、石菖蒲、茯神、人参、酸枣仁、柏子仁各 15 克,当归、生地黄各 21 克,黄连、朱砂各 9 克,牛黄 3 克。

用法:上药为末,将牛黄、朱砂、琥珀、龙齿研极细,以猪心血为丸,如黍米大,金箔为衣,每次 9 克,用灯心汤送服。

功效:养心安神,清热除惊。

主治:心血亏虚,惊悸怔忡,夜卧不宁,短气自汗,心烦口干,失眠健忘,善惊易恐,舌质淡红,尖生芒刺,脉细数。

方解:方中琥珀镇惊安神,人参补心安神,人参与琥珀合用,一镇一补,共为主药;龙齿、朱砂重镇,助琥珀以安神;茯神、酸枣仁、柏子仁助人参养心安神;石菖蒲、远志宁心安神;当归、生地黄滋阴养血;牛黄、黄连清心泻火。诸药合用,共奏镇心清热,益气养心,宁心安神之功。

按语:本方以心悸失眠、短气自汗、心烦口干、善惊易恐、舌质淡红、脉细数为辨证要点。现代常用于治疗绝经期综合征等。

注意:本方含有朱砂,不宜过服、久服,以防汞中毒。

(21)安神补心汤(《古今医鉴》)

组成:当归、生地黄、茯神、黄芩各 3.5 克,川芎 2.1 克,白芍、白术各 3 克,酸枣仁、远志各 2.4 克,麦冬 6 克,玄参 1.5 克,甘草 0.9 克。

用法:每日 1 剂,水煎服。

功效:滋阴清热,养心安神。

主治:心虚惊悸怔,失眠。

方解:方中生地黄、当归、白芍、川芎、麦冬、玄参滋阴养血;酸枣仁、远志养心安神;黄芩与生地黄、玄参相配,凉血清热;白术、甘草补气;甘草兼能调和诸药。上药合用,共奏补心养血,滋阴清热,宁心安神之功。

按语:本方以心烦失眠、惊悸怔忡、舌质红少苔、脉细数为辨证要点。现代常用于治疗神经衰弱、心律失常、更年期综合征等。

注意:脾胃虚寒,胃纳欠佳,湿痰留滞者,不宜用。

(22)黄连阿胶汤(《伤寒论》)

组成:黄连 12 克,黄芩、白芍各 6 克,阿胶 9 克,鸡子黄 2 枚。

用法:每日 1 剂,先取黄连、黄芩、白芍,水煎取汁,阿胶烊化入内,待稍冷,再入鸡子黄搅匀,分 2 次温服。

功效:养阴清热,除烦安神。

主治:阴虚火旺,心烦失眠,舌质红苔黄燥,脉细数。

方解:方中黄连、黄芩泻心火之有余;白芍、阿胶补阴血之不足;鸡子黄滋肾阴,养心血而安神。诸药合用,使水不亏火不炽,则心烦失眠诸症状自除。

按语:本方以心烦失眠、口燥咽干、舌红苔燥、脉细数为辨证要点。现代常用于治疗神经官能症、更年期综合征等出现失眠、焦虑、抑郁等症状者。

（23）甘麦大枣汤（《金匮要略》）

组成：甘草 9 克，小麦 15 克，大枣 10 枚。

用法：每日 1 剂，水煎服。

功效：养心安神，和中缓急。

主治：脏躁。精神恍惚，时时悲伤欲哭，不能自主，心中烦乱，睡眠欠佳，甚至言行失常，喜怒不节，哈欠频作，舌红少苔，脉细而数。

方解：方中甘草缓急和中，养心以缓急迫为主；辅以小麦微寒以养心宁神；大枣补益脾气，缓肝急并治心虚。三味甘药配伍，具有甘缓滋补，柔肝缓急，宁心安神之功效。

按语：本方以精神恍惚、悲伤欲哭、心烦失眠、坐卧不安、舌红少苔、脉细而数为辨证要点。现代常用于治疗更年期综合征、神经官能症、神经衰弱等。

（24）六味地黄汤（《小儿药证直诀》）

组成：熟地黄 24 克，山茱萸、山药各 12 克，泽泻、牡丹皮、茯苓各 9 克。

用法：每日 1 剂，水煎服。

功效：滋阴补肾养肝。

主治：肝肾阴虚，腰膝酸软，头晕目眩，耳鸣耳聋，口燥咽干，盗汗遗精，消渴，骨蒸潮热，手足心热，牙齿动摇，小便淋漓，舌红少苔，脉沉细数。

方解：方中熟地黄滋肾填精为主药，辅以山茱萸养肝肾而涩精，山药补益脾阴而固精，三药合用，以达到三阴并补之功，这是补的一面。又配茯苓淡渗脾湿，以助山药益脾，泽泻清泻肾火,并防熟地黄之滋腻,牡丹皮清泻肝火,并制山茱萸之温,共为佐使药,这是泻的一面。各药合用,使之滋补而不留邪,降泻而不伤正,补中有泻,寓泻于补,相辅相成,是通补开合的方剂。

按语:本方以头晕耳鸣、腰膝酸软、口燥咽干、舌红少苔、脉沉细数为辨证要点。现在常用本方根据辨证加减治疗慢性肾炎、高血压、糖尿病、神经衰弱、慢性咽炎、妇女更年期综合征、突发性耳聋、再生障碍性贫血、食管癌术后复发、食管上皮细胞重度增生、阿狄森病等。现代药理研究证实,本方具有增强免疫功能、提高人体代谢、促进肾上腺皮质激素分泌、改善肾功能、降血压,以及抗癌等多种作用。

注意:本品长期服用有碍胃之弊,大凡有脾虚痰湿内阻之象者应慎用。

(25)桂枝甘草龙骨牡蛎汤(《伤寒论》)

组成:桂枝、炙甘草各 9 克,龙骨、牡蛎各 30 克。

用法:每日 1 剂,水煎服。

功效:温通心阳,镇惊安神,止汗。

主治:心阳内伤,冲气上逆,烦躁不安,心悸怔忡,失眠,汗出肢冷,舌质淡,脉弱或结代。

方解:方中桂枝、炙甘草温通心阳,龙骨、牡蛎重以镇怯,涩以敛汗。四药相配,成为复阳安神,培本固脱之剂。

按语:本方原为治疗太阳病误用火法,使心阳受损,心神浮越之烦躁证,以冲气上逆、心悸怔忡、烦躁、多汗,脉弱或结代为辨证要点。现代常用于治疗失眠、更年期综合征、眩晕、心律失常等。

5. 如何正确煎煮中药汤剂

汤药是临床最常采用的中药剂型,煎煮汤药的方法直接影响药物的疗效。为了保证临床用药能获得预期的疗效,煎煮汤药必须采用正确的方法。要正确煎煮中药,应注意以下几点。

(1)煎药器具:煎煮中药最好选择砂锅、砂罐,因其不易与药物成分发生化学反应,并且导热均匀,传热较慢,保暖性能好,可慢慢提高温度,使药内有效成分充分释放到汤液中来。其次也可选用搪瓷制品。煎煮中药忌用铁、铜、铝等金属器具。

(2)煎药用水:煎药用水必须无异味、洁净、澄清,含无机盐及杂质少,以免影响口味、引起中药成分的损失或变化。

(3)煎煮时加水量:煎药用水量应根据药物的性质、患者的年龄及用途而定。加水量应为饮片吸水量、煎煮过程中蒸发量,以及煎煮后所需药液量的总和。一般用水量为将饮片适当加压后,液面淹没过饮片约 2 厘米为宜。质地坚硬、黏稠或需要久煎的药物,加水量可比一般药物略多;质地疏松或有效成分容易挥发、煎煮时间较短的药物,则液面淹没药物即可。

(4)煎煮前浸泡:中药饮片煎前浸泡,既有利于有效成分的充分溶出,又可缩短煎煮时间。多数药物宜用冷水浸泡,一般药物可浸泡 20~30 分钟,以果实、种子为主的药可浸泡 1 小时左右。夏季气温较高时,浸泡的时间不宜过长,以免腐败变质。

(5)煎煮的火候和时间:煎煮中药的火候和时间应根据

药物的性质和用途而定。煎一般药宜先大火后小火,即未沸前用大火,沸后用小火保持微沸状态。解表药及其他芳香性药物,一般用大火迅速煮沸,之后改用小火维持10～15分钟即可。有效成分不易煎出的矿物类、骨角类、贝壳类、甲壳类药及补益药,一般宜小火久煎,是沸后再煎20～30分钟,以使有效成分充分溶出。第二煎则较第一煎缩短5～10分钟。

(6)榨渣取汁:汤剂煎成后应榨渣取汁,因为一般药物加水煎煮后都会吸附一定的药液,同时已经溶入药液的有效成分可能被药渣再吸附。如药渣不经压榨取汁就抛弃,会造成有效成分的损失。

(7)煎煮次数:煎药时药物有效成分首先会溶解进入药材组织的水溶液中,然后再扩散到药材外部的水溶液中,到药材内外溶液的浓度达到平衡时,因渗透压平衡,有效成分就不再溶出了,这时只有将药液滤出,重新加水煎煮,有效成分才能继续溶出。为了充分利用药材,避免浪费,使药物有效成分充分溶出,每剂中药不可煎1次就弃掉,最好是煎2～3次。

(8)入药方法:一般药物可以同时入煎,但部分药物因其性质、性能及临床用途的不同,所需煎煮的时间不同,所以煎煮中药汤剂还应讲究入药的方法,以保证药物应有的疗效。入药方法有先煎、后下、包煎、另煎、烊化及冲服等。

①先煎。凡质地坚硬、在水里溶解度小的药物,如矿物类的磁石、寒水石,贝壳类的牡蛎、石决明等,应先入煎一段时间,再纳入其他药物同煎;川乌、附子等药,因其毒性经久煎可以降低,也应先煎,以确保用药安全。

②后下。凡因其有效成分煎煮时容易挥发、扩散或破坏

而不耐煎煮者,如发汗药薄荷、荆芥,芳香健胃药白蔻仁、茴香,以及大黄、番泻叶等宜后下,待他药煎煮将成时投入,煎沸几分钟即可。大黄、番泻叶等药有时甚至可以直接用开水冲泡服用。

③包煎。凡药材质地过轻,煎煮时易漂浮在药液面上,或成糊状,不便于煎煮及服用者,如蒲黄、海金沙等,应用布包好入煎。药材较细,又含淀粉、黏液质较多的药,如车前子、葶苈子等,煎煮时容易粘锅、糊化、焦化,也应包煎。有些药材有毛,对咽喉有刺激性,如辛夷、旋覆花等,也要用纱布包裹入煎。

④另煎。人参等贵重药物宜另煎,以免煎出的有效成分被其他药渣吸附,造成浪费。

⑤烊化。有些药物,如阿胶、蜂蜜、饴糖等,容易黏附于其他药物的药渣中或锅底,既浪费药物,又容易焦煳,宜另行烊化后再与其他药汁调服。

⑥冲服。入水即化的药,如竹沥等汁性药物,宜用煎好的其他药液或开水冲服。价格昂贵的药物,不易溶于水及加热易挥发的药物,如牛黄、朱砂、琥珀等,也宜冲服。

6.怎样服用中药汤剂才恰当

汤药煎成以后,服药是否合法对疗效也有一定影响,服用方法包括服药时间和服药的方法。服药的时间,一般来说,汤药宜饭前服,对胃肠有刺激的药物宜在饭后服,滋腻补益药宜空腹服。另外,根据病情,有的可以一天数服,有的也可以煎汤代茶不拘时服。前人认为,"病在胸膈以上者,先食而后服药,病在心腹以下者,先服药而后食",即是说病在上焦，欲使药力停留上焦较久者，宜食后服；病在下焦，欲使药力迅速下达者，宜食前服，可做参考。

服药的方法，一般是1剂中药分为2～3次服，病情紧急的则顿服，同时还有根据需要采用持续服药，以维持疗效的。治疗更年期综合征的汤药，一般每日1剂，分为头煎、二煎，混合后分早晚服，如遇特殊情况，也可每日连服2剂，以增强效力。

中药汤剂一般多用温服。热证用寒药则宜冷服，寒证用热药宜温服。但有时寒热错杂，相互格拒，可出现服药后呕吐的情况，如系真寒假热，则宜热药冷服；如系真热假寒，则宜寒药热服，此即《素问·五常政大论》中所说："治寒以热，凉而行之，治热以寒，温则行之"的服药反佐法。其他如服药呕吐者，宜先少许姜汁，或嚼少许陈皮，然后再服汤药，或用冷服、频饮少进的方法。对于使用峻烈或毒性药，宜先进小量，而后根据情况逐渐增加，至有效为止，慎勿过量，以免发生中毒。总之，在治疗过程中，应根据病情的需要和药物的性能来决定不同的服用方法。

7. 中医是怎样辨证治疗更年期综合征的

根据更年期综合征发病机制和临床表现的不同，中医将其分为肾虚肝郁型、心肾不交型、阴虚火旺型、心脾两虚型，以及阴阳俱虚型5种基本证型进行辨证治疗。

（1）肾虚肝郁型

主症：绝经前后烘热汗出，情志异常（烦躁易怒、易于激动、或精神紧张、抑郁寡欢），腰酸膝软，头晕失眠，乳房胀痛，胁肋疼痛不适，口苦咽干，或月经紊乱，量少或多，经色红，舌质淡红,苔薄白,脉弦细。

治则:滋阴补肾,疏肝解郁。

方药:丹栀逍遥散加减。白术、茯苓、山药、枸杞子、牡丹皮、栀子、生地黄各12克,白芍、当归、柴胡、桂圆肉各10克,酸枣仁18克,甘草6克。

用法:每日1剂,水煎分早晚温服。

(2)心肾不交型

主症:绝经前后烘热汗出,心悸怔忡,腰膝酸软,头晕耳鸣,心烦不宁,失眠多梦,甚至情志异常(烦躁易怒、易于激动、精神紧张、抑郁寡欢),或月经紊乱,量少色红,舌质红,苔薄少,脉细数。

治则:解郁宁心,交通心肾。

方药:黄连阿胶汤合交泰丸加减。黄连、黄芩、生地黄、白芍、远志各12克,阿胶(烊化)、牡丹皮、柏子仁、合欢皮、酸枣仁各10克,肉桂、甘草各6克。

用法:每日1剂,水煎分早晚温服。

(3)阴虚火旺型

主症:绝经前后烘热汗出,心烦易怒,手足心热,面部潮红,口干便秘,懊恼不安,坐卧不宁,夜卧多梦善惊,头晕耳鸣,腰膝酸软,或有月经先期,量少,色红质稠,舌质红,苔薄少,脉细数。

治则:滋阴潜阳降火,镇静宁心安神。

方药:更年安汤加减。生地黄、熟地黄、磁石、珍珠母、首乌藤各30克,何首乌、茯苓各15克,泽泻、牡丹皮、玄参、麦冬、五味子、山药各10克,甘草6克。

用法:每日1剂,水煎分早晚温服。

(4)心脾两虚型

主症：绝经前后烘热汗出，腰膝酸软，神疲乏力，失眠多梦，心悸健忘，头晕目眩，多思善虑，面色萎黄，口淡无味，食少便溏，或月经紊乱，量少或多，色淡质清稀，舌质淡，苔薄白，脉细弱。

治则：补益心脾，养血安神。

方药：归脾汤加减。黄芪、党参、合欢皮、首乌藤、酸枣仁各18克，茯神、白术、远志各15克，当归、桂圆肉各12克，陈皮、五味子各10克，甘草6克。

用法：每日1剂，水煎分早晚温服。

(5)阴阳俱虚型

主症：绝经前后时而畏风怕冷，时而潮热汗出，精神不振，形寒肢冷，腰酸膝软，头晕耳鸣，失眠健忘，夜尿频数，面浮肢肿，或月经紊乱，量少或多，舌质淡红或偏红，苔薄白或薄黄，脉沉细。

治则：补阴助阳，养肾益肾。

方药：二仙汤加减。山药、牡丹皮、泽泻、茯苓、熟地黄、枸杞子各12克，仙茅、淫羊藿、巴戟天、当归各10克，黄柏、知母各9克，甘草6克。

用法：每日1剂，水煎分早晚温服。

8. 如何选用单方验方治疗更年期综合征

单方是指药味不多，取材便利，对某些病证具有独特疗效的方剂。单方治病在民间源远流长，享有盛誉，"单方治大病"之说几乎有口皆碑，深入人心，在长期的实践中，人们总结有众多的行之有效的治疗更年期综合征的单方。采用单方治疗更年期综合征,方法简单易行,经济实惠,深受广大患者的欢迎。

验方是经验效方的简称。千方易得,一效难求,古今多少名医,毕其一生精力,在探求疾病的治疗中,反复尝试,反复验证,创造了一个个效验良方,此即验方。验方是医务界的同道在继承总结前人经验的基础上,融汇新知,不断创新,总结出的行之有效的经验新方。不断发掘整理名医专家治疗更年期综合征的经验效方,对于指导临床实践,提高治疗更年期综合征的临床疗效,无疑有举足轻重的作用。

单方验方治疗更年期综合征效果虽好,也只是中医调治更年期综合征诸多方法中的一种,若能与针灸治疗、饮食调理、起居调摄等治疗调养方法相互配合,采取综合性的治疗措施,其临床疗效可大为提高。

需要说明的是,用于治疗更年期综合征的单方验方较多,它们各有其适用范围,由于患者个体差异和病情轻重不一,加之部分方剂还含有毒性药物,因此在应用单方验方时,一定要在有经验医师的指导下进行,做到根据病情辨病辨证选方用方,依单方验方的功效和适应证仔细分析、灵活运用,并注意随病情的变化及时调整用药,切忌死搬硬套。

10. 治疗更年期综合征常用的单方有哪些

在长期的实践中,人们总结有众多行之有效的治疗更年期综合征的单方,下面选取较常用者,从处方、用法、主治三方面予以介绍。

处 方 1

处方:远志60克。

用法:将远志研为细末,每次 3 克,每日 2 次,分早晚用温开水送服。

主治:更年期综合征、神经衰弱,以失眠多梦、心悸健忘为突出表现者。

处 方 2

处方:栀子 12 克,淡豆豉 9 克。

用法:每日 1 剂,水煎分早晚服。

主治:更年期综合征以心中懊恼,虚烦不眠,潮热汗出为主要表现者。

处 方 3

处方:酸枣仁 10 克,远志 6 克,麦冬 9 克。

用法:每日 1 剂,水煎分早晚服。

主治:更年期综合征主要表现为烘热汗出,心悸失眠,头晕耳鸣者。

处 方 4

处方:首乌藤、酸枣仁各 60 克。

用法:每日 1 剂,水煎分早晚服。

主治:更年期综合征以心悸失眠为突出表现者。

处 方 5

处方:小麦、甘草各 20 克,五味子 10 克,大枣 3 枚。

用法:每日 1 剂,水煎分早晚服。

主治:更年期综合征、神经衰弱,以失眠多梦,心悸健忘,烦躁不宁,时时汗出为主要表现者。

处 方 6

处方:玄参、枸杞子各 12 克,炙甘草 6 克。

用法:每日 1 剂,水煎分早晚服。

主治:以心悸失眠、烦躁不宁为突出表现者,其中对的心肾不交型更年期特征效果尤佳。

处 方 7

处方:小麦 60 克,炙甘草 18 克,大枣 15 枚。

用法:每日 1 剂,水煎分早晚服。

主治:神经衰弱、妇女脏躁之烦躁不宁,失眠健忘,盗汗,尤其适用于心肾不交型、心脾两虚型更年期综合征。

处 方 8

处方:龙骨 25 克,酸枣仁、远志各 15 克。

用法:每日 1 剂,水煎分早晚服。

主治:神经衰弱、更年期综合征,以心烦失眠、心悸不安为突出表现者。

处 方 9

处方:石菖蒲、合欢皮、首乌藤各等份。

用法:将上药水煎 3 次,滤渣取汁,将药汁浓缩成膏,储存于瓶中备用。每次 6 克,每日 3 次,温开水送服。

主治:阴虚火旺型、心肾不交型、心脾两虚型更年期综合征,以心悸失眠、烘热汗出为突出表现者。

处 方 10

处方:丹参 15 克,五味子 6 克,远志 3 克。

用法:每日 1 剂,水煎分早晚服。

主治:心脾两虚型更年期综合征,以心悸失眠为突出表现者。

处 方 11

处方:百合 30 克,玄参 12 克。

用法:每日1剂,水煎分早晚服。

主治:心脾两虚型、阴虚火旺型更年期综合征,以心烦失眠、烘热汗出为主要表现者。

处 方 12

处方:丹参、酸枣仁各等份。

用法:将丹参、酸枣仁共研为细末,贮瓶备用。每次10克,每日早晨及晚上睡觉前30分钟用温开水送服,10日为1个疗程。

主治:以心悸失眠、倦怠乏力、烘热汗出为主要症状的,心脾两虚型医辨证属尤为适宜。

处 方 13

处方:酸枣仁粉1.5～3克,首乌藤、鸡血藤各15～30克。

用法:每日1剂,将首乌藤、鸡血藤水煎取汁,晚上睡前送服酸枣仁粉。

主治:更年期综合征以心烦失眠、心悸健忘为主要表现者。

处 方 14

处方:琥珀1克,朱砂0.6克。

用法:将上药共研为细末,于晚上睡前用温开水送服(注:不可过服久服,以免中毒)。

主治:神经衰弱、更年期综合征,以心烦失眠为主要表现者。

处 方 15

处方:首乌藤、生地黄各10克,麦冬6克。

用法:每日 1 剂,水煎分早晚服。

主治:阴虚火旺型、心脾两虚型及心肾不交型更年期综合征。

处 方 16

处方:百合 30 克,夏枯草 15 克。

用法:每日 1 剂,水煎分早晚服。

主治:阴虚火旺型、心肾不效型更年期综合征。

处 方 17

处方:生地黄、杜仲各 15 克。

用法:每日 1 剂,水煎分早晚服。

主治:肝肾阴虚型、心肾不交型及阴虚火旺型更年期综合征,以头晕耳鸣、心烦失眠、腰膝酸软为主要表现者。

处 方 18

处方:瓜蒌 30 克,桔梗、香附各 10 克,川贝母 6 克。

用法:每日 1 剂,水煎分早晚服。

主治:更年期综合征,出现烦躁易怒、易于激动、焦虑不安、抑郁寡欢、闷闷不乐等抑郁症状者。

处 方 19

处方:柏子仁 15 克,合欢花 30 克,远志 10 克。

用法:每日 1 剂,水煎分早晚服。

主治:更年期综合征以心烦失眠、心神不安为突出表现者。

处 方 20

处方:仙茅、知母、淫羊藿各 10 克,当归 6 克,巴戟天 15 克,黄柏 10 克,白糖、红糖各 30 克。

用法:每日 1 剂,将上药(红、白糖除外)水煎去渣取汁,再在药汁中加入红、白糖,煮 1～2 沸即成,早晚各服 1 次。

主治:更年期综合征潮热汗出又怕风怕冷者。

处 方 21

处方:炒酸枣仁 12 克,柏子仁 5 克,珍珠母 20 克。

用法:每日 1 剂,先煎珍珠母 20 分钟,再入炒酸枣仁、柏子仁继续煎煮 20 分钟,去渣取汁,2 次药汁混合后,分早晚服。

主治:更年期综合征以失眠、多汗为突出表现者。

处 方 22

处方:百合 60 克。

用法:每日 1 剂,水煎分早晚服。

主治:更年期综合征以心烦失眠为主要表现者。

处 方 23

处方:杜仲 15 克,夏枯草 20 克。

用法:每日 1 剂,水煎分早晚服。

主治:更年期综合征以头晕耳鸣、心烦急躁、血压不稳为主要症状者。

处 方 24

处方:熟地黄 30 克,山茱萸 18 克,麦冬 15 克,玄参 12 克。

用法:每日 1 剂,水煎分早晚服。

主治:更年期综合征以心悸失眠、烘热汗出、口苦咽干为主要症状者,对心肾不交型、阴虚火旺型者尤为适宜。

处 方 25

处方:夏枯草 20 克,枸杞子 30 克。

用法:每日 1 剂,水煎分早晚服。

主治:更年期综合征以头晕耳鸣、心烦急躁、心悸失眠、血压不稳为主要症状者。

10. 治疗更年期综合征常用的验方有哪些

(1)平更汤

药物组成:生地黄、白芍、女贞子、墨旱莲、钩藤、酸枣仁、茯苓各 12 克,紫草、淮小麦、百合各 30 克,柴胡 6 克,郁金 10 克。潮热甚者,加地骨皮 12 克,牡丹皮、知母各 9 克;汗出甚者,加煅牡蛎(先煎)30 克,浮小麦 15 克,碧桃干 15 克,五味子 6 克;心悸心慌者,加珍珠母(先煎)、龙齿(先煎)各 30 克,琥珀粉(吞服)2 克;失眠者,加首乌藤 30 克,远志 6 克,柏子仁 12 克;烦躁抑郁者,加合欢皮 12 克,绿萼梅 6 克,佛手 9 克;头痛眩晕者,加天麻、白蒺藜各 9 克,生石决明(先煎)30 克;腰膝酸软者,加淫羊藿、补骨脂、怀牛膝各 12 克。

应用方法:每日 1 剂,水煎分早晚服。诸症状缓解后,平更汤减淮小麦、百合各 30 克,加菟丝子、枸杞子各 12 克,山茱萸 9 克,继续服用,以巩固之,连续服用 3 个月。

功能主治:滋肾平肝,疏肝解郁,宁心安神。用于治疗更年期综合征。

(2)更安汤

药物组成:白芍、女贞子、墨旱莲、生地黄、熟地黄各 15 克,枸杞子 12 克,龙骨、牡蛎各 30 克。

应用方法:每日 1 剂,水煎 2 次,共取汁 200 毫升,分早晚服,30 日为 1 个疗程。

功能主治:养肝血,益肾精,调补冲任,交通脑肾,宁心安神。用于治疗更年期综合征。

(3)更年宁神汤

药物组成:生地黄 30 克,山茱萸、女贞子、墨旱莲、枸杞子、菟丝子、丹参、地骨皮、龟甲、珍珠母各 15 克,五味子、远志、淫羊藿各 10 克。

应用方法:每日 1 剂,水煎分早晚服,3 个月为 1 个疗程。

功能主治:补益肝肾,滋阴养血,清心除烦。用于治疗阴虚内热型更年期综合征。

(4)桑菊更年汤

药物组成:桑叶、杭菊花、川续断、仙茅、丹参、泽兰、柴胡各 10 克,珍珠母(先煎)、浮小麦各 30 克,淫羊藿 12 克,菟丝子 15 克,川杜仲 20 克。头晕头痛者,加天麻、钩藤各 12 克,石决明 30 克;出汗多者,加麻黄根 10 克;心悸失眠者,去柴胡,加百合、合欢皮、首乌藤各 10 克;肾阳虚者,加肉桂、附子、补骨脂;皮肤瘙痒者,加蝉蜕、白蒺藜等。

应用方法:每日 1 剂,水煎分早晚服,每月服药 20 日,2 个月为 1 个疗程。

功能主治:平补阴阳,潜阳敛汗,补肾养肝,宁心安神。用于治疗更年期综合征。

(5)补肾活血方

药物组成:生地黄、熟地黄各 20 克,茯苓、怀山药、白芍、女贞子、益母草、当归、丹参各 15 克,牡丹皮、泽泻、山茱萸各 10 克。

应用方法:每日 1 剂,水煎分早晚服,30 日为 1 个疗程。

功能主治:滋阴补肾,活血化瘀。用于治疗女性更年期综合征。

（6）补肾健脾方

药物组成：淫羊藿、仙茅、巴戟天、桂枝、白芍、煅龙骨、煅牡蛎各 20 克，当归、知母、黄柏、白术各 15 克，黄芪 50 克。

应用方法：每日 1 剂，水煎分早晚服，30 日为 1 个疗程。

功能主治：温肾健脾，调理冲任，固表止汗。用于治疗更年期综合征。

（7）健脾清肝汤

药物组成：党参、合欢皮、紫贝齿各 15 克，白术、扁豆、怀山药、山茱萸、川续断、菟丝子、牡丹皮、栀子各 10 克，陈皮、柴胡各 6 克，生地黄 12 克。

应用方法：每日 1 剂，水煎 2 次共取汁 200 毫升，分早晚服。

功能主治：健脾清肝，宁心安神。用于治疗更年期综合征。

（8）加减温胆汤

药物组成：陈皮、半夏各 12 克，竹茹 10 克，茯苓、枳实各 15 克，炙甘草 3 克，生姜 3 片，大枣 5 枚。眩晕耳鸣者，加白芍、葛根、天麻；烘热汗出者，加生地黄、熟地黄、牡丹皮、地骨皮、牛膝、夏枯草、浮小麦；失眠惊悸者，加首乌藤、酸枣仁、柏子仁、生龙骨、生牡蛎；月经色暗有血块者，加益母草、赤芍、泽兰；肢体面目肿胀者，加车前子、白茅根、蝉蜕；烦躁易怒者加栀子、柴胡。

应用方法：每日 1 剂，水煎 2 次共取汁 500 毫升，分早晚服。

功能主治：清热化痰，和中安神，通畅气机。用于治疗更年期综合征。

（9）百地益肾汤

药物组成：百合、太子参、煅牡蛎（先煎）各 30 克，熟地黄、麦冬、生黄芪各 20 克，山茱萸、白芍各 15 克，乌梅、郁金各 10 克。肝郁明显，嗳气频繁者，加柴胡 12 克，旋覆花 10克；严重失眠者，加首乌藤 30 克，酸枣仁 10 克；汗出较多者，加浮小麦 30 克，五味子 10 克；头晕头痛较剧者，加珍珠母（先煎）30 克，天麻 10 克；记忆力明显减退者，加益智仁 30克，枸杞子 15 克；月经紊乱、经量较多者，加女贞子、墨旱莲各 15 克。

应用方法：每日 1 剂，水煎 2 次共取汁 300 毫升，分早晚服，15 日为 1 个疗程，连用 2 个疗程。

功能主治：补肾阴，益精气，调气血。用于治疗更年期综合征。

（10）百合龙牡汤

药物组成：百合 30～50 克，龙骨、牡蛎、首乌藤各 20～30克，茯苓、当归各 15～20 克。肝肾阴虚型，加白芍、枸杞子、菊花、竹茹、白薇、知母、胡黄连、栀子；脾肾阳虚型，加桂枝、肉豆蔻、白术、益智仁、鹿角胶。

应用方法：每日 1 剂，水煎 2 次共取汁 200 毫升，分早晚2 次温服。

功能主治：镇静安神，调理气血。用于治疗更年期综合征。

（11）补肾地黄汤

药物组成：熟地黄、盐知母、盐黄柏、泽泻、玄参、竹叶、桑螵蛸、龟甲各 10 克，麦冬 20 克，山药、茯神各 15 克，远志、牡丹皮、山茱萸各 12 克,酸枣仁 30 克。两目干涩者,减桑螵蛸,加枸杞子、菊花;情场异常者,减桑螵蛸,加珍珠母、生龙齿;郁闷不舒者,加百合、陈皮;头痛、眩晕者,加天麻、钩藤;耳鸣重者,加何首乌、黄精;痰湿重者,加陈皮、胆南星。

应用方法:每日 1 剂,水煎分早晚服,14 日为 1 个疗程,连续服用 2 个疗程。

功能主治:滋补肝肾,滋阴泻火,宁心安神。用于治疗更年期综合征。

(12)补肾调轴汤

药物组成:生黄芪、生龙齿(先煎)、生牡蛎、首乌藤、酸枣仁各 30 克,鹿角胶、紫河车、枸杞子、菟丝子、山茱萸、杜仲、太子参、当归、川芎、白芍各 15 克,柴胡、石菖蒲、远志、炙甘草各 10 克。肝肾阴虚明显者,加生地黄、玄参、天冬、麦冬;肾阳亏虚明显者,加人参、淫羊藿、海马;自汗不止者,加麻黄根、浮小麦;头晕目眩者,加天麻、钩藤;经行先期、量多色红或淋漓不绝者,酌加藕节炭、地榆炭、白茅根炭;月经量多、色淡质稀或淋漓不止者,加巴戟天、仙鹤草、艾叶炭、炮姜炭。

应用方法:每日 1 剂,水煎分早晚服。

功能主治:补肾调肝,安神填精。用于治疗更年期综合征。

(13)更年宁心汤

药物组成:女贞子、墨旱莲、熟地黄、白芍、何首乌、黄精、麦冬、首乌藤各 15 克,太子参、浮小麦各 30 克,五味子 10 克。腰痛甚者,加川续断 30 克,狗脊 15 克;眩晕明显者,加牡蛎 30 克;肝火偏旺者,加柴胡 10 克,郁金 15 克;大便秘结者,加肉苁蓉 30 克。

应用方法:每日1剂,水煎分早晚服,月经来潮时停服,经净后再开始服,3个月经周期为1个疗程。同时配合应用龟甲养阴片,每次8片,每日3次口服。

功能主治:滋肾养阴,平肝潜阳,安神宁心。用于治疗更年期综合征。

(14)更年舒心汤

药物组成:生地黄、柴胡、黄芩各9克,女贞子、何首乌、当归、赤芍、白薇、地骨皮各12克,酸枣仁15克。

应用方法:每日1剂,水煎2次共取汁400毫升,分早晚2次服,3周为1个疗程。

功能主治:滋水涵木,补肾养血,疏肝理气,宁心除烦。用于治疗女性更年期综合征。

(15)更年益肾汤

药物组成:熟地黄、枸杞子、女贞子各15克,紫河车、当归、白芍各12克,龟甲、知母、生龙齿(先煎)、酸枣仁、首乌藤各30克。

应用方法:每日1剂,水煎分早晚服。

功能主治:补养肝肾,滋阴安神。用于治疗更年期综合征。

(16)活血归元汤

药物组成:当归、草红花各12克,代赭石、怀牛膝、山茱萸各15克,上肉桂2克,生龙骨、生牡蛎各30克,炒栀子10克,粉甘草6克。情志不畅、善悲欲哭者,加广郁金10~20克;烦躁欲死、彻夜不眠者,加首乌藤、炒酸枣仁各20~30克;肾阴不足,舌质红,苔少者,加女贞子、墨旱莲、枸杞子各15~30克,黄精15~20克;胸前胀闷刺痛、心悸气短、痰多者,加全瓜蒌 15～20 克,薤白 6～8 克,丹参 20～30 克,焦远志 10～15 克。

应用方法:每日 1 剂,水煎分早晚服,4 周为 1 个疗程。

功能主治:平肝益肾,行血化瘀,潜阳降逆,活血归元。用于治疗妇女更年期综合征。

(17)加味地黄汤

药物组成:熟地黄、山药、酸枣仁各 15 克,山茱萸 12 克,牡丹皮、柴胡、香附各 10 克,茯苓、泽泻各 9 克。阴虚内热者,加何首乌、当归各 15 克,黄柏 10 克;肾阳亏虚者,加肉苁蓉 30 克,淫羊藿 15 克。

应用方法:每日 1 剂,水煎分早晚服,1 个月为 1 个疗程。

功能主治:滋阴补肾,疏肝理气,宁心安神。用于治疗更年期综合征。

(18)宁心敛阴汤

药物组成:酸枣仁、远志、合欢皮、橹豆衣、麦冬各 10 克,首乌藤 15 克,浮小麦 30 克,牡蛎(先煎)20 克,黄柏、知母各 9 克。

应用方法:每日 1 剂,水煎 2 次共取汁 400 毫升,分早晚服,连续服用 7 剂。

功能主治:宁心敛阴,清心安神。用于治疗更年期综合征。

(19)清心滋肾汤

药物组成:钩藤、紫贝齿各 15 克,牡丹皮、怀山药、山茱萸、茯苓、熟地黄各 10 克,浮小麦 30 克,莲子心 5 克。

应用方法:每日 1 剂,水煎分早晚服,2 周为 1 个疗程。

功能主治:滋养肝肾,清心安神。用于治疗肝肾阴虚型更年期综合征。

(20)疏肝宁心汤

药物组成:柴胡、郁金、川芎、远志、厚朴各12克,青皮、黄连、干姜各9克,降香、柏子仁、鸡内金各15克,丹参、苦参各20克,珍珠母、瓦楞子各30克,代赭石20克。口苦者,加黄芩9克;口干者,加石膏30克;便溏者,加生薏苡仁30克;胸闷者,加炙桑白皮15克;便干者,加瓜蒌皮15克;失眠者,加酸枣仁、首乌藤各20克。

应用方法:每日1剂,水煎分早晚服,15日为1个疗程,连续服用2~3个疗程。

功能主治:疏肝宁心,养血安神。用于治疗更年期综合征。

(21)养心定志方

药物组成:生地黄、麦冬、山茱萸、黄柏各12克,酸枣仁、茯苓各15克,炙远志6克,黄连3克,浮小麦30克,生甘草5克。兼有气虚者,加党参、黄芪;失眠多梦者,加龙骨、磁石;头晕耳鸣者,加桑葚、枸杞子。

应用方法:每日1剂,水煎分早晚服,1个月为1个疗程。

功能主治:滋阴降火,清心宁神。用于治疗更年期综合征。

(22)一贯煎加减方

药物组成:生地黄、当归、枸杞子、白芍各15克,沙参、麦冬各12克,川楝子10克。烘热汗出者,加浮小麦12克,五味子6克,太子参15克;失眠多梦者,加首乌藤15克,炒酸枣仁、制远志各12克;烦躁易怒者,加柴胡12克,香附10克;头晕头痛者,加川芎、白芷各10克;五心烦热者,加女贞子、墨旱莲各 12 克;神疲乏力者,加太子参、白术各 15 克,炙黄芪 30 克;面浮肢肿者,加炙黄芪 30 克,防己 10 克,白术15 克。

应用方法:每日 1 剂,水煎分早晚服,1 个月为 1 个疗程。

功能主治:滋阴补肾,养血柔肝,宁心安神。用于治疗更年期综合征。

(23)右归丸加味方

药物组成:熟地黄、杜仲、菟丝子、党参、当归各 15 克,山茱萸、附子、肉桂、干姜、鹿角胶(烊化)、白术、山药、炙甘草各10 克,枸杞子 20 克。

应用方法:每日 1 剂,水煎分早晚服,30 日为 1 个疗程。

功能主治:滋阴助阳,补养肝肾,调养气血,宁心安神。用于治疗妇女更年期综合征。

(24)二仙汤加减方

药物组成:仙茅、淫羊藿(仙灵脾)、知母、黄柏、当归、补骨脂各 10 克,菟丝子 15 克。腰酸耳鸣者,加熟地黄、山茱萸、狗脊各 10 克;畏寒肢冷者,加杜仲、鹿茸各 10 克;烘热汗出者,加浮小麦 30 克,白薇 10 克,大枣 5 枚;心悸怔忡者,加茯神 15 克,五味子 6 克,龙骨、牡蛎各 15 克;心烦失眠者,加合欢皮、首乌藤各 10 克;头晕心悸者,加天麻 10 克,石决明15 克;烦躁易怒者,加柴胡、郁金各 10 克,白芍 15 克;水肿便溏者,加茯苓 10 克,山药 20 克。

应用方法:每日 1 剂,水煎分早晚服,25 天为 1 个疗程。

功能主治:补肾阴,助肾阳,阴阳双补,气血并调,养心安神。用于治疗更年期综合征。

(25)加味甘麦大枣汤

药物组成:甘草6克,淮小麦50克,大枣、山茱萸、熟地黄、白芍、当归、黄芪、柴胡、郁金各10克,枸杞子12克,酸枣仁15克。

应用方法:每日1剂,水煎分早晚服。

功能主治:滋补肝肾,平调阴阳,养心除烦,宁心安神。用于治疗更年期综合征。

(26)疏肝养血补肾方

药物组成:煅牡蛎30克,肉苁蓉20克,生白芍、女贞子、熟地黄、当归、酸枣仁、菟丝子各15克,紫河车12克,续断10克,龟甲、醋柴胡各6克。

应用方法:每日1剂,水煎分早晚服,30日为1个疗程。

功能主治:疏肝补肾,养血安神。用于治疗更年期综合征。

(27)补肾助阳愈更汤

药物组成:熟地黄、山药、枸杞子、杜仲、菟丝子各15克,山茱萸、鹿角胶、当归、补骨脂、淫羊藿、仙茅各12克,肉桂9克,甘草6克。

应用方法:每日1剂,水煎分早晚服。

功能主治:补肾助阳,调理冲任。用于治疗阴阳俱虚型更年期综合征。

(28)补肾滋阴愈更汤

药物组成:熟地黄、生地黄、山药、龟甲、龙骨、枸杞子各15克,山茱萸、茯苓、制何首乌各12克,牡丹皮、刺蒺藜、钩藤各10克,甘草6克。

应用方法:每日1剂,水煎分早晚服。

功能主治:滋阴补肾,调理冲任。用于治疗肝肾阴虚型更年期综合征。

(29)加减丹栀逍遥汤

药物组成:白芍 15 克,牡丹皮、栀子、当归、白术、茯苓、生地黄各 10 克,柴胡、薄荷、炙甘草各 6 克。潮热汗出者,加浮小麦、麻黄根;烦躁易怒者,加合欢皮;失眠多梦者,加首乌藤、酸枣仁;手足心热者,加青蒿、地骨皮;月经不调者,加香附;出血不止者,加地榆、生蒲黄;气短乏力者,加太子参、黄芪。

应用方法:每日 1 剂,水煎分早晚服,15 日为 1 个疗程,连续服用 3 个疗程。

功能主治:疏肝解郁,滋阴降火,健脾益气养心。用于治疗更年期综合征。

(30)丹栀逍遥散加减方

药物组成:当归、白芍、牡丹皮、栀子、钩藤各 12 克,茯苓、白术、炒酸枣仁各 10 克,薄荷 5 克,白蒺藜 15 克,夏枯草 18 克,合欢皮、首乌藤、生牡蛎各 20 克,浮小麦 30 克,柴胡、甘草各 6 克。

应用方法:每日 1 剂,水煎分早晚服。

功能主治:疏肝泄热,健脾养血。用于治疗更年期综合征。

(31)黄连温胆汤加减方

药物组成:黄连、法半夏、竹茹、枳壳、陈皮、生姜各 10 克,甘草 3 克。失眠者,去法半夏、陈皮,加生龙骨(先煎)、生地黄各 15 克;腹胀纳差者,去竹茹,加苍术 10 克,神曲 15 克;神疲乏力者,去竹茹,加党参、茯神各 15 克。

应用方法:每日 1 剂,水煎分早晚服。

功能主治:泻表安里,清热泻火,利胆除烦。用于治疗更年期综合征。

(32)知柏地黄汤加味方

药物组成:熟地黄 20 克,山药、山茱萸、茯苓、泽泻各 12 克,牡丹皮 9 克,知母、黄柏各 10 克。潮热汗出者,加浮小麦、麻黄根、煅龙骨、煅牡蛎;手足心热者,加青蒿、地骨皮;烦躁易怒者,加合欢皮、珍珠母;头晕目眩者,加天麻、钩藤;腰痛者,加桑寄生、狗脊;肢体麻木者,加当归、鸡血藤;失眠多梦者,加首乌藤、酸枣仁;出血不止者,加地榆炭、生蒲黄;口干渴者,加天花粉、麦冬。

应用方法:每日 1 剂,水煎分早晚服,15 日为 1 个疗程,连续服用 3 个疗程。

功能主治:滋阴补肾降火,养血宁心安神。用于治疗更年期综合征。

(33)滋水清肝饮加减方

药物组成:熟地黄、茯苓、柴胡、当归、生牡蛎、酸枣仁各 15 克,山药 20 克,山茱萸、泽泻、牡丹皮、栀子、白芍各 10 克,陈皮 12 克。心悸失眠甚者,加远志、合欢皮各 15 克;腰酸甚者,加川续断、杜仲各 15 克;头晕耳鸣甚者,加麦冬、枸杞子各 15 克;倦怠乏力甚者,加太子参、黄芪各 15 克。

应用方法:每日 1 剂,水煎分早晚服,15 日为 1 个疗程,连续服用 3 个疗程。

功能主治:滋补肝肾,疏肝解郁,养心安神。用于治疗女性更年期综合征。

(34)柏子养心汤加味方

药物组成:柏子仁、女贞子各15克,酸枣仁、茯神各30克,天冬、麦冬、当归、熟地黄、炙甘草、墨旱莲各10克。心烦重者,加牡丹皮、栀子各10克;汗出多者,加地骨皮10克,浮小麦30克。

应用方法:每日1剂,水煎分早晚服,4周为1个疗程。

功能主治:滋阴补肾,养心安神。用于治疗女性更年期综合征。

(35)柴胡桂枝龙骨牡蛎汤加减方

药物组成:柴胡、桂枝、茯苓、黄芩、白芍、大黄、大枣、炙甘草各10克,党参20克,生龙骨、生牡蛎各30克,生姜2片。情绪抑郁者,加百合30克;心烦失眠者,改茯苓为茯神10克,加合欢皮30克;月经量多者,改生龙骨、生牡蛎为煅龙骨、煅牡蛎;便秘者,去炙甘草。

应用方法:每日1剂,加水600毫升,煎取汁液约200毫升,水煎2次,分早晚服。

功能主治:平阴阳,调气血,和营卫。用于治疗更年期综合征。

11. 著名中医高冬来是怎样治疗更年期综合征的

高冬来是甘肃省著名中医,在治疗更年期综合征方面积累有丰富的经验。他认为,人体内分泌功能强弱与中医心、脾、肝、肾及冲任二脉的阴阳失调、气血盛衰有密切关系。因人的体质不一,其脏腑的阴阳气血水平也不一样,身体年轻时,处于生长旺盛期,个体差异不甚明显。当更年期到来时,机体各种功能衰退,此时脏腑就会因人而异,表现出明显的某个方面的衰弱老化,形成各种证候类型,因此更年期综合征症状千差万别。他强调治疗更年期综合征关键在于辨证,不可拘泥,临证主张"因人因证治宜",从肝、从脾、从心、从肾治疗,思路独具匠心,疗效满意。

(1)从肝治:辨证属肝经郁热或肝血亏虚、肝阳上亢。

主症:烦躁易怒,头晕头痛,血压不稳,大便秘结,舌质红,苔薄少,脉弦细。

治则:疏肝理气,健脾和胃,补肝养血,平肝潜阳。

方选:逍遥法丸加减或黄连四物汤合二至丸、百合地黄汤。黄连 6 克,当归、生地黄、赤芍、白芍、知母、白薇、制何首乌、川芎、桑叶、菊花、黄芩各 10 克,百合 30 克,女贞子、墨旱莲各 15 克。

用法:每日 1 剂,水煎服。

(2)从脾治:辨证属心脾两虚、气血不足、脑失所养。

主症:健忘,精力不集中,情绪涣散,梦多,睡不实,心悸头晕,或悲愁善哭,不语,发呆,舌质淡,苔薄白,脉细弱。

治则:补养心脾气血,安神定志。

方选:归脾汤加减或甘麦大枣汤加味。柴胡、生龙骨、生牡蛎各 18 克,桂枝、赤芍、女贞子、墨旱莲各 15 克,黄芩 12 克,半夏、炙甘草各 10 克,丹参、浮小麦各 30 克,大黄 6 克,大枣 5 枚。

用法:每日 1 剂,水煎服。

(3)从心治:辨证属心气不足、心神不宁或胆热内扰。

主症:心悸心慌,坐卧不宁,焦虑不安,盗汗,五心烦热,睡眠差,易惊醒。

治则:补益心气,安神定志,化痰清热。

方选:柴胡桂枝龙牡汤或炙甘草汤,或安神定志丸、黄连温胆汤加减治疗。炙甘草、黄连、竹茹、胆南星、陈皮、茯苓各10克,浮小麦、磁石各30克,大枣5枚,半夏12克,薤白20克,生龙骨、生牡蛎各18克,合欢皮15克。

用法:每日1剂,水煎服。

(4)从肾治:辨证属肾阴虚或肾阳虚。

主症:肾阴虚者症见头晕耳鸣,失眠多梦,心烦易怒,烘热汗出,五心烦热,腰膝酸软,或皮肤感觉异常,口干便结,尿少色黄,舌质红,苔薄少,脉细数;肾阳虚者症见面色晦暗,精神萎靡,形寒肢冷,纳差腹胀,大便溏薄,或面浮肢肿,尿意频数,甚或小便失禁,舌质淡,苔薄少,脉沉细无力。

治则:肾阴虚患者治宜肝肾同补,滋补肝肾;肾阳虚患者治宜温补肾阳,调理冲任。

方药:肾阴虚患者以杞菊地黄丸或知柏地黄丸为主方,肾阳虚患者以二仙汤、右归丸加减。

12. 著名中医胡思荣是怎样治疗更年期综合征的

胡思荣是湖北中医药大学教授,硕士研究生导师,从事中医临床工作30余年,治疗妇女更年期综合征经验丰富,方法独到。临床中,他将更年期综合征分为肝郁脾虚型、气血郁滞型、痰火扰心型3种证型进行辨证治疗,屡获奇效。

(1)肝郁脾虚型:此型患者最为普遍,常见于白领女士,自觉症状多,与亚健康状态相似。常常由于素体脾胃虚弱,加上学习、工作、家庭压力大,竞争激烈,长时间思虑过度而致肝郁脾虚发病。

主症:主要表现为多个脏腑功能紊乱失调,多见情绪不稳定,注意力不集中,记忆力减退,疲乏无力,失眠多梦,面色萎黄,病变多在气分。

治则:以疏肝解郁,健脾利湿为法。

方选:半夏厚朴汤以取疏肝解郁之意。半夏、厚朴、合欢皮、桃花各10克,陈皮、百合各15克,茯苓12克,生甘草6克。

方解:方中半夏、厚朴疏肝理气,解郁除烦,消除紧张的情绪;陈皮、茯苓、生甘草健脾利湿;百合、合欢皮安神解郁;方中特别选用桃花,气味苦平,无毒,令人好颜色,祛斑美容。诸药配合,共成疏肝解郁,健脾利湿,除烦安神之剂。

(2)气血郁滞型:此型患者是在患病初起未引起足够的重视或未经及时治疗,由于肝气郁结,气滞血瘀,气郁则化火,进而发展的结果。

主症:临床表现除有肝郁脾虚的症状外,多以气血郁滞为主。女性以气血为用,气虚则无力,血虚则面色无华,胞宫失养,则月经两月一至,气虚不摄月经一月二至,经色暗红,夹带血块,或经期伴腰腹疼痛,甚至有时出现五心烦热,阵阵汗出,有时又畏寒,周身不适,痛无定处,乳腺腺体萎缩,白带全无且感不适,性欲减退,病变多在血分。

治则:以解郁安神,调理气血为法。

方药:上方在疏肝解郁,健脾利湿的基础上,加桃仁、红花以活血祛瘀,白芍、当归调血养血。

(3)痰火扰心型:此型患者是在上两型的基础上发展而成,本证因为多脏器脏腑功能失调之重症临床表现更为复杂各异,往往只是对症治疗很难见到效果。

主症:主要是由于天生性格内向、孤僻,好生闷气,忧思过度,或突然受到惊吓刺激致肝失疏泄,郁而成痰,且久治不愈,致痰火扰心,而见坐立不安,彻夜不眠,烦躁欲死,大便干结,自认为陷入绝境,整日里胡思乱想,悲伤欲哭,病变多在于痰。

治则:当以解郁化痰,豁痰开窍为法,且必须下猛药,重剂方可奏效。

方药:由上方加礞石、枳实豁痰开心窍,且用量宜大,同时减量用白芍、当归。

方解:因本病气郁痰结过甚,一般行气化痰之药无济于事,欲使顽痰速去,必用此药。礞石性味甘咸,长于下气消痰,专治顽痰老痰,胶固不化之痰;枳实苦泄辛散,长于出胸胁痰癖,二药合用行气泻痰,豁痰开窍。

胡思荣认为,更年期综合征属中医学郁证的范畴,是由于肝郁脾虚,气血郁滞,痰火扰心所致多个脏腑功能紊乱失调而引起,病情重者会影响一个人的生活质量。病因以肝郁脾虚为本,气血郁滞、痰火扰心为标,治以疏肝解郁,调理气血,解郁化痰为大法。处方取半夏厚朴汤疏肝解郁方意化裁,标本兼治,故而生效。

胡思荣同时提醒:处于更年期的女性朋友不要紧张,要注意自我调节。一是,正确认识更年期是由于人体激素水平下降引起的生理现象,是不可逆转的自然规律;二是,尽可能保持良好的精神状态,做到乐观豁达,积极向上,精神放松;三是,尽可能多地参加社会活动,以开拓生活领域,充实生活内容,更好地维护心理健康,以减轻及避免更年期综合征的发生与发展。

13. 著名中医孟安琪是怎样治疗更年期综合征的

孟安琪是辽宁中医药大学教授,从事中医妇科临床工作数十年,经验丰富,尤其擅长治疗更年期综合征,临床中除了辨证应用中药治疗外,还注重结合心理疏导,方法独到,疗效较好。

(1)药物治疗:《内经》中说:"年四十而阴气自半也。"说明绝经前后,肾阴已不足,若素体阴虚或劳心过度,七情所伤,营阴暗耗,则肾阴益亏。肝肾同源,阴不足,不涵森,一则肝阳上亢,肝火上扰,致潮热、汗出、急躁易怒;二则肝失柔和条达疏泄之职,肝气郁结,则胸闷、烦躁、抑郁。心肾水火相交,肾水不足,不能上济于心,则心火亢盛,心阴亏虚致心烦、失眠、心悸。故更年期综合征的发病,其本虽在肾,但必累及心、肝,肝郁肝旺、心火旺盛为其标,心、肝、肾多脏同病,治疗当标本兼治,宜滋阴益肾治本为主。孟安琪认为,妇女到49岁左右肾气渐衰,冲任脉亏虚,天癸将竭,精血不足,阴阳平衡失调,可出现肾阴不足,阳失潜藏,或阴虚阳亢,或心肾不交等症状。治疗上则从肾、肝、心三脏着手,注重补肾疏肝清心。

①补肾。"经水出诸肾,胞络者系于肾,冲任之本在于肾"。说明了肾在人体中的重要性。肾气的盛衰主宰着各脏腑阴阳的平衡,主宰着天癸的至与竭。肾气衰退,冲任二脉亏损,精血不足,肾气将竭的生理变化时期,此时体内的阴阳调衡能力减退,易导致脏腑功能失常。因此,肾精亏虚是经

断前后诸症出现的根本原因,临床治疗上当强调以补肾为主,常用熟地黄、龟甲、枸杞子、山茱萸、山药滋补肾阴,益精填髓;仙茅、淫羊藿温补肾阳。现代药理研究表明,熟地黄、山药、山茱萸、枸杞子等均有增强免疫功能,抗脂质过氧化,延缓衰老等作用。

②疏肝。冲任二脉起于胞中,肝经环布阴器,前人即有"冲脉隶属于肝"的说法。冲脉之盛衰与否有赖于脉之疏泄有序,只有肝之疏泄正常,才能血脉流畅,冲任二脉调和,血海满盈。肝主疏泄而藏血,为全身调畅气血。此外,肝主疏泄,性喜条达而恶抑郁,其重要的作用之一就是调畅情志,肝气疏泄正常则气血运行正常,情志活动亦正常,睡眠就不会出现障碍,如肝郁气滞,郁久化热,热扰心神,则心烦不寐或少寐多梦,甚至彻夜不眠。孟安琪常用白芍、柴胡疏肝柔肝,香附疏肝解郁,佐以甘缓性平之甘草,以敛营气,泻肝木,补脾土。同时配合百合、首乌藤养阴清心,宁心安神,改善睡眠。

③清心。妇女以血为本,又因其经、带、胎、产、乳等独特的生理功能,而长期气血耗损,肾精不足,进入更年期气血肾精更虚。肾气虚衰,阴血不足,水不济火涵木,肾水不能上济于心,则心火亢盛,心阴亏虚,而出现潮热汗出、不寐心悸。孟安琪常用百合配茯苓、远志宁心安神,黄柏、知母、牡丹皮清肾中虚热,浮小麦、煅龙骨、煅牡蛎滋阴潜阳敛汗。

(2)心理治疗:当今生理-心理-社会的医学模式受到医学界的广泛重视,生物因素只是更年期焦虑症状发生的生理基础,而个性心理因素和社会家庭环境因素,既是更年期焦虑症状的诱发因素,同时又是直接的致病因素。妇女将临断经之年,天癸已竭,肾气渐衰,肾精不足,冲任功能减退,发生月经由失调而断绝的自然生理变化。孟安琪临床中注重对患者的心理疏导治疗,对每个患者都耐心讲解,用通俗易懂的医学知识,有针对性地讲解更年期的有关临床表现及预后,使患者对更年期的自然生理过程有一个充分的了解,明白出现的症状是暂时的,只要把握好自己的情绪,保持乐观稳定的心理、良好的心态,即可顺利度过更年期。并指导患者饮食上多吃菠菜、苦瓜等疏肝理气、养心安神之品。同时,指导患者家属帮助更年期妇女树立信心,耐心聆听,配合患者治疗,使患者平稳地度过这个时期。孟氏多年临床经验证明,配合心理疏导治疗较单纯中药治疗效果肯定,复发率低,抑郁、焦虑和睡眠、食欲改善明显。

14. 著名中医倪宗珈是怎样治疗更年期综合征的

倪宗珈是昆明医学院教授、主任医师,擅长治疗内科、妇科疾病,在治疗更年期综合征方面具有丰富的临床经验。倪宗珈认为,妇女更年期综合征肾虚是致病之本,肾阴虚又最为多见,肾之阴阳失调,而致肝、心、脾功能失调。临证时他将更年期综合征分为肝肾阴虚型、心肾不交型、心肝火旺型、肝郁气滞型和痰瘀互结型进行辨证论治,疗效颇著。

(1)肝肾阴虚型:多表现为头晕头痛,耳鸣,腰酸,烦躁易怒,烘热汗出,月经周期紊乱,经量少,色紫红,或淋漓不尽。治宜滋肾平肝,育阴潜阳。方选左归饮加龟甲、淫羊藿、女贞子、煅龙骨、煅牡蛎、合欢皮。倪宗珈在治疗此类患者时,佐以潜阳或稍加温阳之品,此即景岳所谓"善补阴者,必于阳中求阴,则阴得阳升,而泉源不竭"之意。

(2)心肾不交型:除有肝肾阴虚型之症候外,尚出现心悸怔忡,心烦不宁等,此乃阴虚不能上济于心。治宜滋水宁心,交通心肾。方选莲子清心饮合生脉散加味。

(3)心肝火旺型:如果在上述症状的基础上,兼见情志异常,失眠,心中烦热,口苦,大便干等症状,此乃肝郁化火,心火偏亢。治宜滋水涵木,水火相济。方选六味地黄汤与黄连阿胶鸡子黄汤加减。

(4)肝郁气滞型:表现为情绪悲观,抑郁失眠,烦躁易怒,或焦虑恐惧,多疑,经血异常等。遇到此类患者,倪宗珈首先疏肝行气,宁心安神,以冀气行血调。根据几十年的临床实践,倪宗珈选方以《金匮要略》之甘麦大枣汤合逍遥散加味,以养心气,缓肝急。

(5)痰瘀互结型:如出现头痛目眩,心悸肢麻,咽中痰多,属于痰瘀互结型。治疗上当以化痰瘀,行气血为主。倪宗珈选方用药多以温胆汤加味,同时佐以仙茅、淫羊藿、菟丝子、白芍、当归、女贞子、墨旱莲等温补肾阳,滋阴益肾之品。

倪宗珈对更年期综合征的治疗,除予滋肾宁心、柔肝健脾等法调治外,还强调进行心理调摄。在诊疗过程中,首先要关心同情患者,态度和蔼,取得患者的信任,使患者充分意识到更年期是一个生理过程,根据不同患者的不同特点,帮助其正确认识到更年期的心身反应,稳定情绪,消除各种情绪因素所造成的不良影响,调动患者的积极性,提高身我调节与自我控制力。其次,要辅助运动锻炼,以疏通气血,有利于身心康复。另外,更年期综合征与女性激素水平下降有关,适当补充雌激素,中西医结合治疗,往往事半功倍。

15. 著名中医吴高媛是怎样治疗更年期综合征的

吴高媛教授从事中医临床、教学工作30余年,学验俱丰,对更年期综合征的治疗方法独到,疗效较好,现将其经验介绍如下。

(1)本虚在肾,补肾为主:更年期综合征是妇女从育龄期走向老年的过渡阶段,此时由于肾气渐衰,天癸将竭,冲任虚损,精血不足,阴阳失调,出现肾阴不足,阳失潜藏,或肾阳虚衰,经脉失于温煦等肾阴肾阳偏盛偏衰的现象,从而导致脏腑功能失常,故肾虚为致病之本。吴高媛认为,更年期综合征病因明确,当以补肾虚为第一大法,但此处补肾的目的并不是使之恢复到以前的功能状态,而是为了延缓衰老速度,减轻衰老症状,因为人体脏器的衰老是自然规律,不可逆转,且更年期后"肾不用事"而以气血为重。所以,治疗应该顺势利导,重点在于调理气血阴阳,使阴平阳秘,精神乃治。用药讲究柔润,已用刚燥。调补阴阳之法,滋阴宜阳中求阴,不可过用滋腻,以防矫枉过正而耗精伤阴。吴氏滋阴多选女贞子、墨旱莲、当归、白芍、枸杞子、紫河车等,益阳多用淫羊藿、鹿角胶、山茱萸、山药之类,临床随证选择应用,效果显著。

(2)标实在肝,疏肝为要:吴高媛认为,更年期综合征虽为肾衰所致,但由此引起的病理变化却复杂多样,因此宜谨察病机而调之。肝为刚脏,体阴而用阳,主升主动,肝肾乙癸同源,精血互生互化,今肾气衰退,肝木失肾水之滋养,则刚暴之性必现。可见因水不涵木而导致的肝火旺盛或肝阳上亢症状,如烦躁易怒,潮热盗汗,口苦咽干,头痛目赤等。也可因肝失条达疏泄之职,引起气机不畅,升降失常,致体内水湿代谢障碍,湿聚成痰,产生气滞痰阻的病变,临床可见精神抑郁,忧思寡欢,眩晕体胖,面浮肢肿等表现。吴高媛认为,大凡本虚标实之证,治疗多扶正祛邪关举,而本病虽亦属本虚标实,但标实之证多重多急,而本虚之证可缓可待,且患者主观上迫切希望解决标实之困,所以临证宜审清标本缓急后,先治标实,以缓解症状,稳定患者情绪,增强继续治疗的信心,可明显提高整体疗效。治肝之药,吴氏讲究轻灵柔和,顾及本虚,中病即止,勿犯虚虚实实之戒。如平肝多用菊花、钩藤、白蒺藜、石决明之类,气滞多取柴胡、郁金、青皮、香附种种,痰阻多集陈皮、半夏、石菖蒲、胆南星、竹如之品等。

(3)重视奇经,调理冲任:吴高媛认为,奇经八脉对于妇科疾病的发生有重要作用,它们既可调理脏腑气血之盛衰,又可沟通十二经脉协调阴阳,其中尤以冲任二脉与妇女的发育、生殖及衰老关系最为密切。因冲脉为血海,又为十二经脉之海,以调节、滋补和温养十二经脉;任脉主胞胎,主一身之阴,凡精血津液都属任脉所司。所以,只有任脉通,冲脉盛,月经才能按时来潮,孕育才能正常。而且冲任二脉还与肝脾肾三脏的功能密切相关,可共同参与调节妇女一生各阶段的生理病理变化。因此,治疗上既要滋肾调肝,又要注意调补脾胃,使气血化生不息,精液化源不竭,则冲任虚衰之势可缓,失调之局可平。调理冲任吴高媛用药多在滋补肝肾的基础上加党参、白术、当归、砂仁、薏苡仁及麦芽等调补后天之品,以期使阳明气血旺盛,冲任二脉得养。

(4)针药并用,事半功倍:吴高媛还非常重视针灸在妇科疾病中的运用,她认为更年期妇女由于阴阳失调,经脉失养,气血循环不畅,导致多种症状出现,而针灸既可以疏经通络、除邪外出,还可以强壮筋骨,其效果直接,立竿见影,有辅助药物疗效的良好协同作用。临床选穴多根据不同症状,以肝脾肾三经及冲任二脉为主取穴,一般主穴多用肾俞、足三里、三阴交、神门、百合等。偏阴虚加肝俞、太溪、大赫等,以滋补肝肾;偏阳虚加脾俞、关元、水道等,以温补脾肾。同时可结合耳针,如内分泌、交感、皮质下、肾等,以调理冲任气血。经临床观察,中药配合针灸较单纯使用药物治疗者,见效更快,疗效更显著。

(5)心理疏导,不可忽视:吴高媛认为,更年期综合征除机体内分泌紊乱外,还与情志因素密切相关,平素情绪不稳、多愁善感,或性情暴躁、郁闷不舒者,可加重神经内分泌功能的失调,而使临床症状更加明显,充分重视和应用心理疏导疗法,可明显提高疗效。要注意与患者建立良好的医患关系,关怀、理解和同情患者,态度和蔼、诚恳,以取得患者的信任,借以调动其潜在的抗病能力。要进行必要的医患交流,医者应多用安慰、鼓励性的语言,对患者生活中的苦闷与压抑做正确疏导,并注意保护患者的隐私。要讲明更年期的生理特点与发病原因,使其对疾病的发生、发展与转归有正确的认识,从而更好地配合治疗。

16. 著名中医赵和平是怎样治疗更年期综合征的

湖北省著名中医赵和平临床经验丰富,对更年期综合征的治疗颇多心得。他认为,更年期综合征的病本在肾,标在心、肝、脾,临证注重体质辨证,他将治疗更年期综合征的方法归纳为滋水涵木法、疏肝化痰法、化痰逐瘀法、温补肾阳法，以及健脾养心法五法，根据辨证选法选方，灵活加减用药，疗效满意。

(1)滋水涵木法：本法适用于肝肾阴虚证。《素问·上古天真论》中说："七七，任脉虚，太冲脉衰少，天癸竭，地道不通，故形坏而无子也。"肾水亏虚，水不涵木，而现阴虚燥热之象。

主症：患者多体质偏瘦，主要表现为头晕头痛，目眩耳鸣，烦躁易怒，烘热汗出，五心烦热，失眠多梦，腰膝酸软，月经不调，经量少，色紫暗，淋漓不止，多便秘，口干咽燥，舌质红，苔薄或少，脉弦细数。

治则：滋水涵森，育阴潜阳。

方选：自拟滋肾养肝汤加减。熟地黄、女贞子、白芍、首乌藤、生龙骨、生牡蛎各 30 克，龟甲、石斛、枸杞子、合欢皮各 15 克，墨旱莲 20 克，当归、佛手各 10 克，川楝子 6 克。

加减：五心烦热甚者，加地骨皮、青蒿各 30 克；心悸健忘者，加石菖蒲、远志各 10 克；大便秘结者，加何首乌、莱菔子各 30 克，砂仁 6 克。肾水得滋，肝木得养，阴阳调和，诸症必除。

用法：每日 1 剂，水煎服。

(2)疏肝化痰法：本法适用于肝郁气滞，痰浊内阻证。肝为风木之脏，主疏泄，喜条达，以气为用。绝经期女性由于天癸将竭，肝肾不足，疏泄失司，气郁化痰，炼液为痰，极易出现肝郁夹痰浊之证。

主症：多见于肥胖体质者，主要表现为心烦，焦虑，恐惧，多疑，易怒，善太息，噩梦纷纭，胸胁胀痛，四肢麻木，月经紊乱,经期腹痛或淋漓不净,阵发潮热,舌质暗红,苔黄白腻,脉弦滑。

治则:疏肝解郁,化痰安神。

方选:丹栀温胆汤加减。杭白芍 30 克,当归、茯苓、竹茹、法半夏各 15 克,柴胡、白术、牡丹皮、炒栀子、陈皮各 10 克,薄荷、甘草各 6 克,枳壳 12 克。

加减:胸闷不舒者,加佛手 15 克,合欢皮 20 克;精神恐惧者,加青龙齿、生龙骨、生牡蛎各 30 克;头晕头痛者,加天麻、木槿花各 10 克,虚烦汗多者,加桑叶、浮小麦各 30 克,五味子 10 克;症如百合病莫可名状者,加百合、生地黄各 30 克;经来乳房胀痛者,加川楝子 10 克,延胡索 30 克。

用法:每日 1 剂,水煎服。

(3)化痰逐瘀法:本法适用于痰瘀互结证。多见于素体肥胖,体质较强者,患者多平素嗜食肥甘厚味及辛辣之品,以致痰浊内生,经脉不利,日久而成痰瘀互结之势,临床上此类患者并不少见。

主症:主要表现为头晕头沉,目眩,肢体困倦或麻木,胸闷,烦躁易怒,口苦、口黏不欲饮,咽中痰多,饮食无味,手足心热,带下黄稠,舌质暗红或有瘀点,苔黄腻,脉弦滑数。

治则:清热化痰,活血逐瘀。

方选:自拟桃红温胆汤加减。桃仁、红花、陈皮、茯苓、黄连各 10 克,法半夏、竹茹各 15 克,枳壳 12 克,天竺黄 20 克,瓜蒌 30 克,甘草 6 克。

加减:咽中有异物感者,加厚朴、紫苏叶各 10 克;瘀血甚者,加川芎 10 克;头晕沉甚者,加土茯苓 30 克,僵蚕 10 克。痰瘀证减轻后,可加淫羊藿、生地黄、白芍、女贞子、墨旱莲等补益肝肾之品。

用法:每日1剂,水煎服。

(4)温补肾阳法:本法适用于肾阳虚衰证。肾是生命的原动力,内寓元阴元阳,女性到更年期,随体质的不同而出现的阴阳失衡各异,素体阳虚的女性因元阳的虚损,卫气失其温煦之能,则极易出现肾阳虚衰证,表现出一派虚寒之象。

主症:腰酸膝软,畏寒肢冷,精神萎靡,月经过少,或闭经,带下清稀,性欲低下,小便频数,下肢水肿,舌质淡,苔薄白,脉沉细等。

治则:温肾壮阳。

方选:自拟仙鹿汤加减。淫羊藿、鹿衔草各30克,山茱萸、枸杞子、杜仲、菟丝子各15克,炮附子6克,紫河车10克。

加减:腰痛甚者,加续断20克,狗脊30克;夜尿频数者,加桑螵蛸15克,益智仁10克;带下清稀量多者,加白天果10克,芡实30克;自汗乏力者,加黄芪30克,白术10克。

用法:每日1剂,水煎服。

(5)健脾养心法:本法适用于心脾两虚证。此类患者多平素脾胃虚弱,体形偏瘦。

主症:面色少华,头晕目眩,心慌气短,神疲乏力,食欲差,便溏,健忘,失眠多梦,脱发,月经量多,经色淡红,舌质淡红,苔薄白或少,脉沉细弱。

治则:益气健脾,养心安神。

方选:归脾汤合甘麦大枣汤加减。黄芪、小麦各30克,党参、桂圆肉各20克,白术、大枣各15克,茯苓、远志、当归各10克,木香、炙甘草各6克。

加减:头晕目眩者,加菊花 10 克,葛根 30 克;烦躁多梦者,加炒酸枣仁、生龙骨、生牡蛎各 30 克;脘腹胀满者,加砂仁、白蔻各 10 克。

用法:每日 1 剂,水煎服。

赵和平认为,更年期综合征常寒热虚实错杂,有时需要多法并施,随症加减,并嘱患者平时注意精神调摄,达到精神内守,如此方能获得佳效。

17. 著名中医雷根平是怎样治疗更年期综合征的

雷根平教授系陕西中医学院教授,主任医师,从事中医临床、科研工作数十年,经验丰富,对更年期综合征的治疗思路独到,颇多心得,疗效显著。

(1)绝经前后冲任亏,调理阴阳二仙汤:《素问·上古天真论》中说:"女子七岁,肾气盛,齿更发长,二七天癸至,任脉通,太冲脉盛,月事以时下,故有子……七七,任脉虚,太冲脉衰少,天癸竭,地道不通,故形坏而无子也。"冲任皆属奇经之脉,冲脉为十二经脉之海,亦称血海;任脉调理阴经气血,故称阴经之海。太冲脉盛,女子月经正常,乃至女子年高,冲任虚衰,阴血暗耗,致七七,天癸竭而经乱。天癸者,肝肾也,肝主血,肾主阴精,此时患者阴精亏损,虚火内动,故见烘热汗出,时有心烦易怒;水不涵木,虚火上扰,故见头晕目眩,而现一派阴阳两虚之象。若论治法,当以培调阴阳为主。20 世纪 50 年代,张伯讷基于《内经》之论,创制二仙汤以增调阴阳,取得良好效果。其组成为仙茅、淫羊藿、巴戟天、知母、黄柏、当归。方中仙茅、淫羊藿、巴戟天温肾阳,补肾精;黄柏、知母泻肾火,滋肾阴;当归一味补阴血。雷根平治疗更年期综合征恒以本方为基础,加减变化治疗本病,以及与肾性疾病相关的病症,疗效显著,并强调运用本方时视阴阳之轻重调药量。阴虚阳亢,虚火上炎者,重用黄柏、知母;阳虚畏寒重者,重用仙茅、淫羊藿,甚则用四逆汤等。其他见症均以此为基础,总以培调阴阳为纲,观其脉证,随证治之。

(2)气虚血瘀病水肿,重用黄芪益母草:水肿是更年期妇女常见的临床症状之一,雷根平认为,本病水肿主要为气虚血瘀,水湿内停所致。冲任不足,肝肾阴血亏虚,一则肾精亏损,无以化气,肾不主水,水泛成肿;二则阳虚生内寒,寒凝经脉,血脉瘀阻,血不利则病水。故治疗本病在培调阴阳的基础上重用黄芪、益母草,或用一般利水消肿药(如车前子、茯苓、猪苓、泽泻等)无效,或反复加用此二味,以益气活血、利水消肿,常获良效。黄芪本为益气,益母草本活血调经,两者均有利水作用,若要兼取其利水之效,必重用至90克以上方见效。此药用量之大,绝非哗众取宠,实为经验之谈,为雷氏临证常用之量。

(3)肾虚夹湿病淋症,重用牛膝与乳香:《诸病源候论》中说:"诸淋,皆肾虚而膀胱热也。"更年期女性肝肾不足,故见腰酸膝软,神疲乏力,心烦易怒,烘热汗出等。"湿邪为病,下先受之",本患者或因劳累,或因憋尿,或因饮水减少,下焦湿热内生,淋证频发,症见尿频、尿急,或痛,或不痛,腰痛,或腰不痛。雷根平强调,本病治疗应以扶正祛邪、培补阴阳为主,清利下焦为辅,重用牛膝、乳香。若下焦湿热重者,可加用车前草、车前子、石韦、冬葵子等。牛膝治疗淋证,《外台秘要》《仁斋直指方》皆有记载,但要取得良效,需重用为宜,量需

30克以上;乳香辛香走窜,既入血分又及气分,活血行气止痛,内通脏腑,外达经络,适宜于一切气滞血瘀之痛证,但用于淋证量宜小,取其通利之作用。《仁斋直指方》云:"牛膝治血淋……少佐乳香良",即是此意。

(4)虚生风痰血压高,降压赭膝夏枯草:部分更年期综合征妇女会出现高血压,如按常法治之,效果较差;若以二仙汤为基础培补肝肾的同时加重潜降化痰之法,每获佳效,尤其对于初患高血压的患者,效果显著。概缘于肝肾阴虚,水不涵木,风阳上扰清窍,阴虚痰生。代赭石、牛膝为镇肝息风汤之药,潜阳之功颇著;夏枯草息风化痰,可酌加半夏、天麻、生龙骨、生牡蛎等品。

(5)心肾不交夜不寐,黄连肉桂酸枣仁:更年期综合征患者几乎均存在睡眠不佳的问题,只是轻重不同,有些患者彻夜难眠,或一夜只睡2~3个小时,或入睡困难,或睡后易醒,醒后难以入睡,常伴心悸、心烦、口干、焦虑等,查舌质红,此为阴阳亏虚伴有心肾不交,予以大剂交泰丸加酸枣仁,常获良效。交泰丸以黄连清心,肉桂温肾宜量大(15～25克)。酸枣仁以酸收,敛摄神魄,善安睡眠。黄元御谓之"宁心胆而除烦,敛神魄而就眠"。病重则需量大,张仲景用酸枣仁2升,全小林测算其量为188克,可参考。

18. 著名中医罗铨是怎样治疗更年期综合征的

罗铨教授是全国第二批名老中医,临床经验丰富,对更年期综合征的治疗颇有心得。他认为,更年期综合征总属心肾不交,在治疗此类疾病时应立足于交通心肾,拟经验方加味交泰丸,具体再根据患者的舌脉象和体质,辨为气阴两虚证、阴虚火旺证、阴阳两虚证,治法在交通心肾的基础上兼以益气养阴、滋阴降火、阴阳双补等,效果显著。

(1)从交通心肾论治:孙思邈在《千金要方》中阐述"夫心者,火也;肾者,水也;水火相济"。罗氏在继承古代医家学术思想上,认为肾主藏五脏六腑之精气而不泄,是生命活动的原动力,心火居上,肾水位下,故能水火既济。妇女更年期是肾气渐衰,天癸由盛到竭的过程,以致阴精不足,月经逐渐闭绝,生殖能力逐渐丧失。更年期是妇女向老年迈进的一个分界线。肾水不能上济于心,心火亢盛,心肾之间的生理平衡被打破,即称为"心肾不交"。心肾不交贯穿于更年期综合征的始终。确定了心肾不交的病理基础,故交通心肾是治疗更年期综合征的基本大法。交泰丸为治疗心肾不交的经典方剂,该方出自《韩氏医通》,全方由黄连、肉桂两味药按10∶1的比例组成,功能清心除烦,引火归原,适用于因心火偏亢、心肾不交之不寐、心悸、焦虑多疑等症,是引火归原,降心火救肾水的经典之方。方中黄连苦寒清降心火,泻火解毒,以存心阴;肉桂辛热入肾,补火助阳以温肾水,引火归原。心火宜降,肾水宜升,方中加入补肝肾,强筋骨,引火下行之怀牛膝,增强原方交通心肾,水火既济之功。

(2)病证结合,辨证施治:分为气阴两虚证、阴虚火旺证、阴阳两虚证。

①气阴两虚证。心肾不交兼气阴两虚的患者多有不同程度的气阴耗伤的征象,如乏力倦怠、自汗、五心烦热、口渴、大便秘结,查舌质偏红有齿印,苔薄白,脉细弱。罗氏用加味交泰丸合生脉饮加减。生脉饮全方三味药补气滋阴敛汗,配

伍严谨,补而不滞,动静结合。药用黄连、肉桂、怀牛膝、太子参、麦冬、五味子、墨旱莲、女贞子、黄精等。全方共奏交通心肾,益气养阴之功,标本同治。

②阴虚火旺证。心肾不交兼阴虚火旺者,罗铨认为,肾虚为本,火热为标。此类患者临床多表现为月经紊乱或者绝经,月经量少、色红、质稠,夜间发热,心烦躁扰,两颧潮红,可有复发性口腔溃疡、阴道干灼热感、头晕,查舌质红,苔薄少,脉细数。罗氏用加味交泰丸合知柏地黄汤加减。药用黄连、肉桂、怀牛膝、知母、黄柏、生地黄、山茱萸、山药、牡丹皮、茯苓、泽泻、补骨脂。全方共奏交通心肾,滋阴降火之功,标本同治。

③阴阳两虚证:心肾不交兼阴阳两虚证的患者多表现为月经紊乱,寒热错杂,烘热汗出,腰背冷痛,头晕耳鸣,健忘,腰膝酸软,查舌质红,苔薄白,脉沉细。罗氏用加味交泰丸合二仙汤加减。药用黄连、肉桂、怀牛膝、黄柏、知母、仙茅、巴戟天、淫羊藿、菟丝子、肉苁蓉。全方共奏交通心肾,阴阳双补之功,标本同治。

(3)中西医医理汇通:《内经》中说:"地气上为云,天气下为雨,升已而降,降者为天;降已而升,升者为地;天气下降,气流于地;地气上升,气腾于天。故高下相召,升降相因,而变作矣。"中医学认为天人合一,通过自然理论可以延伸到心肾的气机升降,气机升降有度,万物才能和谐统一。"心为火,肾为水,心肾交济,水火既济"。妇女七七天癸竭,在绝经前后,肾气亏虚,阴精暗耗,肾阴精不足,肾水不能上济心火,心肾不交而致心火偏亢,所以治疗宜交通心肾。现代医学认为,更年期综合征是因下丘脑-垂体-卵巢轴激素的变化,引起卵巢功能减退,激素水平下降,导致内分泌系统调节紊乱,这是引起更年期综合征发病的主要原因。妇女体内雌激素水平大幅度下降,是绝经妇女骨质疏松的一个重要原因。西医用激素替代疗法,配合β肾上腺素能阻断药、抗焦虑药和心理疏导,可以对症减轻症状,减少骨质疏松及其他相关骨折的发生和退行性疾病的发展,显著提高更年期妇女的生活质量。

19. 著名中医史大卓是怎样治疗更年期综合征的

史大卓教授是我国著名中医专家,临床经验丰富。他认为,更年期综合征的主要病机是"肾虚为本,其标在肝",结合病程发展时出现的气虚、气滞、血寒、血热、痰凝、血瘀等具体症候,他提出了"万病对应,因证易方"的治疗原则,并在此基础上施以扶正祛邪药物,取得了良好的临床疗效。

(1)"肾虚为本,其标在肝"为基本病机特点:史大卓根据病症结合的观点认为,肾虚是更年期综合征起始原因,而肝郁是疾病发展过程中证的表现,所以应当辨病为本,因证用方。肾虚为疾病的根本,其中包括是肾阳虚与肾阴虚。人体的阴阳情况会反映在气血上,因此辨病的关键在于(血)阳(气)。《素问·调经论》中说:"……血并于阴,气并于阳"。《血证论·阴阳水火气血论》中说:"阴阳即水火,也为气血;病气即是病水,血病即为火病,水病则累血,血病则累气,治血理气就是调和阴阳的大法",此是更年期综合征的基本治疗原则。肝郁是更年期综合征发展后期出现的证候。水不涵木则出现肝郁,肝阳上亢则治以滋水涵木法,并依照患者病位、病性进行选方。在半表半里、血气之间以小柴胡汤为主,继发气滞者以香附代替柴胡,气虚以补中益气汤为底方,血瘀则根据病情选用养血和血、活血化瘀之品,血热则用凉血补血的生地黄、地骨皮等。

(2)"理气调脾"是提高疗效的关键:更年期综合征在补肾治肝后,随着疾病的病理进展,会出现脾的运化功能的异常。脾为后天之本,更年期综合征在先天不足的病因上,随着疾病进展往往继发后天失调。《灵枢·决气论》中认为,气血皆赖中焦脾胃运化与输布,因此帮助脾恢复运化的功能,取调后天补先天,以达到相互滋生、相互促进的效果。此外,理气调脾可以收到肝脾同治的巧妙效果。《素问·脏气法时论》中提出,五脏的"苦欲补泻"理论,隐含着顺脏所喜即为补。肝喜疏泄,理气调脾不但恢复了脾主运化的功能,又能巧妙的顺肝所喜,可取得肝脾同治的效果。

心藏神的其中一个关键就是主宰调节全身的生命活动,心的正常功能有赖于气血。《黄帝内经·素问》的七篇大论认为,气的阴阳盛衰循环导致人体阴阳偏盛出现了各种疾病,可以说气的阴阳盛衰循环影响了人体,人体受自然环境影响导致各种气的偏性进而造成了疾病。黄元御在《四圣心源》中提到中气(脾气)是阴阳升降变化的枢纽,而阴阳升降变化是四季气候的根源,对应到人体就是人的生长壮老已,这些活动都依赖于中土的枢轴功能,因此调理脾气中各种偏性的根本。理气调脾高开一脏,而治三脏。除了本脏脾的功能恢复,还有助于更年期综合征肾虚的对因治疗,因肝喜疏泄而顺肝所喜故补肝。调脾气,脾作为气机运化的枢轴了正常的阴阳循环,导致了心藏神主导人体正常生命活动节律的功能恢复。治一而收三脏之效,因此理气调脾是影响疗效的关键,贯穿了更年期综合征的整个过程。

(3)"万病对应,因证易方"的用药特点:更年期综合征肾虚为本,史大卓自拟方以"肾虚为本,其标在肝"与"理气调脾"为治疗原则,处方常以当归、枸杞子补肝血,滋肝肾之阴;莲子心以清心安神;醋香附、红花、茜草、大红藤用于行气疏肝调养血脉;党参、生白术、陈皮、生甘草用于理气健脾。在此基础上,若出现尺脉沉而无力表示肾虚较为严重者,可酌情加生地黄、桑寄生;若患者伴有肝郁重、肝风内动,则加天麻、钩藤,并可酌加菊花、桑叶用以清利头目而疏风;若出现气郁胸闷,则用枳实。特别需要注意的是,若更年期综合征患者出现肾阳虚,往往直接采用大剂量的温肾助阳药物,因更年期综合征患者多有因气郁、血瘀等现象导致的内热,以温阳方式补肾阳则易出现咽痛、便秘、燥热、失眠等症状,故采取补脾气法,借助后天补先天之法补助肾阳较为稳妥。

20. 著名中医王庆国是怎样治疗更年期综合征的

王庆国教授从医40余载,理论深厚,临床善用经方,不弃时方,古今接轨,疗效卓著。他治疗更年期综合征,以阴阳分论,偏于肾水不足、肝火偏盛者,治以滋水清肝饮合龙琥甘麦大枣汤加减;偏于营卫不调、阴阳不和者,治以柴胡桂会汤合龙琥甘麦大枣汤加减,同时重视配合心理调摄,获佳效。

(1)治病求本,滋肾平肝:关于更年期综合征的病机,王庆国认为,病根在肾,重点为肾阴肾阳失调,脏腑之间失去平衡。盖肾为先天之本,内藏真阴而寓元阳,为五脏之根,肾中先天之精具有促进人体生长发育和生殖功能成熟的作用,肾精化生肾气,肾气的盛衰与天癸的成熟和枯竭有着极为密切的关系,天癸又主宰着月经的来潮和闭止、生殖功能的成熟与丧失,故肾的病变对妇科疾病的产生着重要作用。《素问·上古天真论》中说:女子"七七,任脉虚,太冲脉衰少。天癸竭,地道不通,故形坏而无子也"。明确指出,妇女进入绝经前后,肾精亏虚,冲任二脉逐渐亏少,天癸将竭,精血不足,月经渐少以致停止,生殖能力降低以至消失。患者若禀赋不充,或久病失养,七情所伤,饮食失节,劳倦过度,或外邪侵扰等因素,从而导致脏腑功能失和,进一步损伤冲任二脉,引起肾气衰退过早过快,就会出现一系列脏腑功能紊乱、阴阳平衡失调的症候。故王庆国指出肾虚当是致病之本,补肾法为治疗本病的第一大法,补肾重在调补肾阴肾阳,使之恢复新的相对平衡,补肾法应贯穿于治疗之始终。同时王庆国临床中体会肾虚虽是致病之根本,但肾的阴阳失调可导致肝肾、心肾、脾肾等脏腑多种病理变化,而尤以肝肾关系密切。盖肝藏血,主疏泄,性喜条达,肾藏精生髓,上通于脑,脑髓有赖于肾精的不断化生。肝之疏泄功能正常,气机条达,肝肾精血充盛,才能气血平和,情志舒畅,思维敏捷,精力充沛。

　　妇女七七之年,肾精渐亏,精亏不能化而为血,致肝血不足,阳失潜藏,肝阳偏旺,则发更年期综合征。其症多见月经先后不定期,量时多时少,色鲜红,头晕目眩,烦躁易怒,腰酸耳鸣,面红耳赤,烘热汗出,五心烦热等症。王庆国治选滋水涵木,补益肾阴,平降肝火之法,方用滋水清肝饮合龙琥甘麦大枣汤加减,临床屡试不爽,效果卓著。王庆国指出,方中琥珀粉冲服,对于夜寐难安,甚则彻夜难眠者,有显著疗效。若心火旺盛,加平肝清心药,如白蒺藜、珍珠母、白芍、莲子心等;如肝火炽盛,头痛眼痛,脉弦数者,可加龙胆草、炒栀子、生地黄等。

滋水清肝饮出自清代高鼓峰《医宗己任篇》,由熟地黄、山药、山茱萸、牡丹皮、茯苓、泽泻、柴胡、白芍、栀子、当归、酸枣仁等组成。本方乃六味地黄汤与丹栀逍遥散化裁而来,方中六味地黄汤滋补肾阴,以补肾水不足;当归、白芍养血柔肝,补肝体以和肝用;柴胡配栀子疏肝泻火;炒酸枣仁养心安神除烦。如是则体用兼顾,肝脾肾同治。王庆国在临床运用本方时,善于抓住肾水不足,肝火偏旺之病机,灵活运用于妇女更年期综合征、神经官能症、失眠、高血压等病,本方为治疗虚烦焦虑、惊悸不眠之良方。

王庆国还观察到,有些患者情绪波动较大,常无故悲伤哭泣,或多疑善感,此乃心营内亏,肝气偏急所致,必选甘麦大枣汤以养心气,缓肝急。甘麦大枣汤出自《金匮要略》,其中有"妇女脏躁,善悲伤欲哭,像如神灵所作,数欠伸,甘麦大枣汤主之"。脏躁多由情志不舒,气郁化火,耗伤阴液,以致心失所养,心神不宁,而有精神失常,无故悲伤欲哭,频做欠伸等如神灵所作之症。治以甘麦大枣汤补养心脾,宁心安神。方中以小麦养心安神,以甘草、大枣润燥缓急,故对心失所养,精神失常之病有较好疗效。王庆国告诫,本方中浮小麦、炙甘草必重用至30克以上,方能起效,否则不易见功,确属临证经验之得。如患者偏于肾阴虚或肾阳虚者,可以此方加入上述两种类型的方药中;若见咽中有痰阻,吐之不出,咽之不下的梅核气症,可加入半夏厚朴汤,疗效颇佳。

(2)燮理阴阳,调和营卫:更年期综合征是妇女年近五旬,肾气渐衰,冲任虚少,天癸渐竭,月经向断绝阶段过渡,机体一时不能适应,阴阳二气失于和调而产生的一系列症候群。盖营属阴,卫嘱阳,阴阳平衡,营卫调和,则周身舒适。更年期患者肾气不足,可直接影响着营卫化生和输布,使阴阳失去平衡,阳不守外,阴不守内,则出现阴阳失调,营卫不和的症候。王庆国治疗此类证型,立足于燮理阴阳,调和营卫,并强调药须柔润,不宜刚燥,应顾及脏腑阴阳的协调,遣方用药极有特色。王庆国主以柴胡桂枝汤合龙琥甘麦大枣汤加减。柴胡桂枝汤功能和解少阳,调和营卫气血;甘麦大枣汤效可缓急润燥。临床凡症见烘热潮热,乍寒乍热,面红如醉,口渴肤热,头晕头痛,面部虚浮,舌质红胖,舌苔薄白,脉细者,王庆国径投此专方,以求阴阳和谐而烘热恶寒自平,常获显效。

　　王庆国体会,柴胡、黄芩对烘热症状的改善有较好的效果。柴胡是妇产科临床较为常用的基本药物,因其具有开郁散结,疏肝理气,和解表里,升举阳气之功效,因此被王庆国广泛应用于经前期紧张综合征、更年期综合征、痛经、月经失调、慢性盆腔炎等多种妇产科疾病的临床治疗中。柴胡桂枝汤出自《伤寒论》,其中有"伤寒六七日,发热,微恶寒,肢节烦痛,微呕,心下支结,外证未去者,柴胡桂枝汤主之"的记载,原书主治太少并病之轻者。本方是由小柴胡汤和桂枝汤合方组成,小柴胡汤具有和解少阳,疏肝理气,解热功效,桂枝汤除具有调和卫、解肌祛风之功外,还有调和气血,调理阴阳之功。王庆国认为,桂枝汤外调营卫,内和脾胃,小柴胡汤外转枢机,内和肝脾,二方合用,于外感热病则为太少二阳双解之轻剂,于内伤杂病则是调和肝胆脾胃,气血营卫之良方。

柴胡桂枝汤能起到调和脏腑气血、阴阳之作用,故可用于治疗更年期综合征等妇科疾病,收效颇佳。

(3)心理调摄,不容忽视:更年期综合征属于心身医学疾病的范畴,其发病与心理、精神因素密切相关,患病妇女因其处于特殊的年龄阶段,极易由于生理的改变引起心理异常,心身失调是妇女围绝经期综合征的突出特点之一。因此,耐心细致的心理治疗是提高围绝经期综合征疗效不可忽视的环节,若仅用药物治疗,则并不能完全解决患者的心理精神困扰,效果有限。中医学历来十分重视情志治疗,叶天士指出:"郁证全在病者能移情易性,心病终须心药医"。王庆国在临床治疗更年期综合征时,首先向患者解释围绝经期的生理过程,耐心解答患者提出的问题,并给予指导解决,使患者掌握必要的保健措施,消除无谓的恐惧和忧虑,以乐观积极的态度配合治疗。同时叮嘱家属协助配合,给予患者以同情、安慰和鼓励。王庆国常鼓励患者多参加体育锻炼,如散步、练养生功、打太极拳等,以增强体质,颐养身心,调和阴阳气血,并叮嘱患者应劳逸结合,生活规律,避免过度劳累和紧张。实践证明,良好的情志治疗、心理疏导不仅可配合药物提高疗效,特别对情志因素引起的病证,还可收到药物治疗不能起到的佳效。

21. 如何选择治疗更年期综合征的中成药

用于治疗更年期综合征的中成药很多,各有不同的使用范围,临床上如何选择使用,直接关系到治疗效果。在选用中成药前,首先要仔细阅读说明书,了解其功效和主治,之后根据具体情况,有的放矢的使用。

(1)医生指导:虽然相对西药而言中成药的不良反应要少一些,但是由于中成药有其各自的功效、适应证,若药不对症,不仅起不到治疗作用,反而会加重病情,甚至引发其他的不良反应,因此更年期综合征患者在选用中成药时,一定要请教医生,在医生的指导下选用。

(2)阅读标签:大凡中成药,在其外包装上都有标签,有的还有说明书,不论是标签还是说明书,上面都能提供该药的功效、适应证、用法用量、注意事项等,仔细阅读中成药上面的标签和说明书,对正确选用中成药大有好处。

(3)辨病选药:即选用针对治疗更年期综合征这个病的药物,这些药物都是针对更年期综合征而研制的,具有滋补肝肾、调整阴阳平衡、镇静安神、养心助眠等功效,一般无明显的寒热偏性,只要诊断明确即可依病选用。如更年期综合征患者均可选用更年康、坤泰胶囊、更年安等药治疗。

(4)辨证选药:即根据更年期综合征发病机制和临床表现的不同,通过辨证分型,确立相应的治则,之后根据治疗原则选取中成药。如阴虚火旺型更年期综合征可选用二至丸、天王补心丹,心脾两虚型更年期综合征可选用归脾丸、养心宁神丸,心肾不交型更年期综合征可选用交泰丸、磁朱丸等。

(5)综合选药:即综合考虑更年期综合征患者的病情及临床表现来选择适宜的中成药。有时患者身体不适之症状较重,且临床表现复杂,可选用两种或两种以上的药物,通过多种途径给药,方能取得好的效果。例如,有些人既有肝肾阴虚之情况,又出现心脾两虚之症状,治疗宜滋补肝肾与健脾养心并行,可选用六味地黄丸配合归脾丸,同时宜随病情

145

的变化随时调整、更改用药,方能取得好的疗效。

22. 怎样保管治疗更年期综合征的中成药

更年期综合征是一种慢性病,一般用药时间较长,且用中成药治疗者居多,保管好中成药关系到用药的安全有效,所以也应给予重视。要保管好中成药,应注意以下几个方面。

(1)适当储备中成药:慢性病患者家中多自备有药物,其中以中成药居多。需要注意的是,家庭自备中成药不宜太多,太多不仅浪费金钱和药物,还容易变质失效,对于更年期综合征患者来说,最多储备 15 日的用药量,用完再购买。

(2)妥善储存中成药:中成药应放在适当的地方,避免日光直射、高温及潮湿,以干燥、通风、阴凉处为宜,并防备小儿误拿、误服。已经开启的瓶装中成药应注意按瓶签说明保管(如加盖、防潮等)。贮放中成药一定要有标签,写清药名、规格,切勿仅凭记忆无标签取放。

(3)防止中成药变质:防止中成药变质是正确储存中成药的关键所在,为了防止中成药变质,瓶装中成药用多少取多少,以免污染。对瓶装液体中成药更应注意,只能倒出,不宜再往回倒,更不宜将瓶口直接往嘴里倒药。

(4)注意检查中成药:服用中成药前应检查药品,注意其有效期、失效期等,不能服用超过有效期或已失效的药物。当然,药品质量的好坏与保管有密切关系,保管不善,药品可能提前变质,所以在用前还须检查药品质量,若有发霉变质应妥善处理,不可再服。对药名、规格有疑问的药,切勿贸然使用,以免发生意外。

23. 治疗更年期综合征常用的中成药有哪些

（1）佳蓉片

药物组成:刺五加、熟地黄、肉桂、附子、枸杞子、女贞子、山药、茯苓、菟丝子、肉苁蓉、牡丹皮、泽泻。

功能主治:滋阴扶阳,补肾益精。用于治疗更年期综合征肾阴阳两虚症,症见烘热汗出,畏寒怕冷,腰膝酸软等。

用法用量:每次 4～5 片,每日 3 次,温开水送服。

注意事项:本品含乌头,应严格在医生指导下按规定量服用,不得任意增加服用量和服用时间。服药后如果出现唇舌发麻、头痛头晕、腹痛腹泻、心烦呕吐、呼吸困难等情况,应立即停药并到医院就诊。严重心脏病、高血压,以及肝、肾疾病忌服。

（2）更年宁

药物组成:墨旱莲、女贞子、牡丹皮、香附、白芍、当归、玄参、柴胡、郁金、王不留行、人参、法半夏等。

功能主治:疏肝解郁,益气养血,健脾安神。用于治疗绝经前后引起的心悸气短,烦躁易怒,眩晕失眠,阵热汗出,胸乳胀痛,月经紊乱。

用法用量:每瓶 4 克,每次 4～8 克,每日 2 次,温开水送服。

注意事项:忌气恼劳累及生冷油腻之食物。

（3）坤宝丸

药物组成:女贞子、覆盆子、菟丝子、枸杞子、何首乌、龟甲、地骨皮、南沙参、麦冬、酸枣仁、熟地黄、白芍、赤芍、生地黄、当归、鸡血藤、珍珠母、石斛、菊花、墨旱莲、桑叶、白薇、知母、黄芩。

功能主治：滋补肝肾，镇静安神，养血通络。用于治疗妇女绝经前后，肝肾阴虚引起的月经紊乱，潮热多汗，失眠健忘，心烦易怒，头晕耳鸣，咽干口渴，四肢酸楚，关节疼痛。

用法用量：每袋 50 粒，每次 1 袋，每日 2 次，温开水送服。

注意事项：忌食辛辣及油腻食物，感冒时不宜服用，肾阳虚症状明显者不宜服用，月经紊乱者应在医生指导下服用，对本品过敏者禁用，过敏体质者慎用。

（4）归脾丸

药物组成：黄芪、白术、茯苓、桂圆肉、酸枣仁、党参、木香、甘草、当归、远志、大枣。

功能主治：益气健脾，养心安神。用于治疗心脾两虚之失眠多梦，气短心悸，头晕目眩，肢倦乏力，食欲缺乏，崩漏便血，以及更年期综合征出现上述症状者。

用法用量：每 8 粒相当于原药材 3 克，每次 8～12 粒，每日 3 次，温开水送服。

注意事项：有痰湿、瘀血、外邪者不宜用，忌食生凉油腻食物。

（5）逍遥丸

药物组成：柴胡、当归、白芍、白术、茯苓、薄荷、甘草。

功能主治：疏肝健脾，养血调经。用于肝气不舒，胸胁胀痛，头晕目眩，食欲缺乏，月经不调，以及更年期综合征出现上述症状者。

用法用量:8丸相当于原药材3克,每次8丸,每日3次,温开水送服。

注意事项:忌气恼劳累及生冷油腻之食物。

(6)固经丸

药物组成:黄柏、黄芩、椿皮、香附、白芍、龟甲。

功能主治:滋阴清热,固经止带。用于治疗阴虚血热,月经先期、量多、色紫黑,赤白带下,以及阴虚火旺型更年期综合征。

用法用量:每次6克,每日2次,温开水送服。

注意事项:虚寒证患者不宜用。

(7)更年安片

药物组成:熟地黄、生地黄、泽泻、麦冬、玄参、茯苓、仙茅、磁石、牡丹皮、珍珠母、五味子、首乌藤、制何首乌、浮小麦、钩藤。

功能主治:滋阴清热,除烦安神。用于治疗更年期综合征出现的潮热汗出,眩晕耳鸣,失眠,烦躁不安。

用法用量:每片重0.3克,每次6片,每日2～3次,温开水送服。

注意事项:忌食辛辣油腻之食物,感冒时不宜服用,对本品过敏者禁用,过敏体质者慎用,本品不宜长期服用。伴有月经紊乱或高血压、心脏病、糖尿病、肾病等患者应在医生指导下服用。

(8)坤泰胶囊

药物组成:熟地黄、黄连、白芍、黄芩、阿胶、茯苓。

功能主治:滋阴清热,安神除烦。用于治疗绝经前后诸证中医辨证属阴虚火旺者。症见潮热面红,自汗盗汗,心烦不宁,失眠多梦,头晕耳鸣,腰膝酸软,手足心热,以及妇女卵巢功能衰退、更年期综合征见上述表现者。

用法用量:每粒重 0.5 克,每次 4 粒,每日 3 次,温开水送服,2~4 周为 1 个疗程。

注意事项:忌气恼劳累及生冷油腻之食物。

(9)女珍颗粒

药物组成:女贞子、墨旱莲、生地黄、紫草、酸枣仁、柏子仁、钩藤、珍珠粉、茯苓、莲子心。

功能主治:滋肾,宁心。用于治疗更年期综合征中医辨证属肝肾阴虚、心肝火旺证者,可改善潮热汗出,五心烦热,心悸,失眠等症状。

用法用量:每袋重 6 克,每次 1 袋,每日 3 次,开水冲服。

注意事项:对本药过敏者禁用,过敏体质者慎用。

(10)更年乐片

药物组成:淫羊藿、牡蛎、知母、金樱子、黄柏、车前子、人参、当归、桑葚、核桃仁、鹿茸、补骨脂、续断、首乌藤、白芍、何首乌、牛膝、熟地黄、甘草。

功能主治:滋肾养心,调补冲任。用于治疗更年期出现的夜寐不安,心悸,耳鸣,多疑善感,潮热汗出,烦躁易怒,腰背酸痛等症。

用法用量:每片重 0.3 克,每次 4 片,每日 3 次,温开水送服。

注意事项:忌食辛辣及油腻食物,感冒时不宜服用,服用本品时不宜同时服用藜芦、五灵脂、皂荚或其制剂,对本品过敏者禁用,过敏体质者慎用。心悸症状明显者应先去医院检查,在医生指导下用药。

（11）更年舒片

药物组成：熟地黄、龟甲、鹿角霜、阿胶、淫羊藿、五味子、当归、益母草、牡丹皮、艾叶、茯苓、泽泻、山药、砂仁、谷维素、维生素 B_6 等。

功能主治：滋补肝肾，养阴补血，化瘀调经，调气温肾，营养神经，调节代谢功能。适用于治疗绝经前后引起的月经不调，头晕，心悸，失眠等。

用法用量：每片重 0.3 克，每次 5 片，每日 3 次，温开水送服。

注意事项：忌食辛辣油腻食物，对本品过敏者禁用，过敏体质者慎用。心悸症状明显者应先去医院检查，在医生指导下用药。月经过多或淋漓不净者应去医院诊治。

（12）大补阴丸

药物组成：熟地黄、知母、黄柏、龟甲、猪脊髓。

功能主治：滋阴降火。用于阴虚火旺，潮热盗汗，咳嗽咯血，耳鸣头晕，以及阴虚火旺型更年期综合征。

用法用量：每丸重 9 克，每次 1 丸，每日 2～3 次，淡盐汤或温开水送服。

注意事项：忌食辛辣食物，脾胃虚弱、食少便溏者慎用。

（13）益坤宁酊

药物组成：当归、香附、桂皮、熟地黄、白芍、川芎、益母草、延胡索、三棱、橙皮。

功能主治：补气养血，调经止痛。用于妇女血虚气滞，月经不调，经前、经后腹痛腰痛，妇女更年期综合征等。

用法用量：每次 5 毫升，每日 3 次，口服。

注意事项：对酒精过敏者忌用，痛经者可于经前预先服用。

(14)六味地黄丸

药物组成:熟地黄、山茱萸、牡丹皮、山药、茯苓、泽泻。

功能主治:滋补肝肾。用于肾阴亏损,头晕耳鸣,腰膝酸软,骨蒸潮热,盗汗消渴,以及肝肾阴虚型更年期综合征。

用法用量:每次 8 丸,每日 3 次,温开水送服。

注意事项:本方熟地黄滋腻滞脾,有碍消化,脾虚食少便溏者慎用。

(15)更年灵胶囊

药物组成:淫羊藿、维生素 B_1、女贞子、谷维素、维生素 B_6。

功能主治:温肾益阳,调补阴阳。用于治疗阴阳两虚型女性更年期综合征。

用法用量:每粒重 0.3 克,每次 1~2 粒,每日 3 次,温开水送服。

注意事项:忌食辛辣、生冷及油腻食物,感冒时不宜服用,对本品过敏者禁用,过敏体质者慎用,伴有月经紊乱或其他诸如高血压、心脏病、糖尿病、肾病等的患者应在医生指导下服用。

(16)知柏地黄丸

药物组成:知母、黄柏、熟地黄、山茱萸、牡丹皮、山药、茯苓、泽泻。

功能主治:滋阴降火。用于阴虚火旺,潮热盗汗,口干咽燥,耳鸣头晕,小便短赤,以及阴虚火旺型女性更年期综合征。

用法用量:每次 8 丸,每日 3 次,淡盐汤或温开水送服。

注意事项：脾虚便溏，消化不良者不宜使用。

(17)天王补心丹

药物组成：丹参、党参、当归、石菖蒲、茯苓、五味子、玄参、麦冬、天冬、生地黄、柏子仁、酸枣仁、远志、桔梗、甘草。

功能主治：滋阴清热，补心安神。用于治疗心阴不足之失眠多梦，心悸健忘，五心烦热，大便干结等，以及阴虚火旺型、心脾两虚型女性更年期综合征。

用法用量：每8粒相当于原药材3克，每次8粒，每日3次，温开水送服。

注意事项：脾胃虚寒、湿热内蕴者忌用，忌辛辣、鱼腥、烟酒等。

(18)养血安神片

药物组成：仙鹤草、墨旱莲、生地黄、熟地黄、首乌藤、鸡血藤、合欢皮。

功能主治：滋阴养血，宁心安神。用于治疗阴虚血少所致之头晕心悸，失眠多梦，神疲健忘，腰酸乏力等。凡西医所指的神经衰弱、更年期综合征、甲状腺功能亢进、贫血等证属心肾不交、阴血亏虚者，均可选用。

用法用量：每片重0.25克，每次5片，每日3次，温开水送服。

注意事项：脾虚便溏者忌服。

(19)舒神宁胶囊

药物组成：百合、丹参、郁金、香附、龙骨、人参、甘草、牡蛎、北合欢、五味子、首乌藤。

功能主治：疏肝理气，解郁安神。用于治疗神经衰弱、神经官能症、更年期综合征。症见失眠多梦，头晕耳鸣，手足心热,心烦易怒,心神不宁等。

用法用量:每粒重 0.3 克,每次 3～6 粒,每日 2～3 次,口服。

注意事项:孕妇忌服。

(20)更年女宝片

药物组成:熟地黄、龟甲、鹿角霜、阿胶、淫羊藿、五味子、当归、益母草、牡丹皮、艾叶、茯苓、泽泻、山药、砂仁、谷维素、维生素 B_6 等。

功能主治:滋补肝肾,养阴补血,化瘀调经,调气温肾,营养神经,调节代谢功能。用于治疗绝经前后引起的月经不调,头晕,心悸,失眠,以及更年期综合征出现上述症状者。

用法用量:每片重 0.38 克,每次 5 片,每日 3 次,温开水送服。

注意事项:忌食辛辣,少吃油腻食物。对本品过敏者禁用,过敏体质者慎用,感冒时不宜服用,心悸症状明显者、月经过多或淋漓不净者应去医院诊治。

(21)杞菊地黄丸

药物组成:熟地黄、山茱萸、山药、牡丹皮、茯苓、泽泻、枸杞子、菊花。

功能主治:滋肾养肝,清肝明目。用于肝肾阴虚引起的头痛,眩晕,耳鸣,视物昏花,以及肝肾阴亏型更年期综合征。

用法用量:每次 8 丸,每日 3 次,温开水送服。

注意事项:忌气恼劳累及生冷油腻之食物。

(22)安神补脑液

药物组成:淫羊藿、何首乌、干姜、鹿茸、大枣、维生素 B_1、甘草。

功能主治:生精补髓,增强脑力,温阳滋阴,调理脏腑。用于治疗阴阳两虚型神经衰弱、更年期综合征,主要表现为记忆力减退,失眠多梦,神疲健忘,头晕头痛,形寒肢冷,腰酸乏力,精神萎靡等。

用法用量:每次 10 毫升,每日 2 次,口服。

注意事项:心火、血瘀、痰热等其他证型之失眠不宜使用。

(23)静心口服液

药物组成:生地黄、白芍、枸杞子、菟丝子、当归、麦冬、黄连、丹参、龙骨、牡蛎、川楝子、五味子、鸡内金。

功能主治:滋养肝肾,宁心安神。用于阴虚肝旺型更年期综合征表现为潮热汗出,头晕耳鸣,烦躁易怒,腰膝酸软,失眠多梦者。

用法用量:每次 15 毫升,每日 2 次,口服,3 周为 1 个疗程,连续用药不超过 3 个疗程。

注意事项:忌食辛辣,少进油腻食物,感冒时不宜服用,对本品过敏者禁用,过敏体质者慎用,乳房、卵巢及子宫肿瘤者禁用,伴有月经紊乱及其他诸如高血压、心脏病、糖尿病、肾病的患者应在医生指导下服用。

(24)柏子养心丸

药物组成:柏子仁、人参、黄芪、当归、酸枣仁、远志、五味子。

功能主治:补气,养血,安神。用于治疗心血亏虚、心气不足所致之心悸怔忡,失眠多梦,气短自汗,精神倦怠,少气懒言,头晕目眩,健忘等,适用于心脾两虚型更年期综合征。

用法用量:每 8 粒相当于原药材 3 克,每次 8～10 粒,每日 3 次,温开水送服。

注意事项:肝阳上亢者不宜用,忌辛辣刺激性食物。

(25)安神养心丸

药物组成:熟地黄、琥珀、当归、黄芪、党参、白芍、白术、茯苓、远志、川芎、酸枣仁、石菖蒲、甘草。

功能主治:补气养血,安神定志。用于治疗气血亏虚之神经衰弱、更年期综合征,症见身体虚弱,精神恍惚,惊悸失眠,心悸怔忡,气短自汗,神疲乏力,少气懒言,少寐多梦等。

用法用量:每丸重 9 克,每次 1 丸,每日 2 次,温开水送服。

注意事项:痰热邪实者不宜用。

(26)酸枣仁糖浆

药物组成:酸枣仁、知母、茯苓、川芎、甘草。

功能主治:清热泻火,养血安神。用于治疗虚烦不眠,心悸不宁,头目眩晕,以及更年期综合征出现上述症状者。

用法用量:每次 15～20 毫升,每日 3 次,口服。

注意事项:忌辛辣油腻食物。

(27)北芪五加片

药物组成:黄芪干浸膏、刺五加浸膏。

功能主治:益气,健脾,安神。用于治疗体虚乏力,腰膝酸软,失眠多梦,食欲缺乏,以及更年期综合征出现上述症状者。

用法用量:每次 4~6 片,每日 3 次,温开水送服。

注意事项:表实邪盛、气滞湿阻者不宜用。

(28)甜梦口服液

药物组成:党参、刺五加、枸杞子、砂仁、泽泻、法半夏、黄芪、茯苓等。

功能主治:补肾健脑,养心安神。用于治疗失眠健忘,头晕耳鸣,视力和听力减退,食欲缺乏,腰膝酸软,心悸气短,以及妇女更年期出现上述症状者。

用法用量:每支10毫升相当于原药材6.53克,每次1~2支,每日2次,口服。

注意事项:实热内盛者不宜用。

(29)枣仁安神液

药物组成:酸枣仁、五味子、丹参等。

功能主治:滋补心肝,安神定志。用于治疗心肝血虚、神经衰弱、更年期综合征引起的失眠健忘,头晕头痛等。

用法用量:每次10~20毫升,每日1次,临睡前口服。

注意事项:实证肝火内扰、心火内炽、痰浊内盛者忌用。

(30)安神补脑片

药物组成:当归、何首乌、女贞子、墨旱莲、茯苓、合欢皮、黄精、朱砂、酸枣仁、远志、桑叶。

功能主治:滋补肝肾,养心安神。用于治疗肝肾阴虚引起的头晕头痛,心烦失眠,心悸健忘,腰膝酸软,以及肝肾阴虚型更年期综合征。

用法用量:每片重0.4克,每次3~4片,每日3次,温开水送服。

注意事项:忌食辛辣刺激性食物。

(31)滋肾宁神丸

药物组成:熟地黄、金樱子、酸枣仁、何首乌、女贞子、五味子、首乌藤、合欢花、珍珠母、牛大力、五指毛桃、山药、黄精、白芍、丹参、茯苓。

功能主治：滋补肝肾，平肝潜阳，镇静安神，宁心益智。用于治疗肝肾亏虚型神经衰弱、更年期综合征，主要表现为失眠多梦，怔忡健忘，头晕耳鸣等。

用法用量：每袋重 10 克，每次 1 袋，每日 2 次，温开水送服，10 日为 1 个疗程。

注意事项：痰热壅盛者不宜用。

(32)参蓉安神丸

药物组成：玉竹、红参、丹参、玄参、山药、白芍、芡实、远志、桔梗、鹿茸、琥珀、五味子、柏子仁、酸枣仁、生地黄、肉苁蓉、石菖蒲、菟丝子。

功能主治：养心安神。用于治疗肝肾阴亏之身体虚弱，心烦不安，心悸失眠，健忘，以及更年期综合征出现上述症状者。

用法用量：每丸重 10 克，每次 1 丸，每日 2 次，温开水送服。

注意事项：表实邪盛、气滞湿阻者不宜用。

(33)宁神灵冲剂

药物组成：柴胡、黄芩、桂枝、龙骨、牡蛎、大黄、甘草、半夏。

功能主治：疏肝解郁，安神镇惊。用于治疗心悸不宁，少寐多梦，心烦易怒，头晕头痛，胸闷不舒，以及更年期综合征出现上述症状者。

用法用量：每袋重 14 克，每次 1 袋，每日 2 次，开水冲服。

注意事项：邪热、痰瘀者忌用，忌辛辣刺激性食物。

（34）琥珀安神丸

药物组成：当归、天冬、麦冬、人参、茯苓、玄参、丹参、远志、桔梗、琥珀、龙骨、甘草、生地黄、柏子仁霜、五味子、酸枣仁。

功能主治：滋阴养血，补心安神。用于治疗心肾不交、心血不足之心悸失眠，虚烦不安，怔忡健忘，头晕耳鸣、腰膝酸软，五心烦热，盗汗，以及更年期综合征出现上述症状者。

用法用量：每丸重 9 克，每次 1 丸，每日 2 次，饭后温开水送服。

注意事项：忌辛辣刺激性食物。

（35）安神宝颗粒

药物组成：酸枣仁、枸杞子、合欢花。

功能主治：养心安神，补肾益精。用于治疗失眠健忘，腰膝酸软，眩晕耳鸣，神疲乏力，以及更年期综合征出现上述症状者。

用法用量：每袋重 14 克，每次 1 袋，每日 3 次，开水冲服。

注意事项：痰热邪实者不宜用。

（36）百合更年安颗粒

药物组成：百合、枸杞子、阿胶珠、南沙参、牡蛎、钩藤、莲子心、远志、浮小麦、阿皮。

功能主治：滋养肝肾，宁心安神。用于治疗阴虚肝旺型更年期综合征，症见潮热汗出，头晕耳鸣，失眠多梦，五心烦热，腰背酸痛，大便干燥，心烦易怒，舌质红，苔薄少，脉弦细或弦细数。

用法用量：每袋重 12 克，每次 1 袋，每日 3 次，开水冲服。

注意事项：忌食辛辣，少吃油腻食物，对本品过敏者禁用，过敏体质者慎用，感冒发热者不宜服用，伴有月经紊乱者，以及有高血压、心脏病、肝肾、糖尿病、肾病等慢性病严重者，应在医生的指导下服用。

24. 怎样根据辨证分型选用治疗更年期综合征的中成药

辨证论治是中医的特色和优势，也是中医治疗疾病的主要方法，采用中成药治疗更年期综合征也应和应用中药汤剂一样进行辨证论治，方能取得好的临床疗效。下面将怎样根据辨证分型选用治疗更年期综合征的中成药简单介绍如下，以供参考。

(1)肾虚肝郁型：主要表现为绝经前后潮热汗出，情志异常(烦躁易怒或易于激动或精神紧张、抑郁寡欢)，腰酸膝软，头晕失眠，乳房胀痛，胁肋疼痛不适，口苦咽干，或月经紊乱，量少或多，经色红，舌质淡红，苔薄白，脉弦细。治宜滋阴补肾，疏肝解郁。可选用中成药更年宁、宁神灵冲剂、舒神宁胶囊等。

(2)心肾不交型：主要表现为绝经前后潮热汗出，心悸怔忡，腰膝酸软，头晕耳鸣，心烦不宁，失眠多梦，甚至情志异常(烦躁易怒或易于激动或精神紧张、抑郁寡欢)，或月经紊乱，量少色红，舌质红，苔薄少，脉细数。治宜解郁宁心，交通心肾。可选用中成药交泰丸、更年乐片、琥珀安神丸等。

(3)阴虚火旺型：主要表现为绝经前后潮热汗出，心烦易怒，手足心热，面部潮红，口干便秘，懊恼不安，坐卧不宁，夜卧多梦善惊,头晕耳鸣,腰膝酸软,或有月经先期,色红质稠,舌质红,苔薄少,脉细数。治宜滋阴潜阳降火,镇静宁心安神。可选用中成药坤泰胶囊、更年安片、知柏地黄丸等。

(4)心脾两虚型:主要表现为绝经前后潮热汗出,腰膝酸软,神疲乏力,失眠多梦,心悸健忘,头晕目眩,多思善虑,面色萎黄,口淡无味,食少便溏,或月经紊乱,量少或多,色淡质清稀,舌质淡,苔薄白,脉细弱。治宜补益心脾,养血安神。可选用中成药归脾汤丸、柏子养心丸、养血安神片等。

(5)阴阳俱虚型:主要表现为绝经前后时而畏风怕冷,时而潮热汗出,精神不振,形寒肢冷,腰酸膝软,头晕耳鸣,失眠健忘,夜尿频数,面浮肢肿,或月经紊乱,量少或多,舌质淡红或偏红,苔薄白或薄黄,脉沉细。治宜补阴助阳,养肾益肾。可选用中成药佳蓉片、更年灵胶囊、更年女宝片等。

25. 针灸治疗更年期综合征有何作用

"针"是指"针刺",是利用各种针具刺激穴位以治病的方法;"灸"是指"艾灸",是用艾绒在穴位上燃灼或熏熨来治病的方法。《灵枢·官能》中说:"针所不为,灸之所宜"。《医学入门》中也说:凡病"药之不及,针之不到,必须灸之"。艾灸可以弥补针刺之不足,针刺和艾灸常配合应用,故常针灸并称。针灸疗法是中医学的重要组成部分,它是通过针刺与艾灸调整脏腑经络气血的功能,从而达到防治疾病目的的。针灸疗法具有适应证广泛、疗效明显、经济安全等特点,既能防病治病,又能养生保健,深受广大患者的欢迎。

(1)调和阴阳:阴阳平衡是机体保持正常生理状态的根本保证,如果机体阴阳平衡失调,脏腑功能紊乱,如出现心肾不交、阴虚火旺、心脾两虚、阴阳俱虚、肾虚肝郁等,则可罹患更年期综合征。针灸治疗更年期综合征的关键,就在于根据辨证结果的不同来调节阴阳的偏盛偏衰,调整脏腑功能,使脏腑功能协调,机体阴阳归于新的平衡,达到"阴平阳秘",恢复其正常生理功能的目的。

(2)扶正祛邪:扶正就是扶助正气,增强抗病能力;祛邪就是祛除致病的因素。更年期综合征的发生、发展,是正邪相争的过程,针灸可以扶正祛邪,可收到疏肝解郁、滋阴降火、补益心脾、滋补肝肾、滋阴助阳、宁心安神等多种功效,能改善或消除更年期综合征患者潮热汗出、头晕耳鸣、心悸失眠、焦虑忧郁、烦躁易怒、疲惫乏力、敏感多疑等诸多身体不适,使之平稳顺利地度过更年期。大凡针刺补法和艾灸皆有扶正之作用,针刺泻法和放血有祛邪的作用。当然,临证时必须结合腧穴的特殊性来考虑,只有根据病情恰当取穴,才能达到应有的治疗效果。

(3)疏通经络:人体的经络"内属于脏腑,外络于肢节",十二经的分布,阳经在四肢之表,属于六腑,阴经在四肢之里,属于五脏,并通过十五络的联系,沟通表里,组成气血循环的通路,维持人体正常的生理功能。经络和气血及脏腑之间有密切的联系,更年期综合征的发生与气血失和、脏腑失调有关,这些病理特征可以反映在经络上,并可以通过针灸调节经络与脏腑气血的平衡,从而缓解更年期综合征患者头晕头痛、潮热汗出、心烦急躁、神疲乏力、心悸等诸多身体不适,使之平稳顺利地度过更年期。

26. 应用针刺疗法治疗更年期综合征应注意些什么

(1)注意进行严格消毒:采用针刺疗法治疗更年期综合

征时,应注意对所用的针具、施针处皮肤,以及施术者的双手进行常规消毒,以预防交叉感染及耳部感染的发生。

(2)注意针刺的禁忌证:要注意针刺治疗的适应证,严防对有禁忌证的更年期综合征患者进行针刺治疗。患有出血性疾病、贫血、低血压者,局部皮肤有感染、溃疡、冻伤者,妇女在孕期、产后,以及月经期,患有严重的心、肝、肾等疾病者,以及体质虚弱、过于饥饿、精神高度紧张者,均不宜进行刺血治疗。

(3)恰当选用针刺穴位:根据更年期综合征患者病情的不同,结合穴位的功用主治,恰当选用针刺治疗的穴位,穴位的选取宜少而精。

(4)掌握正确针刺方法:要掌握正确的针刺方法,严格按照操作规程针刺,针刺的角度、方向和深度要正确,对风池、风府、哑门等接近延髓等重要部位的穴位尤应注意,以防意外情况发生。

(5)针前注意检查针具:针前应注意检查针具,严防应用不合格的针具进行针刺治疗。进针时体外应留有适当的针体,以防针体折断。针刺治疗时应注意选择适当的体位,以有利于正确取穴和施术,并注意防止晕针、滞针和弯针等现象发生。

(6)注意及时处理晕针:应注意预防晕针发生,不要在劳累、饥饿,以及精神紧张时针刺,一旦出现晕针现象,应立即让患者平卧,进行相应的处理。

27. 应用艾灸疗法治疗更年期综合征应注意些什么

(1)以中医理论为指导,根据更年期综合征患者的病情和体质选择合适的穴位和艾灸方法,严防对有艾灸禁忌证的患者进行艾灸治疗。施灸时取穴要准确,灸穴不宜过多,火力要均匀,切忌乱灸、暴灸。同时,要注意严格消毒,防止感染发生。

(2)施灸的顺序,一般是从上至下,先背部、后腹部,先头部、后四肢,先灸阳经、后灸阴经,在特殊情况下则可灵活运用,不必拘泥。对皮肤感觉迟钝的患者,施治过程中要不时用手指置于施灸部位,以测知患者局部皮肤的受热程度,便于随时调节施灸的距离,避免烫伤。

(3)施灸过程中要严防艾火滚落烧伤皮肤或烧坏衣服、被褥等,施灸完毕必须把艾条、艾炷之火熄灭,以防复燃发生火灾。施灸后还要做好灸后处理,如果因施灸时间过长局部出现小水疱者,注意不要挑破,可任其自然吸收;如果水疱较大,可局部消毒后用毫针刺破水疱放出疱液,或用注射器抽出疱液,再涂以甲紫溶液,并用纱布包敷,以避免感染等不良反应发生。

(4)艾灸疗法应注意与药物治疗、运动锻炼、针刺疗法、按摩疗法、拔罐疗法,以及饮食调养、情志调节、起居调摄等配合应用,以提高临床疗效。

28. 治疗更年期综合征常用的针刺处方有哪些

处 方 1

取穴:足三里、血海、合谷、百会、肝俞、脾俞(穴位的选取参见书后的人体常用穴位示意图,下同)。

操作:患者取适当的体位,局部常规消毒后,进行针刺治疗。针刺得气后,留针 20～30 分钟,留针期间足三里、合谷穴用平补平泻手法行针 2～3 次,血海、百会、肝俞、脾俞穴不行针,隔日治疗 1 次,15 次为 1 个疗程。

适应证:心脾两虚型更年期综合征。

处 方 2

取穴:解溪、安眠、太冲、涌泉。

操作:患者取适当的体位,局部常规消毒后,进行针刺治疗。针刺得气后,留针 20～30 分钟,留针期间用泻法对各穴行针 2～3 次,每日治疗 1 次,10 次为 1 个疗程。

适应证:以心烦失眠为突出表现的更年期综合征患者,尤其适宜于精神紧张、抑郁明显者。

处 方 3

取穴:三阴交、太溪、太冲、大陵、心俞、神门。

操作:患者取适当的体位,局部常规消毒后,进行针刺治疗。大陵、太冲穴用泻法;三阴交、心俞、太溪、神门穴用补法。针刺得气后,留针 20 分钟,留针期间行针 2～3 次,每日治疗 1 次,15 次为 1 个疗程。

适应证:阴虚火旺型更年期综合征。

处 方 4

取穴:太冲、行间、曲池、神门、厉兑、太溪、阴陵泉。

操作:患者取适当的体位,局部常规消毒后,进行针刺治疗。针刺得气后,留针 20～30 分钟,留针期间用泻法对各穴行针 2～3 次,每日治疗 1 次,7～10 次为 1 个疗程。

适应证:肾虚肝郁型、肝郁化火型更年期综合征,以潮热汗出、心烦易怒、心悸失眠为突出表现者。

处 方 5

取穴:太溪、三阴交、安眠、肾俞、神门、足三里、心俞、风池、大椎、内关、百合。

操作:患者取适当的体位,局部常规消毒后,进行针刺治疗。针刺得气后,留针 10～20 分钟,留针期间用平补平泻手法对各穴行针 1～3 次,隔日治疗 1 次,10 次为 1 个疗程,休息 1 周,再进行下 1 个疗程。

适应证:心肾不交型更年期综合征。

处 方 6

取穴:内关、列缺、安眠、涌泉、百会、四神聪、太阳。

操作:患者取适当的体位,局部常规消毒后,进行针刺治疗。先用补法针刺百会、四神聪穴,得气后留针 15 分钟,再用泻法针刺太阳、安眠、内关、列缺、涌泉穴,得气后留针 30 分钟。留针期间用平补平泻手法对各穴行针 1～2 次,每日治疗 1 次,10 次为 1 个疗程。

适应证:更年期综合征,能有效改善头晕头痛、潮热汗出、心烦急躁、神疲乏力、失眠心悸等诸多身体不适。

处 方 7

取穴:风池、肾俞、太溪、三阴交、太冲。

操作:患者取适当的体位,局部常规消毒后,用补法进行针刺治疗。针刺得气后,留针 20～30 分钟,留针期间行针 2～3 次,每日或隔日治疗 1 次,15 次为 1 个疗程。

适应证:肝肾阴虚型更年期综合征,对以头晕头痛、心烦失眠、血压偏高不稳为主要表现者尤为适宜。

处 方 8

取穴:百会、风池、曲池、太冲、行间、三阴交、太溪。

操作:患者取适当的体位,局部常规消毒后,进行针刺治疗。三阴交、太溪穴用补法;其余穴位用泻法。针刺得气后,留针 20 分钟,留针期间行针 2～3 次,每日治疗 1 次,15 次为1 个疗程。

适应证:阴虚火旺型更年期综合征,对以头晕头痛、急躁耳鸣、心烦失眠、潮热汗出、血压偏高不稳为主要表现者尤为适宜。

处 方 9

取穴:风池、曲池、足三里、三阴交、太溪、太冲。

操作:患者取适当的体位,局部常规消毒后,用补法进行针刺治疗。针刺得气后,留针 20～30 分钟,留针期间行针2～3 次,每日或隔日治疗 1 次,15 次为 1 个疗程。

适应证:阴阳两虚型更年期综合征。

处 方 10

取穴:内关、太冲、太溪、三阴交、足三里。

操作:患者取适当的体位,局部常规消毒后,用平补平泻手法进行针刺治疗。针刺得气后,留针 20～30 分钟,留针期间行针 2～3 次,每日或隔日治疗 1 次,15 次为 1 个疗程。

适应证:更年期综合征,能有效改善潮热汗出、心烦急躁、神疲乏力、失眠心悸等诸多身体不适。

处 方 11

取穴:厥阴俞、心俞、内关、神门、太溪、三阴交。

操作:患者取适当的体位,局部常规消毒后,进行针刺治疗。先分别针刺厥阴俞和心俞,进针时针尖宜斜向椎体,待有针感时捻刮针柄,得气后交替施针 2 分钟。然后以补法针刺内关、神门、太溪和三阴交穴,得气后留针 10～20 分钟。每日治疗 1 次,10 次为 1 个疗程。

适应证:更年期综合征,以潮热汗出、神疲乏力、心悸不安、失眠多梦为突出表现者。

处 方 12

取穴:三阴交、神门、胆俞、心俞。

操作:患者取适当的体位,局部常规消毒后,进行针刺治疗。针刺得气后,留针 20～30 分钟,留针期间用补法对各穴行针 1～2 次,每日治疗 1 次,15 次为 1 个疗程。

适应证:心脾两虚型更年期综合征,能有效改善潮热汗出、神疲乏力、心悸失眠等症状。

处 方 13

取穴:三阴交、安眠、神门、足三里、风池、大椎、内关、百合。

操作:患者取适当的体位,局部常规消毒后,进行针刺治疗。针刺得气后,留针 10～20 分钟,留针期间用平补平泻手法对各穴行针 1～3 次,隔日治疗 1 次,10 次为 1 个疗程,休息 1 周,再进行下 1 个疗程。

适应证:更年期综合征,能有效改善头晕头痛、潮热汗出、心烦急躁、神疲乏力、心悸失眠等诸多身体不适。

处 方 14

取穴:心俞、胆俞、大陵、三阴交、安眠、神门、足三里、丘墟、风池、大椎、内关、百合。

操作:患者取适当的体位,局部常规消毒后,进行针刺治疗。针刺得气后,留针 10～20 分钟,留针期间用补法对各穴行针 1～3 次,隔日治疗 1 次,10 次为 1 个疗程,休息 1 周,再进行下 1 个疗程。

适应证:心脾两虚型更年期综合征,能有效改善潮热汗出、神疲乏力、心悸失眠等症状。

处 方 15

取穴:行间、风池、神门、太冲、足窍阴。耳鸣者加翳风、中渚。

操作:患者取适当的体位,局部常规消毒后,进行针刺治疗。针刺得气后,留针 20～30 分钟,留针期间用泻法对各穴行针 2～3 次,每日治疗 1 次,10 次为 1 个疗程。

适应证:更年期综合征以头晕头痛、潮热汗出、急躁易怒、心烦失眠为突出表现者。

29. 治疗更年期综合征常用的艾灸处方有哪些

处 方 1

取穴:足三里、膈俞、血海、气海(或关元)。

操作:患者取适当的体位,采用艾条温和灸的方法进行治疗。先对准足三里穴,在距皮肤 3～5 厘米处进行熏灸,使局部有温热感而无灼痛,至皮肤稍起红晕为度;再依次对准膈俞、血海、气海(或关元)穴,用同样的方法进行治疗。每次每穴熏灸 5～10 分钟,每日或隔日治疗 1 次,10 次为 1 个疗程。

适应证:心脾两虚型更年期综合征。

处 方 2

取穴:肾俞、肝俞、太溪。

操作:患者取适当的体位,采用艾条温和灸的方法,用艾条依次灸治肾俞、肝俞、太溪穴。每次每穴熏灸5～10分钟,每日或隔日治疗1次,10次为1个疗程。

适应证:肝肾阴虚型更年期综合征。

处 方 3

取穴:太冲、行间、外关、阳陵泉。

操作:患者取适当的体位,采用艾条温和灸的方法,用艾条依次灸治太冲、行间、外关、阳陵泉穴。每次每穴熏灸5～10分钟,每日或隔日治疗1次,10次为1个疗程。

适应证:肝郁化火型、阴虚火旺型更年期综合征。

处 方 4

取穴:心俞、肝俞、内关、肾俞、太溪。

操作:患者取适当的体位,采用艾条温和灸和方法,用艾条悬灸心俞、肝俞、内关、肾俞、太溪穴。每次每穴熏灸5～10分钟,每日或隔日治疗1次,7～10次为1个疗程。

适应证:更年期综合征,能有效改善潮热汗出、急躁易怒、神疲乏力、心悸失眠等症状,对肝肾阴虚型、阴虚火旺型及心肾不交型者尤为适宜。

处 方 5

取穴:百合、内关、足三里、涌泉。

操作:患者取适当的体位,采用艾条温和灸和方法,用艾条依次悬灸百合、内关、足三里、涌泉穴。每次每穴熏灸5～10分钟,每日或隔日治疗1次,10～15次为1个疗程。

适应证:更年期综合征,能有效改善潮热汗出、神疲乏力、心悸失眠等症状。

处 方 6

取穴:神门、三阴交。

操作:患者取适当的体位,采用艾条温和灸的方法进行治疗。先对准神门穴,在距皮肤 3～5 厘米处进行熏灸,使局部有温热感而无灼痛,至皮肤稍起红晕为度,再对准三阴交穴,用同样的方法进行治疗。每次每穴熏灸 5～10 分钟,每日或隔日治疗 1 次,10 次为 1 个疗程。

适应证:更年期综合征,以心悸心烦、失眠多梦、潮热盗汗为突出表现者。

处 方 7

取穴:命门、内关、关元、风池、三阴交。

操作:患者取适当的体位,采用艾条温和灸的方法,用艾条悬灸命门、内关、关元、风池、三阴交穴。每次每穴熏灸5～10 分钟,每日或隔日治疗 1 次,7～10 次为 1 个疗程。

适应证:阴阳两虚型更年期综合征。

处 方 8

取穴:内关、厉兑、足三里、太冲、涌泉。

操作:患者取适当的体位,采用艾条温和灸和方法,用艾条依次灸治内关、厉兑、足三里、太冲、涌泉穴。每次每穴熏灸 5～10 分钟,每日治疗 1 次,10～15 次为 1 个疗程。

适应证:更年期综合征,以神疲乏力、失眠多梦、心悸汗出为主要表现者。

处 方 9

取穴:神门、三阴交、肝俞、太冲、阴郄。

操作:患者取适当的体位,采用艾条温和灸和方法,用艾条进行灸治。操作时将上述穴位分为两组,神门、三阴交为一组,肝俞、太冲、阴郄为另一组。每日选一组穴位,两组穴位交替,每次每穴熏灸5～10分钟,每日治疗1次,10～15次为1个疗程。

适应证:肝郁化火型、阴虚火旺型更年期综合征。

处 方 10

取穴:百会、内关、足三里、脾俞、心俞、涌泉。

操作:患者取适当的体位,采用艾条温和灸和方法,用艾条悬灸百会、内关、足三里、脾俞、心俞、涌泉穴。每次每穴熏灸5～10分钟,每日或隔日治疗1次,10次为1个疗程。

适应证:心脾两虚型更年期综合征。

处 方 11

取穴:内关、三阴交、足三里。

操作:患者取适当的体位,采用艾条温和灸和方法,用艾条依次悬灸内关、三阴交、足三里穴。每次每穴熏灸5～10分钟,每日或隔日治疗1次,10～15次为1个疗程。

适应证:更年期综合征,能有效改善潮热汗出、急躁易怒、神疲乏力、心悸失眠等症状,对心脾两虚型者尤为适宜。

处 方 12

取穴:百会、内关、合谷、足三里、太冲、涌泉、心俞、脾俞。

操作:患者取适当的体位,采用艾条温和灸和方法,用艾条进行灸治。操作时将上述穴位分为两组,百合、内关、足三里、涌泉为一组,合谷、太冲、心俞、脾俞为另一组。每日选一组穴位,两组穴位交替,每次每穴熏灸5～10分钟,每日治疗

1次,10~15次为1个疗程。

适应证:更年期综合征,能有效改善潮热汗出、神疲乏力、头晕头痛、心悸失眠等症状。

处 方 13

取穴:行间、丘墟、涌泉、足三里。

操作:患者取适当的体位,采用早晨灸行间、丘墟穴,晚上临睡前灸足三里、涌泉穴的方法,用艾条温和灸进行治疗。每次每穴熏灸5~10分钟,每日或隔日治疗1次,10次为1个疗程。

适应证:肝肾阴虚型、阴虚火旺型及肝郁化火型更年期综合征。

处 方 14

取穴:神门、三阴交、厉兑、隐白。

操作:患者取适当的体位,采用艾条温和灸和方法,用艾条进行灸治。先对准神门穴,在距皮肤3~5厘米处进行熏灸,使局部有温热感而无灼痛,至皮肤稍起红晕为度,再依次对准三阴交、厉兑、隐白穴,用同样的方法进行治疗。每次每穴熏灸5~10分钟,每日治疗1次,两侧肢体穴位交替,10~15次为1个疗程。

适应证:更年期综合征,以潮热汗出、心悸心烦、失眠多梦为主要表现者。

处 方 15

取穴:神门、心俞、胆俞、三阴交、大陵、丘墟。

操作:患者取适当的体位,采用艾条温和灸的方法,用艾条进行灸治。每次选取3~4个穴位,每次每穴熏灸5~10

分钟,每日治疗 1 次,10～15 次为 1 个疗程。

适应证:更年期综合征,能有效改善潮热汗出、神疲乏力、心悸失眠等症状。

30. 耳穴疗法能治疗更年期综合征吗

耳为宗脉之所聚,十二经脉皆上通于耳,全身各脏腑也都与耳有紧密的联系,当人体内脏或躯体发生病变时,在耳郭相应的部位常出现"阳性反应点",这些反应点又叫刺激点、压痛点、敏感点等,针灸学称之为"耳穴"。

耳穴在耳郭上的分布,恰似子宫内一个倒置的胎儿,头部向下,臀部向上,其分布规律是与头部相应的穴位在耳垂或耳垂附近,与上肢相应的穴位在耳舟部,与躯干或下肢相应的穴位在对耳轮或对耳轮的上下角,与内脏相应的穴位多集中在耳甲艇或耳甲腔。耳穴不仅可以作为诊断疾病的方法,还可以通过对耳穴的刺激达到调治疾病的目的。通过刺激耳穴调治疾病的方法称之为耳穴疗法。耳穴疗法的种类较多,有耳穴按摩、耳穴针刺、耳穴贴压、耳穴温灸等,其中尤以耳穴针刺(简称耳针)和耳穴贴压(简称耳压)应用较为普遍。

耳穴疗法确实能调治更年期综合征。更年期综合征患者通过选择性地针刺或贴压耳部穴位,能调整脏腑功能,调和阴阳气血,具有滋补肝肾、疏肝解郁、养心安神、滋阴降火、补益气血、调养心脾、补阴助阳、养肾益肾等多种功效,能改善或消除更年期妇女潮热汗出、头晕耳鸣、心悸失眠、焦虑忧郁、烦躁易怒、疲惫乏力、敏感多疑等诸多身体不适,使之平稳顺利地度过更年期。正确确定耳穴的位置是耳针和耳压治疗的前提和基础,用于调治更年期综合征的耳穴较多,其耳穴的定位可参照附录中的常用耳穴示意图。

31. 如何进行耳针治疗

熟练掌握耳针的操作方法,是运用耳针疗法调治更年期综合征,提高临床疗效的关键一环。耳针治疗包括寻找耳穴、常规消毒、针刺方法、留针出针等,下面予以介绍。

(1)寻找耳穴:根据病情的需要确定耳穴处方手,在选用的穴区内寻找反应点(耳穴)。寻找的方法,可用探针、火柴头、针柄按压,其有压痛部位即是所要找的耳穴;也可用测定耳郭皮肤电阻(耳穴探测仪)的方法,其皮肤电阻降低,导电量明显增高者即为所要针刺的耳穴。

(2)常规消毒:在进行耳针治疗前,应对耳部皮肤、所有治疗用具,以及施术者的双手进行常规消毒,以预防交叉感染及耳部感染发生。可用 75％乙醇消毒,也可碘伏等消毒。

(3)针刺方法:根据需要选用 0.5 寸短柄毫针进行针刺,进针时以左手固定耳部,右手进针。进针深度以穿破软骨但不透过对侧皮肤为度。多数患者针刺后局部有疼痛或热胀感,亦有少数人在酸、重感受,甚至有特殊之凉、麻、热等感觉沿着经络路线放射传导,一般有这些感觉者疗效较好。除用短毫针针刺治疗外,也可结合应用电针或用特定之图钉形揿针进行埋针治疗。

(4)留针出针:毫针一般留针 20～30 分钟,留针期间可间隔捻针。出针后用消毒干棉球压迫针孔,防止出血,并注意再涂乙醇或碘伏消毒,以预防感染。

32. 如何进行耳压治疗

采用耳压疗法调治更年期综合征,应正确掌握操作方法,耳压治疗包括选取压料、贴前准备,以及将压料贴于耳穴上等步骤。

(1)选取压料:在进行耳穴贴压前,应先选取好耳穴贴压的材料。耳穴贴压的材料包括压穴材料,75%乙醇或碘伏棉球,消毒干棉球,无钩镊,探棒,胶布,贴穴板等。常用的压穴材料有王不留行、绿豆、白芥子、油菜子、冰片、决明子、菟丝子、磁珠等,临床中可根据具体情况选择应用。

(2)贴前准备:首先选择好压穴的材料,如果选用的是植物种子,应先洗净、晒干后,置于瓶中备用。用时将植物种子或药丸置于贴穴板各小方格中央凹陷内,平盖上胶布贴紧,再用刀片沿格间沟将胶布切割成果 0.5 厘米×0.5 厘米的小方块备用。也可直接将压丸置于剪好的 0.5～0.8 厘米大小的小方块胶布的正中。

(3)操作方法:先用 75%乙醇或碘伏棉球擦洗耳郭以消毒,再用消毒棉球擦干,继而在耳郭前面、背面,自上而下全面按揉 3～5 次(注意操作者的双手也应消毒),以疏通耳郭腧穴经气。接着寻找出所需要的耳穴,寻找的方法可用探针、火柴头、针柄按压,也可用耳穴探测仪检测。穴位选好后,用小镊子夹起粘有压丸的胶布,贴于选定的耳穴处,四周粘紧,也可在耳郭背部相应部位对贴。每次贴压保留 3～7日,贴压期间每日按压 3～5 次,每次按压 3～5 分钟,每次每穴按压 10～15 下,按压时以出现局部酸、胀、麻、痛感为宜。

33. 治疗更年期综合征常用的耳针处方有哪些

处方 1

取穴:神门、心、交感。

操作:按照常用耳穴示意图(参见书后常用耳穴示意图,下同),找到所选取的耳穴,常规消毒后,左手固定耳郭,右手用镊子夹着图钉形揿针的针柄,对准穴位刺入,然后用胶布固定。每次埋针宜留针 2～3 日,两耳穴位轮换埋针,5～7次为 1 个疗程。

适应证:心脾两虚型更年期综合征,能有效改善潮热汗出、神疲乏力、心悸失眠等症状。

处方 2

取穴:皮质下、肾上腺、神门、心。

操作:按照常用耳穴示意图,找到所选取的耳穴,常规消毒后,左手固定耳郭,右手持 0.5 寸短柄毫针进行针刺,深度以穿破软骨但不透过对侧皮肤为度,针刺得气后留针 10～30 分钟。每日针刺 1 次,每周 5 次,两耳穴位轮换针刺,10次为 1 个疗程。

适应证:更年期综合征,以心烦失眠、潮热汗出为突出表现者。

处方 3

取穴:肾、神门、心、脑点。

操作:按照常用耳穴示意图,找到所选取的耳穴,常规消毒后,左手固定耳郭,右手持 0.5 寸短柄毫针进行针刺,深度以穿破软骨但不透过对侧皮肤为度,针刺得气后留针 10～30 分钟。每日针刺 1 次,每周 5 次,两耳穴位轮换针刺,10 次为 1 个疗程。

适应证:阴虚火旺型更年期综合征,能有效改善潮热汗出、神疲乏力、头晕头痛、心悸失眠等症状。

处 方 4

取穴:肝、胆、神门、心、脑点。

操作:按照常用耳穴示意图,找到所选取的耳穴,常规消毒后,左手固定耳郭,右手持 0.5 寸短柄毫针进行针刺,深度以穿破软骨但不透过对侧皮肤为度,针刺得气后留针 10～30 分钟。每日针刺 1 次,每周 5 次,两耳穴位轮换针刺,10 次为 1 个疗程。

适应证:阴虚火旺型更年期综合征。

处 方 5

取穴:肝、心、脾、皮质下。

操作:按照常用耳穴示意图,找到所选取的耳穴,常规消毒后,左手固定耳郭,右手持 0.5 寸短柄毫针进行针刺,深度以穿破软骨但不透过对侧皮肤为度,针刺得气后留针 10～30 分钟。每日针刺 1 次,每周 5 次,两耳穴位轮换针刺,10 次为 1 个疗程。

适应证:更年期综合征,以头晕头痛、潮热汗出、心烦失眠为主要表现者。

处 方 6

取穴:交感、神门、脑干、皮质下、内分泌、神经衰弱点、脑点。

操作:按照常用耳穴示意图,找到所选取的耳穴,常规消毒后,左手固定耳郭,右手用镊子夹着图钉形揿针的针柄,对准穴位刺入,然后用胶布固定。每次埋针宜留针 2～3 日,两耳穴位轮换埋针,5～7 次为 1 个疗程。

适应证:更年期综合征,能有效改善潮热汗出、神疲乏力、腰膝酸软、头晕头痛、心悸失眠等症状。

处 方 7

取穴:肾、心、内分泌、神门、肝阳、上耳背。

操作:按照常用耳穴示意图,找到所选取的耳穴,常规消毒后,左手固定耳郭,右手持 0.5 寸短柄毫针进行针刺,深度以穿破软骨但不透过对侧皮肤为度,针刺得气后留针 10～30 分钟。每日针刺 1 次,每周 5 次,两耳穴位轮换针刺,10 次为 1 个疗程。

适应证:心肾不交型、阴虚火旺型更年期综合征,能有效改善头晕头痛、急躁易怒、心烦失眠等症状。

处 方 8

取穴:心、肝、肾、脾、胃、胆、脑点、皮质下、神门。

操作:每次选取耳穴 3～5 个,交替选用。常规消毒后,左手固定耳郭,右手用镊子夹着图钉形揿针的针柄,对准穴位刺入,然后用胶布固定。每次埋针宜留针 2～3 日,5～7 次为 1 个疗程。

适应证:更年期综合征,能有效改善潮热汗出、急躁易怒、神疲乏力、腰膝酸软、头晕头痛、心悸失眠等症状。

处 方 9

取穴:心、肝、高血压点、神门、肾、胆、交感、耳尖。

操作:按照常用耳穴示意图,找到所选取的耳穴,常规消毒后,左手固定耳郭,右手持0.5寸短柄毫针,用中等刺激量进行针刺(其中降压沟、耳尖点刺放血),深度以穿破软骨但不透过对侧皮肤为度,针刺得气后留针20～30分钟。隔日针刺1次,两耳穴位轮换针刺,10次为1个疗程。

适应证:阴虚火旺型、心肾不交型更年期综合征。

处 方 10

取穴:心、神门、皮质下、肾、肝、胃。

操作:按照常用耳穴示意图,找到所选取的耳穴,常规消毒后,左手固定耳郭,右手用镊子夹着图钉形揿针的针柄,对准穴位刺入,然后用胶布固定。每次埋针宜留针2～3日,两耳穴位轮换埋针,5～7次为1个疗程。

适应证:更年期综合征,能有效改善潮热汗出、神疲乏力、头晕头痛、心悸失眠等症状。

处 方 11

取穴:内分泌、神门、枕、颈、脑点、颈椎。

操作:按照常用耳穴示意图,找到所选取的耳穴,常规消毒后,左手固定耳郭,右手持0.5寸短柄毫针进行针刺,深度以穿破软骨但不透过对侧皮肤为度,针刺得气后留针10～30分钟。每日针刺1次,每周5次,两耳穴位轮换针刺,10次为1个疗程。

适应证:更年期综合征,以头晕头痛、潮热汗出、心烦失眠为主要表现者。

处 方 12

取穴:心、肝、高血压点、神门、肾、内分泌、交感。

操作:按照常用耳穴示意图,找到所选取的耳穴,常规消毒后,左手固定耳郭,右手持 0.5 寸短柄毫针,用中等刺激量进行针刺,深度以穿破软骨但不透过对侧皮肤为度,针刺得气后留针 20～30 分钟。隔日针刺 1 次,两耳穴位轮换针刺,10 次为 1 个疗程。

适应证:肝肾阴虚型、阴虚火旺型更年期综合征,尤其适宜于头晕头痛明显、血压偏高不稳定者。

处方 13

取穴:神门、心、脑点、脾。

操作:按照常用耳穴示意图,找到所选取的耳穴,常规消毒后,左手固定耳郭,右手持 0.5 寸短柄毫针进行针刺,深度以穿破软骨但不透过对侧皮肤为度,针刺得气后留针 10～30 分钟。每日针刺 1 次,每周 5 次,两耳穴位轮换针刺,10 次为 1 个疗程。

适应证:心脾两虚型更年期综合征。

处方 14

取穴:内分泌、皮质下、肾上腺、神门、肾、脑点。

操作:按照常用耳穴示意图,找到所选取的耳穴,常规消毒后,左手固定耳郭,右手用镊子夹着图钉形揿针的针柄,对准穴位刺入,然后用胶布固定。每次埋针宜留针 2～3 日,两耳穴位轮换埋针,5～7 次为 1 个疗程。

适应证:肝肾阴虚型、心肾不交型更年期综合征。

处方 15

取穴:心、肝、高血压点、神门、肾、脾、交感、皮质下、内分泌、神经衰弱点。

操作:按照常用耳穴示意图,找到所选取的耳穴,常规消毒后,左手固定耳郭,右手用镊子或止血钳夹着图钉形揿针的针柄,刺入所选取穴位的皮内,一般刺入针体的2/3,然后用胶布固定。每次埋针宜留针3～5日,每日自行按压3次,两耳穴位轮换埋针,取针后休息5日,5～7次为1个疗程。

适应证:阴阳两虚型更年期综合征,尤其适宜于伴有血压偏高不稳定者。

34. 治疗更年期综合征常用的耳压处方有哪些

处方1

取穴:心、脾、神门、肘、脑点、神经衰弱点。

操作:耳部常规消毒后,用0.5厘米×0.5厘米大小的胶布,把王不留行分别贴压于上述耳穴上。两耳穴位交替贴压,3日更换1次,10次为1个疗程。贴压期间每日自行揉捏穴位3～5次,尤其在睡前30分钟必须进行揉捏1～3分钟。

适应证:心脾两虚型更年期综合征。

处方2

取穴:神门、交感、枕、皮质下、心、耳尖。

操作:耳部常规消毒后,用1厘米×1厘米大小的胶布,把大小适宜的半个绿豆分别贴压在上述耳穴上(粗糙面置于胶布,光滑面对准需贴压的耳穴)。两耳穴位交替贴压,3～5日更换1次,6次为1个疗程。贴压期间每日自行按压穴位3～5次,每次以使耳穴局部有酸胀发热感为度。

适应证:阴虚火旺型、肝郁化火型更年期综合征。

处方 3

取穴:神门、子宫(精宫)、皮质下、枕、心、肝、脾、胃、肾。

操作:耳部常规消毒后,用 0.5 厘米×0.5 厘米大小的胶布,把王不留行分别贴压于上述耳穴上。两耳穴位交替贴压(不可两耳同时贴同一个穴位),3 日更换 1 次,10 次为 1 个疗程。贴压期间每日自行揉捏穴位 3～5 次,尤其在晚上睡前 30 分钟必须进行揉捏,每次以使耳穴局部有酸胀感为度。

适应证:更年期综合征,能有效改善潮热汗出、神疲乏力、头晕头痛、心悸失眠等症状。

处方 4

取穴:心、肝、肾、神门、耳尖、枕、皮质下、神经衰弱点。

操作:耳部常规消毒后,用 1 厘米×1 厘米大小的胶布,把大小适宜的半个绿豆分别贴压在上述耳穴上(粗糙面置于胶布,光滑面对准需贴压的耳穴)。两耳穴位交替贴压,3 日更换 1 次,10 次为 1 个疗程。贴压期间每日自行按压穴位 3～5 次,每次以使耳穴局部有酸胀感为度。

适应证:心肾不交型更年期综合征。

处方 5

取穴:心、肝、脾、胃、肾、神门、神经衰弱点、皮质下、枕。

操作:耳部常规消毒后,用 0.5 厘米×0.5 厘米大小的香桂活血膏,把王不留行分别贴压在上述耳穴上。两耳穴位交替贴压,3 日更换 1 次,10 次为 1 个疗程。贴压期间每日自行按压穴位 3～5 次,每次以使耳穴局部有酸胀感为度。

适应证:更年期综合征,能有效改善潮热汗出、神疲乏力、急躁易怒、腰膝酸软、头晕头痛、心悸失眠等症状。

处方 6

取穴:神门、交感、肝、胆、三焦、心、脑点、肾上腺。

操作:耳部常规消毒后,用 0.8 厘米×0.8 厘米大小的胶布,把决明子分别贴压于上述耳穴上。两耳穴位交替贴压,3 日更换 1 次,6～8 次为 1 个疗程。贴压期间每日自行按揉穴位 3～5 次,每次 1～3 分钟,手法由轻到重,直到有压痛感。

适应证:阴虚火旺型、肝肾阴虚型更年期综合征。

处方 7

取穴:肾、神门、额、心、脾。

操作:耳部常规消毒后,用 0.5 厘米×0.5 厘米大小的胶布,把王不留行分别贴压在上述耳穴上。两耳穴位交替贴压,3 日更换 1 次,10 次为 1 个疗程。贴压期间每日自行按压穴位 3～5 次,每次以使耳穴局部有酸胀感为度。

适应证:更年期综合征,能有效改善潮热汗出、神疲乏力、头晕头痛、心悸失眠等症状。

处方 8

取穴:皮质下、神门、心、交感、肾。

操作:耳部常规消毒后,用 0.5 厘米×0.5 厘米大小的胶布,将王不留行分别贴压于上述耳穴上。两耳穴位交替贴压,3 日更换 1 次,10 次为 1 个疗程。贴压期间每日午睡前及晚睡前各按压穴位 1 次,每次 2～3 分钟,以使耳穴局部有酸胀发热感为度。

适应证:心肾不交型更年期综合征。

处方9

取穴:高血压点、肝、胆、交感、肾、神门、枕、肾上腺。

操作:耳部常规消毒后,用0.5厘米×0.5厘米大小的胶布,把王不留行分别贴压于上述耳穴上。每次选取4个穴位,两耳穴位交替贴压,3日更换1次,10次为1个疗程。贴压期间每日自行按捏穴位3～5次,每次以使耳穴局部有酸胀感为度。

适应证:肝肾阴虚型、阴虚火旺型更年期综合征,尤其适宜于头晕头痛明显、血压偏高不稳定者。

处方10

取穴:耳尖、神经衰弱点、神门、皮质下、心、枕。

操作:耳部常规消毒后,用1厘米×1厘米大小的胶布,把大小适宜的半个绿豆分别贴压在上述耳穴上(粗糙面置于胶布,光滑面对准需贴压的耳穴)。两耳穴位交替贴压,3～5日更换1次,6次为1个疗程。贴压期间每日自行按压穴位3～5次,每次以使耳穴局部有酸胀发热感为度。

适应证:更年期综合征,以头晕头痛、潮热汗出、心烦失眠为主要表现者。

处方11

取穴:神门、皮质下、心、肾、脑点。

操作:耳部常规消毒后,把用开水浸泡去皮、分成两半的酸枣仁,用1厘米×1厘米大小的胶布贴压在上述耳穴上(粗糙面置于胶布,光滑面对准需贴压的耳穴)。一般每次选取1～2个耳穴,两耳穴位同时贴压,3～5日更换1次,4～6次为1个疗程。贴压期间每晚睡前按压穴位1次,每次按压

2～3分钟。

适应证:更年期综合征,以潮热汗出、心烦失眠为主要表现者。

处 方 12

取穴:耳尖、神门、心、枕、皮质下、神经衰弱点、肝、胆。

操作:耳部常规消毒后,用0.5厘米×0.5厘米大小的胶布,把王不留行分别贴压于上述耳穴上。两耳穴位交替贴压,3日更换1次,10次为1个疗程。贴压期间每日按压耳穴3～5次,每次按压1～3分钟,以使耳穴部位有酸胀感为度。

适应证:更年期综合征,能有效改善潮热汗出、急躁易怒、神疲乏力、腰膝酸软、头晕头痛、心悸失眠等症状。

处 方 13

取穴:皮质下、神门、心、肾、脾、枕、交感、肝、内分泌。

操作:耳部常规消毒后,用0.5厘米×0.5厘米大小的胶布,把王不留行分别贴压于上述耳穴上。两耳穴位交替贴压,隔日更换1次,10次为1个疗程。贴压期间每日午睡前及晚睡前各按压穴位1次,每次按压1～3分钟,以使局部有酸胀感为度。

适应证:肝郁化火型、阴虚火旺型更年期综合征。

处 方 14

取穴:皮质下、胃、神门、心、肾。

操作:耳部常规消毒后,用0.5厘米×0.5厘米大小的胶布,把王不留行分别贴压于上述耳穴上。两耳穴位交替贴压,3日更换1次,10次为1个疗程。贴压期间每日自行按捏穴位 3～5 次,每次按捏 1～3 分钟。

适应证:更年期综合征,以头晕头痛、潮热汗出、心烦失眠为主要表现者。

处 方 15

取穴:高血压点、肝、肾、角上窝、肝阳、心。

操作:耳部常规消毒后,用 0.5 厘米×0.5 厘米大小的胶布,把王不留行分别贴压于上述耳穴上。两耳穴位交替贴压,3 日更换 1 次,10 次为 1 个疗程。贴压期间每日自行按捏穴位 3～5 次,每次以使耳穴局部有酸胀感为度。

适应证:肝肾阴虚型、阴虚火旺型更年期综合征,尤其适宜于头晕头痛明显、血压偏高不稳定者。

35. 应用耳针耳压疗法治疗更年期综合征应注意什么

耳针耳压疗法治疗更年期综合征虽然方法简单易行,但若使用不当,不仅会影响疗效,还可引发不良反应。为了保证耳针耳压治疗的安全有效,在使用耳针耳压疗法治疗更年期综合征时,应注意以下几点。

(1)注意常规清洁消毒:在进行耳针耳压治疗时,应对耳郭皮肤、所用治疗针具、压料,以及施术者的双手进行常规消毒,以预防交叉感染及耳部感染的发生。如耳部出现感染者,应及时进行对症处理。

(2)恰当选取耳部穴位:应用耳针耳压疗法治疗更年期综合征时,要结合耳穴的功能及主治病症等,选择适当的耳穴进行针刺或贴压治疗。在耳穴处方确定后,可用探针、火柴头、针柄等,在选用的穴区内寻找反应点(压痛点)。

（3）注意耳穴治疗禁忌：耳针耳压疗法安全有效，并无绝对禁忌证，但对过度疲劳、衰弱，极度紧张、敏感，老年体弱者等，禁用耳针耳压疗法。耳部有炎症及冬季有冻疮者，均不宜采用耳针耳压疗法。对胶布、麝香止痛膏等贴用材料过敏者也不宜用耳针耳压疗法。

（4）耳压者宜定时刺激：应用耳压疗法治疗者，在贴压耳穴期间应每日定时按压耳穴，要求手法轻柔、适度，节律均匀，按压后以有酸、麻、胀、痛、灼热的感觉为宜，严防手法力度过重损伤耳部皮肤。注意在晚睡前 30 分钟按压耳穴 1 次，以提高疗效。

（5）耳针者注意防晕针：耳针疗法虽然刺激较轻，但也可发生晕针，所以应注意晕针的预防和处理。对初次接受耳针治疗和精神紧张者，应先做好思想工作，消除顾虑，正确选择舒适持久的体位（尽可能采取卧位），取穴不宜太多，手法不宜过重，过度饥饿、疲劳者不予针刺，一旦出现晕针，应及早进行处理。

（6）注意配合其他疗法：耳针耳压疗法的作用有限，在应用耳针耳压疗法治疗的同时，应注意与药物治疗、按摩治疗，以及饮食调理、起居调摄等治疗调养手段配合，以发挥综合治疗的优势，提高临床疗效。

36. 药物敷贴法治疗更年期综合征有哪些作用特点

药物敷贴法又称药敷疗法，是把中草药药物经加工处理，在人体体表某一部位外敷或贴穴，使外敷药物通过肌肤吸收或借助对穴位、经络的刺激作用来治疗疾病的一种外治方法。药物敷贴法历史悠久,在远古时代,人们就已应用泥土、草根、树皮等外敷伤口。春秋战国时期的《周礼·天官》就记载了运用外敷药物治疗疮疡的方法;《五十二病方》则记载有多种外敷方剂治疗创伤、外病等;时至清代,吴师机的《理瀹骈文》则集敷贴疗法之大成,标志着药物敷贴法的临床应用达到了较为完善的水平。现今,药物敷贴法更是广泛应用于内、外、妇、儿、五官、伤科等的许多疾病中,敷贴的方法也由单纯的天然药物外敷,发展为离子导入、与磁电结合等方法,加强了药物敷贴法的治疗效果。

药物敷贴法以取材简单、方便实用、价格低廉、不良反应较少、适应证广泛而著称,不仅可治疗所敷部位的病变,而且可以通过经络"内属脏腑,外络肢节,沟通表里,贯通上下"的作用,选择针对疾病的经络穴位,治疗全身性疾病。药物敷贴法和中医其他治疗方法一样,也是以中医学整体观念和辨证论治为指导思想的,正如清代医家吴师机所说:"外治之理,即内治之理,外治之药,亦即内治之药,所异者法耳。"也就是说,内治和外治法的理、方、药三者是相同的,不同者仅仅是方法各异而已。

药物敷贴法确实能治疗更年期综合征。根据更年期综合征患者的不同证型,按药物性味、归经及作用进行辨证选药,使外敷药通过肌肤毛孔吸收,发挥药物自身的治疗作用,"外惹内效",调整脏腑功能,调和阴阳气血,可收到疏肝解郁、补益气血、养心安神、清心除烦、养肾益肾等多种功效,有助于改善或消除更年期妇女潮热汗出、头晕耳鸣、心悸失眠、焦虑忧郁、烦躁易怒、疲惫乏力、敏感多疑等诸多身体不适,使之平稳顺利地度过更年期。同时外敷药物对穴位的刺激,可改善局部血液循环,通过经络的传导作用来补虚泻实,促进阴阳平衡,增强机体抗病能力,这对增强体质,预防疾病发生,消除更年期妇女身体诸多不适也大有好处。

37. 治疗更年期综合征常用的药物敷贴处方有哪些

处方 1

配方:五倍子、郁金各等份,蜂蜜适量。

用法:将五倍子、郁金分别研为细末,混匀后加入蜂蜜调成膏状。取药膏适量,分敷于涌泉、神阙穴,用纱布覆盖,胶布固定。每日换药 1 次,7~10 次为 1 个疗程。

功效:解郁清心,降火敛汗。

适应证:更年期综合征,以潮热汗出、心烦失眠、心悸不宁为主要表现者。

处方 2

配方:吴茱萸(猪胆汁制)、干地龙、罗布麻叶、白矾各 10 克,朱砂 5 克。

用法:将吴茱萸、干地龙、罗布麻叶、白矾、朱砂分别研为细末,混匀后装瓶中密闭备用。取药末 0.3 克,填入脐窝中,用胶布固定。5 日敷贴 1 次,10~15 日为 1 个疗程。

功效:平肝潜阳,滋阴降火,镇静安神。

适应证:肝肾阴虚型、阴虚火旺型、肝阳上亢型更年期综合征,尤其适宜于伴有头晕头痛明显、血压偏高不稳定者。

处方 3

配方:丹参、远志、石菖蒲、硫黄各等份,白酒适量。

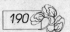

用法:将丹参、远志、石菖蒲、硫黄分别研为细末,混匀后装瓶中,密闭备用。取药末适量,用白酒调成膏状,于晚上睡觉前敷贴于腹部之神阙穴,用纱布覆盖,胶布固定,次日晨起去掉。

功效:养血,宁心,安神。

适应证:心脾两虚型更年期综合征,以心悸心烦、失眠健忘为主要表现者尤为适宜。

处方 4

配方:珍珠母、丹参、硫黄、冰片各等份。

用法:将珍珠母、丹参、硫黄、冰片分别研为细末,混匀后装瓶中密闭备用。取药末 0.3 克,填入脐窝中,用胶布固定。每日敷贴 1 次,5～7 日为 1 个疗程。

功效:清心,安神,助眠。

适应证:更年期综合征,以心烦急躁、失眠多梦、心悸健忘为主要表现者。

处方 5

配方:黄连 12 克,肉桂 5 克,鸡蛋 1 个。

用法:将黄连、肉桂分别研为细末,混匀后用鸡蛋清调成糊状,于晚上睡觉前分敷于双足底之涌泉穴,用纱布覆盖,胶布固定,次日晨起去掉。每晚敷贴 1 次,连用 10 次为 1 个疗程。

功效:清热降火,安神助眠。

适应证:心肾不交型、阴虚火旺型更年期综合征。

处方 6

配方:黄连 15 克,朱砂、五味子各 5 克。

用法:将黄连、朱砂、五味子研为细末,混匀后装入瓶中,密闭备用。每次取适量,纳入肚脐中,外用胶布固定。每日换药1次,3～5次为1个疗程。

功效:清心降火,镇静安神。

适应证:心肾不交型、阴虚火旺型更年期综合征。

处 方 7

配方:盐附子、生地黄各等份。

用法:将盐附子、生地黄研成细末,混匀后加清水调成膏状,每次取适量,于晚上睡觉前将药糊敷于双足底之涌泉穴,用纱布覆盖,胶布固定,次日晨起去掉。每晚敷贴1次,连用7～10次为1个疗程。

功效:滋阴降火,益肾养肝。

适应证:肝肾阴虚型、阴虚火旺型及心肾不交型更年期综合征,能有效改善潮热汗出、急躁易怒、神疲乏力、腰膝酸软、头晕头痛、心悸失眠等症状。

处 方 8

配方:五倍子、黄柏各等份,米醋、蜂蜜各适量。

用法:将五倍子、黄柏分别研为细末,混匀后加入米醋、蜂蜜,调成糊状。用时取药糊适量,敷于脐窝中,用纱布覆盖,胶布固定。每日敷贴1次,连用5～7次为1个疗程。

功效:清热降火,固表止敛汗,宁心除烦。

适应证:更年期综合征,以潮热汗出、心烦急躁、心悸失眠、头晕健忘为主要表现者。

处 方 9

配方:吴茱萸、肉桂各等份,蜂蜜适量。

用法:将吴茱萸、肉桂研为细末,装瓶备用。用时取药末10克,加蜂蜜调成膏状,分别敷贴于一侧神门、三阴交穴,用纱布覆盖,胶布固定,次日晨起去掉。每晚敷贴1次,左右两侧交替进行,连用7～10次为1个疗程。

功效:滋肾平肝潜阳,降火养心安神。

适应证:心肾不交型、阴虚火旺型更年期综合征。

处 方 10

配方:吴茱萸、磁石、肉桂各5克,鸡蛋1个。

用法:将吴茱萸、磁石、肉桂分别研成细末,混匀后用鸡蛋清调成糊状,于晚上睡觉前敷于双足底之涌泉穴,用纱布覆盖,胶布固定,次日晨起去掉。每晚敷贴1次,连用7～10次为1个疗程。

功效:清心除烦,镇静安神。

适应证:更年期综合征,以潮热汗出、心烦急躁、心悸失眠为主要表现者。

处 方 11

配方:吴茱萸(猪胆汁制)100克,龙胆草50克,硫黄20克,朱砂1.5克,明矾30克,小蓟根汁适量。

用法:先将吴茱萸、龙胆草、硫黄、朱砂、明矾分别研成细末,混匀后用小蓟根汁调成糊状备用。用时取药糊适量,分敷于神阙及涌泉穴,用纱布覆盖,胶布固定。每1～2日换药1次,7～10日为1个疗程。

功效:平肝息风,清心除烦。

适应证:肝郁化火型、阴虚火旺型更年期综合征。

处 方 12

配方:珍珠母、槐花、吴茱萸各等份,米醋适量。

用法:将珍珠母、槐花、吴茱萸分别晒干,一同研为细末,混匀后装瓶备用。用时取药末适量,加米醋调成膏状,敷贴于神阙及涌泉穴,用纱布覆盖,胶布固定。每日换药1次,10次为1个疗程。

功效:清热,镇静,安神。

适应证:阴虚火旺型、心肾不交型更年期综合征。

处 方 13

配方:石菖蒲、琥珀、炒酸枣仁、朱砂、郁金、枳实、沉香各等份,生姜汁适量。

用法:将石菖蒲、琥珀、炒酸枣仁、朱砂、郁金、枳实、沉香分别研为细末,混匀后装瓶中密闭备用。用时取药末适量,填入脐窝中,然后滴加适量生姜汁,用消毒纱布覆盖,胶布固定。每日敷贴1次,7日为1个疗程。

功效:滋阴清热,安神助眠。

适应证:更年期综合征,以潮热汗出、心烦急躁、心悸失眠、头晕健忘为主要表现者。

处 方 14

配方:韭菜根、生地黄各15克,大蒜5头。

用法:先将韭菜根、生地黄烘干,研为细末,再把大蒜捣成糊状,把药粉与大蒜糊充分调和,每次取适量,做成2个饼,于晚上睡觉前将药饼敷贴于涌泉穴,用纱布覆盖,胶布固定,次日晨起去掉。每晚敷贴1次,连用7~10次为1个疗程。

功效:滋阴降火,养心安神。

适应证:心肾不交型、阴虚火旺型更年期综合征,能有效改善潮热汗出、急躁易怒、神疲乏力、头晕头痛、心悸失眠等症状。

处 方 15

配方:桃仁、杏仁各 12 克,栀子 3 克,胡椒 7 粒,糯米 14 粒,鸡蛋 1 个。

用法:将桃仁、杏仁、栀子、胡椒、糯米共研为细末,混匀后用鸡蛋清调成糊状。用时取药糊适量,于晚上睡觉前敷于一侧涌泉穴,用纱布覆盖,胶布固定,次日晨起去掉。晚敷贴1 次,双足交替,6~10 次为 1 个疗程。

功效:平肝清热降火,活血通络止痛,养血宁心安神。

适应证:更年期综合征,以潮热汗出、头晕头痛、耳鸣心烦、失眠多梦、心悸健忘为主要表现者。

38. 应用药物敷贴法调治更年期综合征应注意什么

为了保证药物敷贴法调治更年期综合征安全有效,避免不良反应发生,在应用药物敷贴法调治更年期综合征时,应注意以下几点。

(1)注意局部消毒:敷药局部要注意进行清洁消毒,可用75％乙醇局部皮肤擦拭,也可用其他消毒液洗净局部皮肤,然后敷药,以免发生感染。

(2)做到辨证选药:外敷药和内服药一样,也应根据病情的不同辨证选药,抓着疾病的本质用药,方能取得好的治疗疗效,切不可不加分析地乱用。药物敷贴法必须在医生的指导下,掌握操作要领和注意事项,根据药物敷贴法的适应证选择患者,严禁对有敷贴禁忌证者进行药物敷贴治疗。

(3)正确选穴敷药:在应用穴位敷药时,所取穴位不宜过多,每穴用药量宜小,贴敷面积不宜过大,时间不宜过久,更年期综合征患者常以神阙、涌泉穴为主要施治穴位。要注意外敷药物的干湿度,过湿容易使药糊外溢,太干又容易脱落,一般以药糊为稠厚状有一定的黏性为度。

(4)重视不良反应:一些刺激性较大或辛辣性的药物对皮肤有一定的刺激作用,可引起局部皮肤红肿、发痒、疼痛、起疱等不良反应;还有些患者对胶布或伤湿止痛膏过敏。对这些患者应及时予以对症处理,或改用其他治疗方法。敷贴部位皮肤有破损者及伴有其他严重疾病者,不宜采用敷贴疗法。

(5)注意配合他法:药物敷贴疗法调治更年期综合征的作用有限,临床中应注意与药物治疗、饮食调理等其他治疗调养方法配合应用,以发挥综合治疗的优势,提高疗效。

39. 足浴疗法对更年期综合征有何作用

我国民间歌谣云:"春天洗脚,升阳固脱;夏天洗脚,湿邪乃除;秋天洗脚,肺腑润育;冬天烫脚,丹田温灼。"《琐碎录》中说:"脚是人之底,一夜一次洗"。每晚用热水洗泡双脚是良好的个人卫生习惯,不仅可以清洁双脚,消除疲劳,还能预防的治疗许多疾病,足浴疗法就是从生活习俗发展而来的一种保健治病方法。足浴疗法又称"洗脚疗法",是用中药煎取药液浸泡双脚以达到防病治疗目的防病治病方法,也是常用的中医外治法之一。近年来,足浴的保健治病价值越来越被人们所重视,足浴疗法已走入千家万户,更年期综合征患者掌握了这一方法,病就可以减去大半,若在足浴后配合以足底按摩,则其疗效更佳。

人们常说："睡前洗脚，强似服药"。中医学有"上病下取，百病治足"之说。双足是人体的一个全息缩影，人体五脏六腑在脚上都有相应的经络、穴位，双脚上分布有 60 多个穴位，通过穴位、经络的关系，足部与人体的五脏六腑、四肢百骸紧密联系在一起。足浴疗法治疗疾病，即有穴位的刺激作用、药液的温热作用，又有药物的药理作用，根据不同证型更年期综合征患者的不同发病机制，选择相应的中药制成洗浴液进行足浴，可促进气血运行，调节脏腑功能，恢复机体阴阳平衡，增强机体抗病能力，发挥滋补肝肾、清热除烦、养血宁心、安神助眠等多种功效，同时足浴可促进全身血液循环，加强机体的新陈代谢，使末梢神经敏感性增强，对中枢神经系统能产生一种良性的温和的刺激作用，从而调节自主神经和内分泌系统的功能，这些都有助于改善或消除更年期妇女潮热汗出、头晕耳鸣、心悸失眠、焦虑忧郁、烦躁易怒、疲惫乏力、敏感多疑等诸多身体不适，使之平稳顺利地度过更年期。

40. 治疗更年期综合征常用的足浴处方有哪些

处 方 1

原料：磁石 20 克，茯苓 15 克，刺五加、首乌藤各 18 克，五味子 10 克。

用法：先将磁石放入砂锅中，加入清水适量，煎煮 30 分钟，之后再加入茯苓、刺五加、首乌藤、五味子及适量清水，继续煎煮 20 分钟，去渣取汁，趁热浸泡双足。每次 15～20 分钟，每日 1～2 次，15 日为 1 个疗程。

功效：养血，宁心，安神。

适应证:心脾两虚型更年期综合征,以心悸心烦、失眠健忘为主要表现者尤为适宜。

处 方 2

原料:桑叶 15 克,夏枯草 30 克,菊花、钩藤各 20 克。

用法:将上述药物一同放入砂锅中,加入清水适量,大火煮沸后,改用小火煎煮 20 分钟,去渣取汁,趁热浸泡双足。每次 15~20 分钟,每日 2 次,15 日为 1 个疗程。

功效:清热平肝,降火息风。

适应证:肝郁化火型、阴虚火旺型、肝肾阴虚型更年期综合征。

处 方 3

原料:红花、川椒、荷叶各 5 克,川牛膝、酸枣仁各 15 克。

用法:将上述药物一同放入洗足盆中,加入开水适量,加盖密闭浸泡 10~15 分钟,去渣后趁热浸泡双足。每次 15~20 分钟,每日 2 次,10~15 日为 1 个疗程。

功效:养血活血,清热除烦,宁心安神。

适应证:更年期综合征,以潮热汗出、心烦急躁、心悸失眠为主要表现者。

处 方 4

原料:磁石 50 克,米醋 100 毫升。

用法:先将磁石放入砂锅中,加入清水适量,水煎 40 分钟,去渣取汁,与米醋一同倒入洗足盆中,趁热浸泡双足。每次 15~20 分钟,每日 2 次,15 日为 1 个疗程。

功效:镇静,宁心,安神。

适应证:更年期综合征,以潮热汗出、心烦急躁、心悸失眠为主要表现者。

处 方 5

原料:钩藤 30 克,冰片少许。

用法:将钩藤剪碎加冰片,用布包好,放入洗足盆中,加开水浸泡,趁热浸泡双足。每次 20~30 分钟,每日晨起和晚上睡觉前各 1 次,15 日为 1 个疗程。

功效:清热,平肝,除烦。

适应证:更年期综合征,以潮热汗出、头痛头晕、心烦急躁为主要表现者。

处 方 6

原料:粗老绿茶、龙胆草各 5 克,荷叶 10 克。

用法:将粗老绿茶、龙胆草、荷叶一同放入洗足盆中,加入开水适量,加盖密闭浸泡 10~15 分钟,去渣后趁热浸泡洗双足。每次 15~20 分钟,每日 2 次,于晨起和晚上睡觉前浸泡,10~15 日为 1 个疗程。

功效:清热平肝,泻火除烦。

适应证:更年期综合征,以潮热汗出、头痛头晕、急躁易怒、心悸心烦为主要表现者。

处 方 7

原料:黄柏、生地黄、知母、桑寄生、酸枣仁各 15 克,牛膝、生牡蛎各 30 克。

用法:将上药一同放入砂锅中,加入清水适量,煎煮 30 分钟,去渣取汁,趁热浸泡双足。每次 15~20 分钟,每日 1 次,于晚上睡觉前浸泡洗,10~15 日为 1 个疗程。

功效:滋阴降火,补肾养肝,宁心安神。

适应证:肝肾阴虚型、阴虚火旺型、心肾不交型更年期综合征,能有效改善潮热汗出、急躁易怒、神疲乏力、腰膝酸软、头晕头痛、心悸失眠等症状。

处 方 8

原料:香瓜藤、西瓜藤、黄瓜藤、首乌藤各 30 克,白芍、酸枣仁各 18 克。

用法:香瓜藤、西瓜藤、黄瓜藤、首乌藤分别切碎,与白芍、酸枣仁一同放入砂锅中,加入清水适量,大火煮沸后,改用小火煎煮 20～30 分钟,去渣取汁,趁热浸泡双足。每次15～20 分钟,每日 2 次,15 日为 1 个疗程。

功效:滋肾养肝,清热平肝。

适应证:肝肾阴虚型、阴虚火旺型更年期综合征。

处 方 9

原料:磁石 50 克,生地黄、桑寄生各 30 克,当归功15 克。

用法:先将磁石放入砂锅中,加入清水适量,煎煮 30 分钟,之后再加入生地黄、桑寄生、当归及适量清水,继续煎煮20～30 分钟,去渣取汁,趁热浸泡双足。每次 15～20 分钟,每日 2 次,15 日为 1 个疗程。

功效:养肝肾,益气血,安心神。

适应证:肝肾阴虚型、心脾两虚型更年期综合征,以潮热汗出、神疲乏力、心悸心烦、失眠健忘为主要表现者尤为适宜。

处 方 10

原料:珍珠母、磁石、龙骨、牡蛎各 60 克,酸枣仁 30 克。

用法:将上述药物一同放入砂锅中,加入清水适量,水煎去渣取汁,趁热浸泡双足。每次15～20分钟,每日1～2次,15日为1个疗程。

功效:平肝潜阳,镇静安神。

适应证:肝郁化火型、阴虚火旺型、心肾不交型更年期综合征。

处方 11

原料:吴茱萸50克,米醋100毫升。

用法:先将吴茱萸放入砂锅中,加入清水适量,水煎去渣取汁,之后把药汁与米醋一同倒入洗足盆中,搅匀后趁热浸泡双足。每次15～20分钟,每日2次,于晚睡前、次日晨起后浸泡,10～15日为1个疗程。

功效:平肝,潜阳,安神。

适应证:更年期综合征,以潮热汗出、头晕头痛、心烦易怒、失眠多梦为主要表现者。

处方 12

原料:磁石30克,菊花、黄芩、首乌藤各15克。

用法:先将磁石放入砂锅中,加清水适量,煎煮30分钟,再加入菊花、黄芩、首乌藤及适量清水,继续煎煮30分钟,去渣取汁,趁热浸泡双足。每次15～20分钟,每日1次,10～15日为1个疗程。

功效:清热镇惊,宁心安神。

适应证:更年期综合征,以潮热汗出、头晕头痛、急躁易怒、耳鸣心烦、失眠多梦为主要表现者。

处方 13

原料:磁石50克,当归、首乌藤各20克,酸枣仁、柏子仁各 30 克。

用法:先将磁石放入砂锅中,加入清水适量,水煎 30 分钟,之后再加入当归、首乌藤、酸枣仁、柏子仁及适量清水,继续煎煮 30 分钟,去渣取汁,趁热浸泡双足。每次 15～20 分钟,每日 1～2 次,10～15 日为 1 个疗程。

功效:镇静,养心,安神。

适应证:更年期综合征,以潮热汗出、心烦失眠、心悸健忘为主要表现者。

处 方 14

原料:白芍 20 克,牛膝、钩藤各 30 克,生地黄 15 克。

用法:将上述药物一同放入砂锅中,加入清水适量,水煎去渣取汁,于晨起和晚上睡觉前浸泡双足,每次 15～20 分钟,15 日为 1 个疗程。

功效:滋阴清热,平肝养血,宁心安神。

适应证:肝郁化火型、阴虚火旺型、肝肾阴虚型更年期综合征。

处 方 15

原料:生地黄、桑寄生各 20 克,五味子 10 克,米醋 100 毫升。

用法:先将生地黄、桑寄生、五味子一同放入砂锅中,加入清水适量,水煎去渣取汁,把药汁与米醋混匀,倒入洗足盆中,趁热浸泡双足。每次 15～20 分钟,每日 2 次,15 日为 1 个疗程。

功效:养心,宁心,安神。

适应证:心脾两虚型更年期综合征,以神疲乏力、心悸汗出、失眠多梦、耳鸣健忘为主要表现者尤为适宜。

41. 按摩调治更年期综合征有何作用

按摩又称推拿,是通过按、压、拿、摩等手法作用于人体体表的特定穴位或部位,给机体一定的良性刺激,以调节人体的生理、病理状态,达到防病治病目的的一种传统治疗手段,也是中医独具特色的治疗方法之一。

按摩治病在我国已有悠久的历史,由于其方法简便,行之有效,适应证广泛,不需要耗费过度的精力,不增加患者的经济负担,也不会产生明显的不良反应,可随时随地来做,老少皆宜,所以深受人们的欢迎。随着研究的不断深入,按摩的应用范围日益扩大,按摩的方法不断变换增多,近年更有高级电子按摩器、多功能按摩器等新的按摩器具不断涌现。现今,按摩不仅是中医治疗疾病的常用方法,也是现代家庭用以解除疲劳、缓解病痛和保健强身的重要手段,更是一种享受。

按摩具有较好的通经络、行气血、舒筋骨、调脏腑等作用。按摩运用各种手法给人体一定的良性刺激,以力的形式直接作用于皮肤、皮下组织及肌肉、肌腱等,可改善皮肤、肌肉的血液循环,促进组织器官的新陈代谢,调节神经系统和内分泌功能,调节大脑和内脏器官的生理活动,缓解中枢神经系统的紧张。按摩确实能调治更年期综合征,更年期综合征患者在轻松自然的揉按中,可调和阴阳气血,调整脏腑功能,发挥滋补肝肾、清热除烦、养血宁心、安神助眠等多种功效,使大脑皮质的兴奋和抑制达到平衡,大脑的紧张和疲劳得以解除,潮热汗出、头晕头痛、烦躁不安、失眠健忘、周身不适,以及情绪波动等症状得以缓解,从而达到调治更年期综合征的目的。由于按摩的过程轻松舒适,调治更年期综合征的疗效显著,所以更年期综合征患者乐意接受这种治疗。

42. 按摩调治更年期综合征应注意什么

为了获得满意的疗效,避免意外事故发生,在应用按摩疗法调治更年期综合征时,应注意以下几点。

(1)选择适宜环境和体位:在实施按摩疗法调治更年期综合征时,应选择在安静、幽雅、空气清新的环境中进行,要保持心平气和,采取放松舒适的体位。寒冷季节按摩时,应注意室内温度,以防受凉感冒。

(2)注意采用适宜手法:应用按摩疗法调治更年期综合征应根据病情辨证论治,按补泻的不同正确施用手法,切不可不加分析地乱用。要根据不同的要求选用不同的手法,同时手法应力求轻柔和缓,动作宜轻、慢,节律要均匀,保持适宜的用力强度,用力不宜过大,切忌用重力或蛮力。自我按摩应在医生的指导下,在了解注意事项并掌握操作要领后进行。

(3)注意按摩的禁忌证:对一般的更年期综合征患者而言,均可采用按摩疗法进行调治,但按摩也有其禁忌证。严重内科疾病(如有严重心、脑、肺疾病等)应慎用或禁用按摩疗法;传染病(如肝炎、结核等),或某些感染性疾病(如丹毒、骨髓炎等)禁用按摩疗法;恶性肿瘤、伴有出血倾向的血液病患者禁用按摩治疗;皮肤病患者、妊娠期妇女等也不宜应用按摩疗法。此外,年老体弱、久病体虚,以及过饥过饱、酒醉之后均不宜用按摩疗法。

(4)按摩做到持之以恒:按摩疗法调治更年期综合征起

效较慢,所以按摩要做到持之以恒,保证按摩治疗的连续性,切忌三天打鱼,两天晒网。只有坚持不懈地治疗,才能达到逐步减轻直至消除更年期综合征患者头晕头痛、心烦急躁、失眠健忘等自觉症状,使其平稳顺利地度过更年期的目的。

(5)注意与其他疗法配合:按摩疗法虽然安全有效,但其作用相对较弱,取效较慢,在应用按摩治疗的同时,还应注意与药物、针灸、运动、情志调节,以及饮食调养等方法配合,以充分发挥综合治疗的优势,提高临床疗效。

43. 如何用分步自我按摩法调治更年期综合征

分步自我按摩法分点压穴位、推擦腰肾、按压神门、旋摩全腹、头部按摩、分抹眼睑。操作时患者应采取舒适的体位,细心体会按摩时的感觉,不必拘泥于按摩的次数和时间,更年期妇女若能坚持应用,定能达到改善或消除诸多身体不适,平稳顺利地度过更年期的目的。

(1)点压穴位:先用两手拇指的指腹,分别按压两侧小腿之三阴交穴。本穴为足三阴之交会穴,可调理足三阴之经气,以健脾助运,通经活络。之后用中指按压两侧的足三里穴。继而再用两手拇指着力于小腿内侧的阴陵泉穴,其余手指按于小腿外侧之阳陵泉穴,自上而下推移至三阴交穴和绝骨穴 40～50 次。

(2)推擦腰肾:将两手掌面相对搓热,用两手掌根及掌面贴附在腰的两侧,自肾俞至大肠俞穴进行往返上下推摩,使腰部有温热感为宜。中医学认为,腰为肾之府,推摩腰部可以益肾固本。

（3）按压神门：用一手拇指按压对侧手腕的神门穴，待按压到穴位周围有明显的酸胀感时，再持续按压30秒钟，然后更换对侧。

（4）旋摩全腹：仰卧于床上，用左右手掌面置于上、下腹部，然后两手交替做顺时针环形揉动，动作宜柔和缓慢，用力更要均匀协调，旋摩50～60次。

（5）头部按摩：患者取仰卧位，先用右手拇指轻揉百会穴200次，再用双手拇指由印堂至上星、百会穴交替推5～6次，共约4分钟，之后双手拇指自印堂起向内外依次点揉睛明、鱼腰、丝竹空、太阳、四白等穴，共约3分钟。

（6）分抹眼睑：微闭两眼，自内向眼外动作柔和缓慢地分抹眼睑，时间2～3分钟。

44. 怎样用睡前四步按摩法调治更年期综合征

睡前四步按摩法以印堂、太阳、风池、中脘、关元、气海、足三里、内关、三阴交、涌泉穴为主要按摩穴位，于每晚睡前进行自我按摩治疗。此法能改善睡眠，减轻或消除更年期妇女潮热汗出、头晕耳鸣、心悸心烦、疲惫乏力等诸多身体不适，有助于平稳顺利地度过更年期。

第一步：用食指分别按揉印堂、太阳、风池穴，每穴按揉1～2分钟，以局部有酸胀感为度。

第二步：先用手掌在腹部按揉中脘、关元、气海穴各1分钟，再用食指按摩内关、足三里、三阴交穴各1～2分钟。

第三步：将两手掌面相对搓热，用两手掌面贴附在腰部两侧，适当用力做上下往返摩擦，至有温热感为止。

第四步:用两手掌交替擦两足底之涌泉穴各 2～3 分钟(注意临睡前先用热水浸泡双脚 10～15 分钟)。

45. 如何用指压改善睡眠法调治更年期综合征失眠

更年期综合征以失眠为突出表现者十分常见,指压改善睡眠法具有较好的养心除烦、改善睡眠之功效,更年期妇女若能坚持进行指压按摩,能有效改善睡眠,达到较好的减轻或消除潮热汗出、头晕耳鸣、心悸心烦等身体不适的效果。治疗时取坐位,采用自我按摩的方法,依次指压百会、太阳、天柱、风池、足三里、三阴交及神门穴。

(1)百会穴:在 1 分钟之内,用右手中指沿顺时针方向按压 36 圈,再沿逆时针方向按压 36 圈。

(2)太阳穴:在 1 分钟之内,用双手拇指同时沿顺时针方向按压 36 圈,再沿逆时针方向按压 36 圈。

(3)天柱穴:在 1 分钟之内,用双手拇指沿顺时针方向按压 36 圈,再沿逆时针方向按压 36 圈。

(4)风池穴:在 2 分钟之内,用双手拇指同时缓缓地沿顺时针方向按压 36 圈,再沿逆时针方向按压 36 圈。

(5)足三里穴:在 1 分钟之内,用双手拇指用力均匀和缓的同时沿顺时针方向按压 36 圈,再沿逆时针方向按压 36 圈。

(6)三阴交穴:用双手拇指用力均匀和缓的同时沿顺时针方向按压 36 圈,再沿逆时针方向按压 36 圈。

(7)神门穴:用右手拇指沿顺时针方向缓缓按压左侧神门穴 36 圈,再沿逆时针方向按压 36 圈;用左手拇指沿顺时

针方向缓缓按压右侧神门穴 36 圈,再沿逆时针方向按压
36 圈。

46. 怎样用捏耳揉按擦面法调治更年期综合征

　　捏耳揉按擦面法以中脘、气海、神门、翳明、安眠、风池穴
为主要按摩穴位,采用自我按摩法进行治疗。此法具有调和
阴阳气血、调整脏腑功能、镇静除烦安神等功效。更年期妇
女若能每天坚持按摩,能改善或消除潮热汗出、头晕耳鸣、心
悸失眠、焦虑忧郁、疲惫乏力等诸多身体不适。

　　操作时患者取坐位,先用双手拇指指腹抵住耳垂后部,
食指指腹按于耳垂前部,两指相对用力捏耳垂,同时稍微向
下拉 30～50 次,以两耳发热且感到舒适为度。然后,将一手
掌大鱼际紧贴中脘穴,另一手按于其上助力,两手协调地沿
顺时针方向缓缓揉摩,并慢慢向下移动气海穴,时间约 3 分
钟。接着用两手拇指的指腹紧按两侧风池穴,适当用力做旋
转按揉,时间约 1 分钟,使局部有酸胀感,并以同样的方法按
揉翳明、安眠穴。继而用右手拇指指腹按揉左侧的神门穴,
持续 1～2 分钟,使局部有酸沉的感觉;用左手拇指指腹按揉
右侧的神门穴,持续 1～2 分钟,使局部有酸沉的感觉。最后
采用双手擦面法,将两手搓热,先擦前额前,次擦前额两侧,
再擦面颊,每个部位各擦 1～2 分钟,然后擦整个颜面部,以
整个颜面透热为度。

47. 如何用简单自我按摩助眠法调治更年期综合征失眠

　　简单自我按摩助眠法包括揉神门、运百会、按脘腹、按涌

泉、按颞侧、推胫骨及抹眼球。具有调和脾胃、滋养肝肾、养血宁心、镇静安神助眠之功效。坚持练习能有效改善睡眠，减轻或缓解更年期妇女潮热汗出、心烦急躁等诸多不适。

（1）揉神门：此法具有宁心安神的作用。操作时患者取坐位，左手食指、中指相叠加，按压在右手神门穴上，按揉2分钟后再换右手操作。或用拇指按压两侧神门穴各5～10次。按揉或按压神门穴后，可采取平时睡眠的习惯姿势，配合呼吸缓慢加深，渐渐入睡。

（2）运百会：此法具有安眠定神之功效。操作时患者取卧位，两手轮流以食、中指指腹按揉百会穴50次（或1分钟）。手指用力不能过重。

（3）按脘腹：此法具有理气和胃，使人安然入睡之功效。操作时患者取卧位，左右手分别横置于上腹部中脘穴和下腹部关元、气海穴，配合呼吸，呼气时按压中脘穴，吸气时按压气海、关元穴，持续操作2分钟；或用两手食指、中指叠加按压中脘关元、气海穴位各50次，以轻度揉压为宜。

（4）按涌泉：此法具有平衡阴阳气血之功效，坚持按压能改善睡眠。操作时患者取平坐位，两侧中指指腹分别按压在两足底涌泉穴上，随一呼一吸，有节律各按压1分钟；或按揉该穴100次。

（5）按颞侧：此法具有安神助眠之功效。操作时患者取坐位，两手拇指按压两侧风池穴，两手小指按在两侧太阳穴上，其余手指各散放在头部两侧，手指微屈，然后两手同时用力，按揉局部约1分钟。

（6）推胫骨：此法具有调和脾胃，宁心安神之功效。操作时患者取坐位，两手虎口分别卡在双膝下，拇、食指按压阳陵泉穴和阴陵泉穴,然后向下用力推动,在过足三里和三阴交两穴时加力按压,这样一直推到踝部,反复操作 10～20 次;或按揉足三里、三阴交穴各 50 次。

(7)抹眼球:此法具有调养心气的功效,坚持应用有助于治疗失眠。操作时患者取卧位、闭眼,将两手中指分别放于两眼球上缘,两手无名指分别放在眼球下缘,然后在眼内外眦之间来回揉抹 20～30 次,用力要轻。

提示:以上各法,每晚可任选 1～3 种,睡前 1 小时内进行自我按摩,若能持之以恒,绝大多数失眠者可免受失眠之困扰,同时躺下之后还需平心静气,排除杂念,然后闭目,默念松静,逐渐松弛全身肌肉,使身心自然、轻松、舒适。

48. 如何用睡前按摩催眠法调治更年期综合征失眠

患者睡前用按摩催眠法时宜取仰卧位,于睡前以按穴搓脚、面部双掌深搓法、耳部搓摩法、甲端快速摩头法的顺序,进行自我按摩治疗。此法具有醒脑宁心安神之功效,能调节自主神经功能。坚持应用可缓解更年期妇女潮热汗出、头晕头痛、心烦急躁等症状,有效改善睡眠,对更年期综合征以心烦失眠为突出表现者尤为适宜。

(1)按穴搓脚:先用双手拇指的指腹同时按揉两侧的三阴交穴 1～2 分钟,使局部有酸、沉、胀的感觉;之后患者取端坐位,用右手掌心搓左脚涌泉穴 100 次,左手掌心搓右脚涌泉穴 100 次。

(2)面部双掌深搓法:闭目少思,双掌指抚于脸面,以每秒钟 2 次的频率,以眼部上下和鼻翼两侧为重点搓摩区,上下缓慢有力地搓摩约2分钟,并按揉印堂、睛明、太阳、安眠穴各1分钟。

(3)耳部搓摩法:用手掌大鱼际肌部位搓摩耳根部约30秒钟,然后按此法搓摩耳根后部约30秒钟,再改用两手掌心以每秒钟2次的频率,轻揉整个耳部约1分钟。

(4)甲端快速摩头法:先按揉风池、百会穴各1分钟,再双手十指并拢,第二指关节屈曲为90°,然后用双手指甲的端部,用力搓摩头部所有发根之处。以头顶正中线及两侧和头后部为搓摩的重点部位,搓摩3分钟左右,患者有欲睡之感觉。

49. 怎样用头部按摩七式调治更年期综合征

头部按摩七式分抹法、揉眉法、揉眼球法、压三经法、点十四孔法、扫散法、指疏法。坚持应用头部按摩七式能调和阴阳气血,调整脏腑功能,改善自主神经功能,改善睡眠,减轻或缓解更年期妇女潮热汗出、头晕耳鸣、疲乏无力、焦虑忧郁、心烦急躁等诸多不适,是自我按摩调治更年期综合征行之有效的方法之一。

(1)抹法:取坐位或卧位,双手拇指从印堂穴沿眉弓分抹至太阳穴。如此反复3～5次。

(2)揉眉法:双手拇指指腹点压印堂穴,并沿眉弓向两侧对揉至太阳穴。如此反复3～5次。

(3)揉眼球法:双手拇指先点压睛明穴,然后分别抹上、下眼睑。如此反复3～5次。

(4)压三经法:先用双手拇指指腹从印堂穴压至百会穴,

然后从两侧眉中向头顶压至百会穴水平。三条线依次按压，如此反复3～5次。

（5）点十四孔法：用双手拇指指腹从印堂穴依次点压睛明、迎香、人中、地仓、承浆、大迎、颊车、下关、耳门、听宫、听会、翳风、太阳穴，以上各穴分别点压3遍。

（6）扫散法：用一手拇指偏峰推角孙穴，自耳前向耳后直推30次，两侧交替进行。

（7）指梳法：用两手五指指峰从头正中线快速上下分梳至两侧颞部，反复操作20次，点压风池穴，拿颈后大筋、肩井约2分钟，最后重复前5种手法3分钟。

50. 如何通过睡前捶背调治更年期综合征心烦失眠

捶背简单易行，还不受时间的约束，晚上临睡前捶背不仅能缓解腰酸背痛，还能助人心神安宁，催人入睡，是调治更年期综合征心烦失眠的良方之一，尤其适合于经常伏案工作、伴有腰酸背痛的更年期妇女心烦失眠时使用。

晚上睡前捶背，站着、坐着或躺着都可以，可自己捶打，也可以在夫妇间进行或由其他人捶打，通过捶背，能调节神经系统功能，改善血液循环，调和阴阳气血，调整脏腑功能，提高机体免疫水平，缓解腰酸背痛，调治心烦急躁、失眠多梦、心悸汗出等，有助于改善睡眠，延年益寿。捶背有拍法和击法两种，均应沿脊柱两侧进行，手法宜轻不宜重，力求动作协调、节奏均匀、着力富有弹性，如此自上而下或自下向上轻拍轻叩。捶背的速度以每分钟60～100次为宜，以感觉舒适不痛为度，每次捶背的时间以10分钟左右为好。

为了保证捶背安全有效，避免不良事件发生，在捶背时应注意以下几点：一是，应握空心拳，不要把力量用在握拳上；二是，捶打速度要快慢适中，刚柔相济，捶击的力度以能使身体震动而不感到疼痛为宜；三是，精神紧张、情绪激动可用轻而缓和手法，此法能缓解肌肉和神经紧张，如精神不振、倦怠乏力可用强而快的手法，此法能使肌肉紧张、神经兴奋；四是，要掌握捶背的适应证，严防有禁忌证的更年期综合征心烦失眠者进行捶背，对于患有严重心脏病、尚未明确诊断的脊椎病变及肿瘤患者等，均不要捶背，以防加重病情或发生意外。

51. 怎样通过梳头调理更年期综合征

梳头是日常生活起居中不可缺少的一部分，是一种整理和修饰头发的方法，同时梳头也有健身养脑之功效，"发宜常梳"乃我国最古老的养生保健方法。更年期妇女坚持梳头，能有效改善睡眠，减轻或缓解潮热汗出、心烦急躁、头痛头晕等诸多不适，更年期综合征患者宜通过梳头进行自我调理。

头部是五官和中枢神经之所在，为诸阳之会，汇集着人体十二经脉和奇经八脉等数十条经脉的穴位。经常梳头，加强对头部的按摩，能刺激头皮末梢神经和毛细血管，有效地改善大脑皮质的兴奋与抑制过程，调节中枢神经系统功能，通过梳头，刺激头部的穴位，还可疏通血脉，改善头部的血液循环，使经络畅达，气血宣通，阴阳平衡，起到健脑提神、养心安神、改善睡眠、解除疲劳、延缓衰老等作用。

梳头的方法简单多样，可用牛角梳或木梳（勿用塑料及金属制品），每日清晨起床后、午休后或晚上睡觉前，从前额经头顶到枕部,反复进行梳理;也可用自己的十个指头,自前额发际开始,由前向后梳拢头发至后发际。梳头时动作要缓慢柔和,用力均匀,不要用力过猛,以免划破头皮。可有意识地在百会、风池、太阳等穴位处多梳几遍,或对穴位进行适当的按摩,以加强刺激。每日梳理的时间和次数可根据具体情况灵活掌握,一般每次梳理 2～3 分钟,每日梳头 2～3 次为好。

52. 怎样用梳头推揉按穴法调治更年期综合征

操作时患者取坐位,采用自我按摩的方法,先用两手十指,自前额发际开始,由前向后梳头发至后发际,操作时动作缓慢柔和,边梳边揉搓,以揉风池、百会穴为重点,时间约 5 分钟。之后用推桥弓的方法,一手拇指外展 90°,以指腹附于一侧乳突上,沿胸锁乳突肌推至同侧胸锁关节(稍用力推揉,透达肌层,切忌摩擦表皮),两侧交替,每侧约 1 分钟。接着用一指禅推法,从印堂穴直线向上到发际,往返 4～5 次,再从印堂穴沿眉弓至太阳穴,往返 4～5 次,然后从印堂穴到一侧睛明穴,绕眼眶推揉,两侧交替进行,每侧 3～4 次,时间约 4 分钟。最后采用擦涌泉穴的方法,先将右足搁于左大腿上,右手握右踝,左手小鱼际侧擦右足底涌泉穴 50 次,再将左足搁于右大腿上,左手握左踝,右手小鱼际侧擦左足底涌泉穴 50 次,结束治疗。

53. 怎样用音乐疗法调治更年期综合征

音乐与人的生活息息相关,优美动听的音乐,不但能陶冶人的性情,而且也是使人保持良好情绪,防治疾病和增进健康的"良药"。音乐疗法就是通过欣赏音乐或参与音乐的学习、排练和表达,以调节人的形神,使人心情舒畅,促使病体顺利康复的一种治疗方法。

用音乐治疗疾病在医学中早有记载。在两千多年前,我国的《乐证》一书中就指出,音乐对调剂人的生活与健康有很好的作用。《黄帝内经》中也详细阐述了五脏与五音(角、徵、宫、商、羽)及七情之间的对应关系,并对五音疗疾进行了系统论述。宋代文学家欧阳修曾因忧伤政事患了抑郁症,饮食大减,身体消瘦,屡进药物无效,后来他每天听《宫声》数次,心情逐渐从抑郁、沉闷转为愉快、开朗,久而久之,就不知有病在身了,他深有感触地说:"用药不如用乐矣!"

音乐疗法主要是通过不同旋律、节奏、情调和风格的音乐来调节情绪、使人保持心情舒畅的,对各种心身疾病有较好的调治效果。更年期综合征的发病与心理精神因素有关,可以说是属于心身疾病,因而音乐疗法对其有独特的功效。音乐疗法可调节大脑皮质功能,使体内一些有益于健康的激素、酶类、多肽及乙酰胆碱等释放,而影响神经、血管乃至心理活动。音乐治疗的形式有多种,最常用的是音乐感受法,即通过欣赏音乐,达到心理上的共鸣与自我调整。更年期综合征患者多有急躁的情绪和不愉快的心情,悦耳动听的乐曲,悠扬轻快的旋律,沁人肺腑的乐声,能使人凝神于音乐之中,排除杂念,全身放松,对人们的身心具有显著的调节作用,是使人保持良好情绪的好方法,可使更年期综合征患者的紧张心理得以松弛,恢复平静,有助于改善或消除头晕头痛、心烦急躁、失眠多梦、神疲乏力等自觉症状。

更年期综合征患者应经常欣赏高雅悠扬、节奏舒缓、旋律清逸、风格隽秀的古典乐曲、民族音乐和轻音乐等。早晨起床后宜听欢快的音乐,使人精神振奋,血脉流畅,精力旺盛;上午学习工作疲劳后,可欣赏节奏流畅、抑扬顿挫的乐曲,能消除思维带来的疲劳;中午吃饭前可欣赏悠扬和谐的音乐,能促进胃肠蠕动和消化液的分泌,有助于改善消化功能;下午可欣赏一些节奏明快、铿锵有力的乐曲,能振奋精神、鼓舞斗志,消除急躁烦恼的情绪;晚上临睡前则可欣赏一些节奏缓慢、轻柔似水的抒情乐曲,有镇静安神的作用,能使人感到舒适平静,有利于入眠。当然,并不是所有的音乐对人的身心健康都有益处,由于人的年龄、经历、经济条件、文化修养等的不同,所喜欢的音乐也就大不相同,且更年期综合征患者的情绪和心态也各不一样,只有根据自己的病情和心理状态等,选择与之相适宜的乐曲,做到"对症下乐",才能达到音乐疗疾的目的。

为了帮助更年期综合征患者根据自己的具体情况选择音乐,下面选列了几类音乐处方,以供选择。

(1)解除忧郁:可选用《春天来了》《啊,莫愁》《喜相逢》《喜洋洋》《在希望的田野上》《百鸟朝凤》等。

(2)消除疲劳:可选用《假日的海滩》《矫健的步伐》《锦上添花》等。

(3)增进食欲:可选用《花好月圆》《欢乐舞曲》《餐桌音乐》等。

(4)舒畅心情:可选用《江南好》《春风得意》《春天的故事》《军港之夜》等。

(5)振奋精神:可选用《狂欢》《解放军进行曲》《步步高》

《娱乐生平》等。

(6)除烦镇静:可选用《塞上曲》《平湖秋月》《春江花月夜》《仙女牧羊》等。

在进行音乐治疗时,要专心去听,不能边听边做其他事;音量不宜太大,以舒适为度,一般控制在60分贝以下;环境要舒适雅静,整洁美观,不受外界干扰;一般每次20～30分钟,每日1～3次。

54. 怎样用赏花疗法调治更年期综合征

自古以来,花卉以其色彩、馨香、风采,给人们带来了愉快、活力、希望,有益于身心健康,赢得了人们的喜欢。在《老老恒言》一书中就有"院中植花数十盆,不求各种异卉,四时不绝更佳……玩其生意,伺其开落,悦目赏心,无过于是"的记载。风清气爽的原野,花的馨香在风的吹动下,拂面而来,置身其间,头脑顿感清醒,精神为之一振,记忆、理解能力都会增强。那迷人的绿色和花香,千姿百态、五彩缤纷的花卉颜色,可以调节人的情绪,解除紧张、疲劳、郁闷,给人带来心情的喜悦和情绪的升华,有利于自主神经功能的改善,是保持良好情绪的好办法。鲜花草木,以其色、香、味构成不同的"气",对人的心身有治疗效果。赏花疗法就是通过欣赏花卉、鼻闻花香等,以达到治病养生目的的一种独特防病治病方法。

赏花有助于自我心理调节,是调治更年期综合征行之有效的方法。不同种类的花卉、植物可发出不同的香气,花卉的芳香令人头脑清醒,心情舒畅,情绪放松。花卉中含有能净化空气又能杀菌的芳香油,其中的挥发性芳香分子与人们的嗅觉细胞接触后,会产生不同的化学反应,使人产生"沁人心脾"之感,花卉能唤起人们美好的记忆和联想,有助于调和血脉,消除神经系统的紧张和身心疲劳,调整脏腑功能。据测试,经常置身于幽美、芬芳、静谧的花木丛中,可使人的皮肤温度降低1℃~2℃,脉搏平均每分钟减慢4~8次,呼吸慢而均匀,血流速度缓慢,心脏负担减轻,也增强了人的嗅觉、听觉和思维活动的敏感性。更年期综合征患者每天坚持去花圃赏花,可以在不知不觉中克服急躁情绪,消除不愉快的心情,保持良好的情绪,缓解潮热汗出、头晕头痛、心烦急躁、心悸失眠等自觉症状,有助于平稳顺利地度过更年期。

在施行赏花疗法时,要注意选择环境宁静、范围较大的花园,可边欣赏青绿色植物和花卉,边散步走动,也可静坐或躺卧在花木丛中,尽情地欣赏五彩缤纷的各种花卉。一般每次15~30分钟,每日1~2次为宜。值得注意的是,并不是所有的更年期综合征患者都适合赏花疗法,凡对花粉过敏者、伴有皮肤病等不宜接触花草者,均不宜采用赏花疗法。

55. 怎样用舞蹈疗法调治更年期综合征

舞蹈是一种有益于身心健康的娱乐活动。在舒缓悠扬的音乐声中潇洒地翩翩起舞,能把人带到美的享受之中,人们如能经常跳舞,不仅可以消除疲劳,改善脏腑功能,增进大脑思维灵敏性,调畅人之情志,对促进血液循环、防病健身也有良好的作用。舞蹈疗法就是通过跳舞动作来达到养生治病目的的一种自我防病治病方法。

舞蹈起源于劳动,是人类最早的艺术表达形式之一,其欢娱功效早在原始时代就为人们所理解和广泛应用。通过跳舞,既可以锻炼身体,又可以表达思想,抒发情感,宣泄郁闷,从而使自身的情绪得到调整、改善。跳舞还可以舒筋活血,练形调神,使气血流畅,养神娱志,保持心情舒畅,恢复大脑正常的兴奋和抑制功能。舞蹈配以歌咏,对身体和性情均有较好的调理之效,更重要的是,舞蹈使人们感到轻松愉快,有助于保持愉快的心情和良好的情绪。

舞蹈的种类较多,流行的有交谊舞、迪斯科、秧歌舞、腰鼓舞等,更年期综合征患者可以根据自己的病情和喜好,在有经验的医生指导下选择练习。当然,体质虚弱、头晕明显及有骨质疏松的更年期综合征患者不宜采用舞蹈疗法。

在运用舞蹈疗法时,要注意科学、合理,不宜选择动作过大、动作过多、节奏过快的舞蹈。在舞曲的选择上,应注意健康向上,优雅亲切,不宜选择那些低沉或过于兴奋的乐曲,以免影响情绪和睡眠。在时间的安排上,以每次跳 30～60 分钟,每日 1～2 次为宜。

56. 矿泉浴调治更年期综合征有何作用

矿泉浴是应用天然的矿泉水浸浴或淋浴身体,以达到养生保健、防治疾病目的的一种独特防病治病手段。矿泉水含有许多人类所需的微量元素,矿泉的保健疗养作用是众所周知的,矿泉是大自然赋予人类的健康之泉。

矿泉浴对更年期综合征的调治作用是综合的,这当中既有温热的刺激作用,又有化学成分等的作用。不同温度对机体有着不同的作用,温度相差的越大则刺激性越强,低温浴(<34℃)有促进肾上腺能的效应,可兴奋交感神经,使皮肤血管收缩;平衡温浴(36℃)对机体的刺激性最小,对心血管

和呼吸系统影响不大,对神经系统有明显的镇静作用,并可促进运动系统功能康复;温热浴(37℃～39℃)能兴奋副交感神经系统,使血管扩张、血流加快,基础代谢旺盛,循环血量增加等。矿泉浴对皮肤、心血管、呼吸系统、胃肠功能、免疫系统均能产生有益的刺激,更年期综合征患者进行矿泉浴,有助于改善大脑皮质功能,缓解头晕头痛、心烦失眠、心悸健忘等自觉症状。

矿泉水化学成分的刺激作用是矿泉浴所特有的作用,其中的阴阳离子、游离气体、微量元素及放射性物质可通过刺激体表及体内感受器官,改善中枢神经系统的功能,具有镇静、镇痛作用,能引起皮肤毛细血管扩张、潮红充血,加速血液循环,缓解神经性疼痛,改善更年期综合征患者头晕头痛、心烦失眠等自觉症状。另外,矿泉浴时还有静水压、浮力及矿泉水中液体微粒运动,对机体产生的类似按摩的作用,能疏通经络,流畅气血,较好的缓解更年期综合征患者周身疼痛、疲乏不适等症状。

57. 更年期综合征患者怎样进行矿泉浴

适合更年期综合征患者洗浴的矿泉主要有单纯温泉、碳酸泉、盐泉及氡泉。单纯温泉是指水温在25℃以上,水中游离二氧化碳和固体成分含量在每升1 000毫克以下的地热水,它主要靠温热作用产生医疗效果;碳酸泉是指含游离二氧化碳每升在1 000毫克以上,而固体成分不足1 000毫克的地热水,主要靠碳酸和温热的刺激作用产生医疗效果;盐泉是指盐含量每升在1 000毫克以上的地热水,洗浴时水中的钠、钙、镁等氯化物附着于皮肤上,浴后温暖感很强;氡泉是指水中氡的含量较高的矿泉,它除了能使机体接受矿泉水温度、浮力、压力和有效成分等各种因素的刺激之外,弱放射性作用也可对机体产生一系列积极的生理效应,其医疗效果较好。更年期综合征患者可在医生的指导下选择上述矿泉,有条件的最好选择氡泉进行浸浴治疗。

浸浴的方式采用全身浸浴法,即仰卧或坐在浴缸或浴池里,也可配合淋浴或泳浴,以增强浸浴效果。除一般的浸浴方法外,尚可采用波浪浴、漩涡浴、浴中加压喷注、水下按摩等方法进行治疗。波浪浴和漩涡浴是利用人工或机械方法使浴池中的水不断地发生规则或不规则的波动,以增强对机体的机械刺激。浴中加压喷注法是在浸浴的同时,用水枪从水下向患部喷射加压的热矿泉水,水枪距离患者5～20厘米,并可根据耐受程度加以调节,以产生轻快感和轻度压迫感为宜,此法有刺激、按摩作用。水下按摩则是在温泉浴的同时对患部施行一定的手法,以增强治疗效果。以上方法对减轻或缓解更年期综合征患者潮热汗出、心烦急躁、头痛头晕、心悸失眠等症状均有肯定的疗效。每次浸浴20～30分钟,每日1次,15～30次为1个疗程。

为了保证矿泉浴调治更年期综合征安全有效,应在医生的指导下进行,要根据病情的需要选择合适的矿泉和浸浴方式,严防有矿泉浴治疗禁忌证的患者进行矿泉浴。更年期综合征患者伴有严重心脏病、肾衰竭、水肿、出血性疾病、感染性疾病,以及体质极度虚弱者,均不宜进行矿泉浴。空腹或饱腹时皆不宜进行矿泉浴,矿泉浴宜在饭后1～2小时进行。要掌握好矿泉水的温度,防止过热或过凉。矿泉浴的时间可根据情况灵活掌握,以患者感到合适为度。进行矿泉浴时应有专人陪护,以防发生意外。另外,浴前应做好准备活动,先用矿泉水淋湿全身,使身体适应后再入浴。浴后要及时擦干身上的水分,及时穿好衣服,防止受凉感冒,并适当喝些淡盐水、果汁饮料等,以补充水分和维生素。

58. 海水浴调治更年期综合征有何作用

海水浴是人体在海水中浸浴,或用海水淋浴身体,利用海水的物理、化学作用,以及海滨空气、日光辐射的作用等,以达到强身健体、防治疾病目的的一种综合性的自我调养方法。海水浴要选择适宜的沐浴场所,我国的大连、青岛、北戴河,以及江苏赣榆等地的海滨浴场都是理想的沐浴场所。海水浴具有改善血液循环、调节神经系统功能等多种作用,对更年期综合征有肯定的治疗调养效果。

海水浴与低温矿泉浴对机体的作用相似,均有不浮应力刺激、温度刺激、水静压刺激等作用,这些作用可对机体产生有益的影响,能调节神经系统功能,对改善更年期综合征患者头晕头痛、心烦失眠、心悸健忘等症状有较好的疗效。海水中富含氯化物及碘、钙、镁等,浴后温暖感很强,并能刺激皮肤,促进机体血液循环,海浪对人体有良好的按摩作用,这些均有利于更年期综合征患者自觉症状的改善。海浪会产生大量的负离子,使空气格外清新,散发着一种特有的清香味,人投身于大自然的怀抱,到海边进行海水浴,能放松过于兴奋的神经细胞,使大脑皮质之兴奋与抑制功能恢复正常,消除神经紧张和疲劳。

海水浴既有海水的物理化学作用,又让机体接受日光照射和海滨新鲜空气,可以说海水浴是海水、日光、气温、气压、湿度、气流等对机体的综合作用,海水浴对更年期综合征患者是十分有益的。

59. 更年期综合征患者怎样进行海水浴

海水浴是更年期综合征患者进行自我调养的好方法。每年的夏季(7～9月份)是海水浴的最佳季节,每天入浴的时间以9:00～11:00和15:00～17:00为好。海水浴宜选择在天气晴朗、阳光充足、海水相对平静的时候进行,水温不可过凉,一般要求海水温度应在20℃以上,气温高于海水温度2℃以上。

海水浴的方式多种多样,可在海边浅水处进行仰卧式或俯卧式海水浴,也可站立浴或游泳浴,更年期综合征患者可根据自己的年龄、体质等的不同选择适宜的沐浴方法。海水浴前要先散散步,做5分钟以上的准备活动,然后用水浇脸部和胸部,以使周身肌肤和神经适应。初次进行海水浴的时间不宜太长,应循序渐进,可由每次5～10分钟开始,以后逐渐延长,每次可控制在30～50分钟,体质虚弱者宜缩短海水浴的时间。在海水浴的同时还应注意进行适当的运动、按摩或做体操等,以增强效果。浴后要适当休息,可先做几节放松操,再在日光下小憩片刻。一般每日或隔日海水浴1次,最多不超过每日2次。

海水浴前应做体格检查,严防有禁忌证者进行海水浴。身体过度虚弱、高龄老人,以及患有心脏病、肺炎、出血性疾病、肝硬化、肾衰竭者等,均不宜进行海水浴。过饥、过饱时不宜进行海水浴,海水浴以饭后1～2小时进行为好。进行海水浴时要结伴而行或有专人陪护,不能单独进行。不会游泳者只宜在浅水区,不要到深水区去,以避免发生意外事故。海水浴的水温不能太低,浴前应做准备活动,浴后应稍事休息,注意预防感冒。

60. 森林浴调治更年期综合征有何作用

森林浴是指在森林公园、森林疗养地或人造森林中较多地裸露身体,尽情地呼吸,适当地功能锻炼,利用森林中的洁净空气和特有的芳香物质等,以增进行健康、防治疾病的一种方法,也是近年来在国内外逐渐盛行的一种防病治病方法。森林浴具有调节机体功能、镇静镇痛、健身延寿等作用,坚持进行森林浴能使人情绪稳定,心情舒畅,改善或消除更年期综合征患者头晕头痛、心烦急躁、失眠健忘、神疲乏力等自觉症状,是更年期综合征患者进行自我调养的好办法。

唐代医学家孙思邈说:"山林深处,最为佳境。"当人们远离嘈杂拥挤的城市,置身于幽林深处之时,森林中的优美环境使你全身心地投入到了大自然的怀抱,与大自然进行无声的对话,能把一切紧张、烦恼等抛于脑后,自然会产生敬畏、神秘、喜悦等情感,心情为之舒畅,神经细胞过于紧张的状态便得以缓解。森林的光合作用可产生大量氧气,吸收二氧化碳、二氧化硫、氯气等有害气体,净化环境空气,同时树木能消除噪声,使空气、环境更为清新宁静,这些对神经系统功能的调节均有良好的作用,是保持良好情绪的好办法。

森林中负氧离子较多,可提高心、肺、脑血氧含量,对缓解更年期综合征患者头晕耳鸣、心烦急躁、心悸健忘等症状也有一定的作用。在森林中疗养,皮肤的温度可降低 $1\,^{\circ}\!\mathrm{C}\sim$ $2\,^{\circ}\!\mathrm{C}$,脉搏每分钟减慢 $4\sim8$ 次,呼吸均匀而慢,血流减缓而使心脏负担减轻,使大脑清醒、心情愉快,可消除神经紧张和疲劳。另外,森林中的植物还可分泌出大量的芳香物质及挥发性植物杀菌素,机体吸收后可起到镇静、镇痛、驱虫、杀菌、抗炎等作用,也有益于更年期综合征患者自觉症状的改善。

61. 更年期综合征患者怎样进行森林浴

更年期综合征进行森林浴,应选择在多种常绿植物组成的混交林中进行,以风景秀丽、气候宜人之地为佳。森林浴虽然一年四季均可进行,但以夏秋两季(5～10月)最为理想。时间以阳光灿烂的白天较为适宜,一般应在 10:00～16:00 进行。沐浴时气温要凉爽,室外气温以 15℃～25℃ 为好。每次行浴 60～90 分钟,每日 1～2 次,也可根据自己的具体情况灵活掌握沐浴的时间和次数。

森林浴的方法简单易行,可有意识地穿短衣短裤,让清新的空气直接刺激皮肤,冷时则加衣服,并配合慢跑、保健体操、打太极拳等运动,大量呼吸森林中散发出的有益物质。在运动时要注意适当休息,休息时可做深呼吸,尽情欣赏森林的自然景色。也可在森林中躺在躺椅上闭目养神,忘掉周围的一切,在幽静的环境中倾听森林中的鸟鸣、风吹枝条发出的声音,以开阔人们的胸怀,使高度紧张的神经得以充分放松,还可在森林中漫步游览,调节心情,或在森林中放声歌唱。

为了保证森林浴安全有效,森林浴要注意选择适宜的场地和良好的天气,寒冷、大风、大雾的天气不宜进行森林浴。在进行森林浴时要注意结伴而行或有专人陪护,不能单独进行森林浴,以避免发生意外事故。在森林浴的过程中要根据情况随时增减衣服，以免受凉感冒。另外，森林浴要持之以恒，切不可三天打鱼，两天晒网。

62. 更年期综合征患者如何进行热水浴

人们洗澡不仅是为了除汗去垢，清洁身体，也可以放松精神，消除疲劳。常言说："睡前沐浴睡更香。"忙碌了一天的人们，晚睡前在热水里泡一泡，洗个热水澡，在享受惬意的同时也带走了一天的疲劳，能消除肢体的酸困不适，有助于睡一个好觉。

热水沐浴好处很多，不仅有助于改善睡眠，还能减轻或消除心烦急躁、神疲乏力等诸多身体不适。首先，热水沐浴可以祛除汗污油脂和洁净皮肤，降低皮肤感染疾病的机会，有利于皮肤的健康。其次，热水沐浴可加速血液循环，有活血通络、舒筋止痛等作用，一些有关节肌肉酸痛或某些慢性疾病的患者，通过热水沐浴按摩及关节的活动，可使血脉通畅，减轻病痛。再者，沐浴能消除疲劳，有助于睡眠，沐浴时全身放松，肌肉及精神上的紧张得以松弛，尤其是晚上睡觉前在热水中冲一冲或泡一泡，可以消除一天的疲劳，使人轻松入睡。

热水沐浴有不少好处，更年期综合征患者坚持进行，确实可改善或消除头晕头痛、心烦急躁、失眠健忘、神疲乏力等自觉症状，是自我调养的好办法，但洗浴的方式应得当。如在热水中冲泡时间太长，会使血液大量集中于体表，影响内脏供血和其他功能，反使人产生疲劳甚至虚脱；水温太热会使皮肤水分流失，令皮肤干燥，易于老化；饭前饥饿时进行热水浴容易造成直立性低血压、脑缺氧，引起头晕心悸等。一般认为,更年期综合征患者适宜在晚上睡觉前进行热水浴,热水浴的水温不宜太高,以 38℃～40℃ 为宜,热水洗浴的时间也不宜过长,以 10 分钟左右为宜。最好将热水倒入浴缸中浸泡洗浴,效果优于淋浴。浴后要及时擦干身上的水分,防止受凉感冒,并适当喝些淡盐水、果汁饮料等,以补充水分和维生素。

63. 怎样用沙浴调治更年期综合征

沙浴是指将人体掩埋在温度适宜的细沙中,以沙为递质向人体传热和机械作用,通过沙子对人体的理化作用以达到防治疾病目的的传统中医外治方法。现代医学认为,沙浴能促进血液循环,调节神经系统功能,放松过于兴奋的神经细胞,使人心情舒畅,从而对机体产生有益的影响。中医学认为,适宜温度的沙浴可调整阴阳,调和气血,恢复脏腑正常功能,具有温通经络、行气活血、祛风散寒、温暖脾胃、强壮腰膝、镇静安神、调和营卫等作用。更年期综合征患者坚持进行沙浴,对改善或消除头晕头痛、心烦急躁、失眠健忘、神疲乏力等症状十分有益的。

沙浴要选择颗粒适中(一般认为直径为 0.25 毫米左右的沙粒最好)的沙子,过筛晾干或晒干,去除杂物,之后进行加热。加热的方法有天然加热法和人工加热法两种,选用天然加热法,即在干燥平坦的土地上、石板上或木板上,铺上布单,将选好的沙子平摊在布单上,放在阳光下暴晒,当沙子达到一定的温度时就可用于治疗了,也可在夏日时直接取温度适宜且较为干净的海沙或河沙用于治疗。

沙浴分为全身浴和局部浴,但就调治更年期综合征而言,宜采用全身浴。全身浴时,选择合适的场地,在选好的场地上铺上长 2 米、宽 1 米、厚 0.3～0.5 米的细沙,患者身穿薄内衣俯卧于细沙上,将温度在 50℃左右的细沙,从肩部到足底完全覆盖,覆盖的厚度视患者的耐受程度而定。也可在适宜沙浴的海滨、沙滩、河岸及日光浴场等处,患者仰卧躺好后,用双手将周围适宜温度的细沙覆盖胸以上部位进行治疗。每次治疗 30 分钟左右,每日 1 次,30 次为 1 个疗程。治疗结束后,宜用 37℃左右的温水冲洗身体,穿好衣服,卧床休息片刻。在进行沙浴治疗时应注意预防感冒,注意补充水分和预防虚脱,注意沙浴的适应证及禁忌证,有严重的心、脑、肾疾病者不宜进行沙浴。

64. 运动锻炼是调养更年期综合征的有效方法吗

运动锻炼也称运动疗法、体育疗法或医疗体育,是指运用体育运动的各种形式预防和治疗疾病的方法。运动锻炼最大的特点就是患者积极主动地参与,它充分调动患者自身的主观能动性,发挥内在的积极因素,通过机体局部或全身的运动,以消除或缓解病理状态,恢复或促进正常功能。

运动疗法好比一剂良方,运动可在一定程度上代替药物,但所有的药物却不能代替运动,运动使生活充满活力和朝气,运动锻炼有助于疾病的康复。生命在于运动,一个健康的人,首先要有健康的体魄,并保持心理的平衡,而运动便是人类亘古不变的健康法宝。原始时代人们为了防止野兽的侵袭和伤害,需要在运动中强壮身体,增长技能;古人为了祛病延年发明了易筋经、八段锦、五禽戏等运动方法,而如今许多长寿老人,他们的健康之道仍旧是坚持运动锻炼。

运动锻炼确实能改善或消除更年期妇女头晕头痛、心烦急躁、失眠健忘、神疲乏力等症状,使之平稳顺利地度过更年期,是调养更年期综合征的有效方法。运动锻炼时,来自肌肉和关节神经感受器的冲动传到中枢神经系统,可刺激神经系统的活动,运动能调节大脑皮质功能,缓和紧张的情绪,这些都对更年期综合征的治疗十分有益。所以,在更年期综合征的治疗调养中,运动锻炼往往是医生建议采用的一项自我调养的有效措施。

65. 运动锻炼对更年期综合征有何作用

对更年期综合征患者来说,适当的运动锻炼首先能改善睡眠。美国著名医学家怀特曾说:"运动是世界上最好的安定剂。"科学研究表明,15分钟轻快的散步后,放松神经肌肉的效果胜于服用400毫克甲丙氨酯(眠尔通)。

当然,运动锻炼调治更年期综合征的作用是综合的。坚持适宜的运动锻炼能促进机体血液循环和新陈代谢,改善组织器官的营养状态。运动锻炼可使管理肌肉运动的脑细胞处在兴奋状态,使管理思维的脑细胞得到休息,有利于缓解脑力疲劳,改善中枢神经系统的功能,提高大脑皮质细胞兴奋和抑制相互转化的能力,使兴奋与抑制过程趋于平衡。运动锻炼的过程可使人产生欣快和镇定感,可消除疲劳,使人心情舒畅,具有娱乐性,同时还增强了体质,产生了成就感。

精神心理因素在更年期综合征的发病中占有十分重要的地位,适度的运动锻炼具有心理调节作用。近年来,神经心理学家通过实验证明,肌肉紧张与人的情绪状态有密切关系,不愉快的情绪和骨骼肌肉及内脏肌肉收缩的现象同时产生,而运动能使肌肉在一张一弛的条件下逐渐放松,有利于解除肌肉的紧张状态,从而减少不良情绪的发生。适当的运动锻炼能改变更年期综合征患者的精神面貌,解除神经、精神疲劳,消除焦虑、易怒、紧张等情绪,使之保持良好的情绪,削弱心理因素对更年期综合征的影响,有助于改善或消除头晕头痛、心烦急躁、心悸健忘等自觉症状。

66. 更年期综合征患者在进行运动锻炼时应注意什么

适当的运动锻炼确实能调养更年期综合征,但更年期综合征患者的运动锻炼并非是随意的,无限制的。为了保证运动锻炼的安全有效,更年期综合征患者在进行运动锻炼时,应注意以下几点。

(1)选择适宜的运动方法:适宜于更年期综合征患者运动锻炼的种类和项目很多,有散步、慢跑、体操、太极拳、八段锦、易筋经,以及打门球、乒乓球、羽毛球及爬山、游泳等。更年期综合征者可根据自己的年龄、体质、环境的不同,选用适当的运动锻炼方法。运动要以有氧运动为主,有氧运动可提高大脑皮质的兴奋性,调节大脑皮质功能,是更年期综合征较理想的调节方式,但应对运动量进行控制,不能过量。运动过程要尽量放松身心,不要受情绪的影响。

(2)做好体检和运动防护:在进行运动锻炼前要做好身体检查,了解健康状况,排除隐匿之痼疾,严防有运动锻炼禁忌证者进行锻炼。要注意自我防护,防止意外事故发生。骨质有破坏性改变,感染性疾患,年老体弱,心肺功能不全,有内固定物置入,以及手术后早期者均不宜进行运动锻炼。要了解所选运动项目的注意事项及禁忌证,最好在医生的指导下进行。

(3)掌握循序渐进的原则:运动锻炼要掌握循序渐进的原则,开始时运动量不要过大,应以不引起疲劳、紧张、兴奋为宜,要根据情况逐渐增加运动量和运动时间。运动锻炼贵在坚持,决不可半途而废,应该每天进行,长期坚持,并达到一定的强度,这样才能有良好的锻炼效果。希望短期内就有明显疗效,或是三天打鱼,两天晒网,都不会达到应有的效果。

(4)注意与其他疗法配合:运动锻炼只是更年期综合征综合治疗的一部分,显效较慢,作用较弱,有一定的局限性。在临床中,除进行运动锻炼外,还应注意消除病因,合理安排日常生活,劳逸结合,培养乐观的精神,并应注意与药物治疗、按摩疗法、针灸治疗,以及饮食调养等治疗调养方法互相配合,以利提高临床疗效,切不可一味地进行运动锻炼而忽视了其他治疗方法。

67. 散步对更年期综合征患者有益吗, 如何散步

人们常说:"饭后百步走,能活九十九;每天遛个早,保健又防老;饭后三百步,不用上药铺"。唐代著名医家孙思邈也精辟地指出:"食毕当行步,令人能饮食、灭百病"。这足以说明散步是养生保健的重要方法。散步是一项简单而有效的锻炼方式,也是一种不受环境、条件限制,人人可行的保健运动。大量临床实践表明,散步也是防治更年期综合征的有效

方法。

每天坚持在户外进行轻松而有节奏的散步,可促进四肢及内脏器官的血液循环,增加肺活量和心排血量,加强胃肠道蠕动和消化腺的分泌,调节免疫、内分泌及神经系统功能。同时宜人的环境还能使人愉悦,调畅人的情志,解除神经、精神疲劳。更年期综合征患者每天坚持散步,能调整大脑的兴奋和抑制过程,使之保持良好的情绪,减轻或消除头晕头痛、心烦急躁、失眠健忘等自觉症状,对更年期妇女平稳顺利地度过更年期十分有益。

散步容易做到,但坚持下来却不容易。散步虽好也须掌握要领,散步应注意循序渐进、持之以恒。散步前应使身体自然放松,适当活动肢体,调匀呼吸,然后再从容展步。散步时背要直,肩要平,精神饱满,抬头挺胸,目视前方,步履轻松,犹如闲庭信步,随着步子的节奏,两臂自然而有规律地摆动,在不知不觉中起到舒筋活络、行气活血、安神宁心、祛病强身的效果。更年期综合征患者应根据个人的体力情况确定散步速度的快慢和时间的长短,散步宜缓不宜急,宜顺其自然,而不宜强求,以身体发热、微出汗为宜。散步的方法有普通散步法、快速散步法,以及反臂背向散步法等多种,更年期综合征患者一般采用普通散步法,即以每分钟60～90步的速度,每次15～40分钟,每日1～2次。

散步何时何地均可进行,但饭后散步最好在进餐30分钟以后。散步的场地以空气清新的平地为宜,可选择公园之中、林荫道上或乡间小路等,不要到车多、人多或阴冷、偏僻之地去散步。散步时衣服要宽松舒适,鞋要轻便,以软底鞋为好,不宜穿高跟鞋、皮鞋。

68. 慢跑能调治更年期综合征吗,患者如何进行慢跑

慢跑又称健身跑,是近年来流行于世界的锻炼项目,简便易行,无须场地和器材,老幼皆宜,效果明显,是人们最常用的防病健身手段之一。更年期综合征患者通过适当的慢跑锻炼,可改善心肺功能,增强机体新陈代谢,促进胃肠蠕动,调节大脑皮质的兴奋和抑制过程,提高机体抗病能力。慢跑可让人头脑清醒,精力充沛,精神愉快,消除脑力劳动的疲劳,改善或消除头晕头痛、心烦失眠、急躁易怒等自觉症状。因此,慢跑也是更年期综合征患者常用的祛病保健方法。

慢跑前要进行身体检查,严防有慢跑禁忌证者进行慢跑。慢跑时应稍减一些衣服,做3~5分钟的准备活动,如活动活动脚、踝关节及膝关节,伸展一下肢体或做片刻徒手体操,之后由步行逐渐过渡到慢跑。慢跑时的正确姿势是全身肌肉放松,两手微微握拳,上身略向前倾,上臂和前臂弯曲成90°左右,两臂自然前后摆动,两脚落地要轻,呼吸深长而均匀,与步伐有节奏的配合,一般应前脚掌先落地,并用前脚掌向后蹬地,以产生向上向前的反作用,有节奏地向前奔跑。

采用慢跑运动进行锻炼时,要有一个逐渐适应的过程。慢跑应先从慢速开始,等身体各组织器官协调适应后,可以放开步伐,用均匀的速度行进。慢跑时应以不气喘,不吃力,两人同跑时可轻松对话为宜。慢跑的距离起初可短一些,要循序渐进,可根据自己的具体情况灵活掌握慢跑的速度和时间,运动量以心率每分钟不超过120次,全身感觉微热而不

感到疲劳为度。慢跑的速度一般以每分钟 100～120 米为宜，时间可控制在 10～30 分钟。在慢跑行将结束时，要注意逐渐减慢速度，使生理活动慢慢缓和下来，不可突然停止。

慢跑应选择在空气新鲜、道路平坦的场所，不宜在车辆及行人较多的地方跑步，不要在饭后立即跑步，也不宜在跑步后立即进食，并应注意穿大小合适、厚度与弹性适当的运动鞋。慢跑后可做一些整理活动，及时用干毛巾擦汗，穿好衣服。慢跑中若出现呼吸困难、心悸胸痛、腹痛等症状，应立即减速或停止跑步，必要时可到医院检查诊治。

69. 更年期综合征患者怎样练习安神助眠操

安神助眠操具有较好的清心除烦、安神助眠之功效，更年期综合征患者坚持练习，可改善睡眠，减轻或消除头晕头痛、心烦急躁、心悸健忘等自觉症状。此操分举双臂运动、举肩肘运动、全身肌肉调节运动、头颈部肌肉调节运动、下肢肌肉调节运动、腰背肌肉调节运动、腹肌调节运动，以及卧位全身肌肉放松共 8 节，宜于晚睡前练习，练习时应注意排除杂念和其他干扰。

（1）举双臂运动

预备姿势：双脚自然站立，双臂自然下垂于体侧，两眼平视前方。

做法：双臂前平举，双手用力握拳，使上肢肌肉收缩，同时吸气，然后呼气，双臂下垂并做前后摆动，使双臂及肩部肌肉高度放松。可反复练习 6～9 次。

（2）举肩肘运动

预备姿势：双脚平行站立，距离与肩等宽，双臂自然下垂于体侧，全身放松。

做法：双臂屈肘平举，双手握拳置于胸前，用力使肩部、双臂的肌肉紧张，同时吸气；然后呼气，双臂放下，放松肌肉。可反复练习6～9次。

（3）全身肌肉调节运动

预备姿势：双脚自然站立，双腿并拢，双臂自然下垂于体侧，双手十指交叉互握。

做法：双脚跟踮起，双手掌心向上举至头顶，使全身肌肉收缩，同时吸气；然后双手放下，全身肌肉尽量放松，自然呼气。可反复练习6～9次。

（4）头颈部肌肉调节运动

预备姿势：坐位，双手互握置于头枕部。

做法：头用力后仰，双手用力向前对抗，下颌用力内收，使肌肉收缩，同时吸气；然后头颈、手全部放松，呼气。反复练习6～9次后，用双手上下擦脸正、侧面及耳后各10次。

（5）下肢肌肉调节运动

预备姿势：坐位，双手置于双膝上。

做法：双手用力压大腿，双脚用力踩地面，使下肢股骨紧张，同时吸气；然后下肢及上臂肌肉放松，同时呼气。可反复练习6～9次。

（6）腰背肌肉调节运动

预备姿势：床上仰卧位，双手叉腰。

做法：双侧肘臂往下按，背、腰部挺起，使腰背肌紧张，同时吸气；然后两臂放松，腰背放松、落下，同时呼气。可反复练习6～9次。

(7)腹肌调节运动

预备姿势:床上仰卧位,双手十指交叉置于脑后。

做法:稍抬头,使腹肌紧张,同时吸气;然后头垂下,腹肌放松,同时呼气。可反复练习6～9次后,双手重叠放置腹部,沿顺时针方向按摩3～5分钟。

(8)卧位全身肌肉放松

预备姿势:仰卧位,双手放于身体两侧。

做法:通过默念"放松,感觉很舒服",使全身肌肉放松,情绪逐渐入静。

70. 更年期综合征患者怎样练习防止老化体操

防止老化体操是日本长野县佐久综合医院研究制定的,在日本颇为流行。其要点有三:其一是深呼吸;其二是肌肉和关节的屈伸、转动及叩打肌肉的动作;其三是以正确的姿势进行。每日早晨起床后、晚上睡觉前及工作间歇时,坚持练习防止老化体操,不仅能健体强身、延年益寿,对神经衰弱、肺气肿、冠心病、更年期综合征、慢性支气管炎、高血压等多种慢性病也有较好的辅助治疗调养作用,更年期综合征患者宜经常练习之。

(1)深呼吸:双脚跟靠拢自然站立,双手由体前向上举,同时深吸气。然后双手由体侧放下,同时呼气。如此练习2次,呼气、吸气缓慢进行。

(2)伸展:双手十指交叉向头上高举,掌心向上,双臂伸直,头颈尽量后仰,眼看天空,背部尽量伸展。

（3）高抬腿踏步：左右大腿交替高抬踏步，双臂前后大挥摆。

（4）手腕转动：双手半握拳向内、外转动 4 次，重复练习 2 遍。

（5）手腕摇动：手腕放松，上下摇动，如此练习，时间约 1 分钟。

（6）扩胸：双脚稍开立，双臂由前向上举至与肩平，向两侧屈，同时用力扩胸，然后放松，使身体恢复至原站立时的姿势，重复练习 4 次。

（7）体转：手臂向外伸展，身体向侧转，左右两臂交替，反复进行 4～6 次。

（8）体侧：双脚分开，比肩稍宽，左手叉腰，右手由体侧向上摆动，身体向左侧屈 2 次，左右交替，反复进行 4～6 次。

（9）叩腰：双脚并拢，身体稍前倾，双手轻轻叩打腰部肌肉。

（10）体前后屈伸：双脚开立，体前屈，手心触地面，还原到开始时的姿势，再将双手置于腰处，身体向后屈，头向后仰。

（11）体绕环：双脚开立，从身体前屈的姿势开始，大幅度向左、后、右做绕环动作，接着向相反方向绕环，重复练习 2 次。

（12）臂挥摆、腿屈伸运动：双臂向前、向上摆，同时起踵（脚后跟），再向下、向后摆，同时屈膝，重复练习 4 次。

（13）膝屈伸：双手置于膝部，屈膝下蹲，然后再还原到开始时的姿势，重复练习 4 次。

（14）转肩：双肘微屈，双肩同时由前向后、由后向前各绕

4 次,重复练习 2 遍。

(15)上、下耸肩:双臂自然下垂,用力向上耸肩,再放松下垂,如此重复练习数遍。

(16)转头部:双脚开立,叉腰,头部从左向右,再从右向左各绕数次。

(17)叩肩、叩颈:右(左)手半握拳,叩左(右)肩 8 次,重复 2 遍。然后手张开,用手掌外侧以同样的方法叩颈部。

(18)上体屈伸:双膝跪地,上体向后屈,同时吸气,然后身体向前屈,将背后缩成圆形,同时呼气,臀坐在脚上。

(19)脚屈伸:坐在地上,双腿伸直,双臂于体后支撑,两腿交替进行屈伸活动。

(20)俯卧放松:取俯卧位,身体放松,如此休息几分钟。

(21)腹式呼吸:取仰卧位,使横膈膜与腹肌同时运动,进行深吸气,然后用手按压腹部进行呼气。

71. 更年期综合征患者怎样练习醒脑健身操

醒脑健身操分梳头按摩、站立摆臂、弓步划弧、双臂绕环、提落双臂、握拳捶腰,以及拍打胸背共 7 节,具有促进血液循环,恢复大脑皮质兴奋与抑制平衡等多种作用,更年期综合征患者坚持练习,能调畅情志,使之保持良好的情绪,减轻或消除头晕头痛、心烦急躁、失眠健忘等自觉症状。

(1)梳头按摩:双手搓热,擦面数次,然后自额前如梳头状向脑后按摩数次,再由前额、两侧颞部向后至枕部,继而沿颈后向下再至颈前,向下按摩至胸前,如此反复按摩 20 次左右。

（2）站立摆臂：自然站立，双臂前后自然放松摆动100～200次。

（3）弓步划弧：自然站立，左脚向左前方出一步，脚跟着地成左虚步，同时双手半握拳至胸前，重心前移成左弓步，双臂经前上方成弧形向前下方落下，眼看左手。之后身体重心再后移成左虚步，同时双臂经前上方弧形收回胸前。连做10次后，换右脚再做10次。

（4）双臂绕环：两脚开立，左臂前举，右臂侧举，然后左臂经下向外绕环至前举，右臂经下向内绕环至侧举，此为1次，连做10次。然后两手臂互换姿势做绕环动作，再连做10次。

（5）提落双臂：左脚向前跨一步，双手上提至胸前，前臂平屈，继续上提并翻掌成上举，然后双腿慢慢下蹲，同时双臂由体侧下落至体前，手指相对，掌心向上，身体再慢慢直立，双臂上提并翻掌成上举，反复做4～5次。接着换右脚在前，做4～5次。在练习时注意双臂上提时吸气，下落时呼气。

（6）握拳捶腰：两脚自然开立，双手半握拳由下向上同时捶击腰背5～8次，边捶上身边向前倾，达45°左右，之后双拳再由上至下捶击腰背5～8次，边捶上身边向后抑。

（7）拍打胸背：两脚自然开立，上体右转，两臂屈肘，左掌心在心前区拍打，右手背在后心区拍打，再上体左转，右掌心在心前区拍打右手背在后心区拍打。连续拍打10～15次。

72. 如何运用卧床安眠保健操调治更年期综合征

卧床安眠保健操具有调畅情志，促进睡眠之功效，宜于晚上睡觉前练习,若能长期坚持,确能达到消除疲劳,调节身心,恢复正常睡眠的目的。更年期综合征患者坚持练习此操,能有效改善睡眠,减轻或消除心烦急躁、潮热汗出、心悸健忘等症状。

(1)生津叩齿:先静心凝神,然后用舌尖轻抵上腭,轻轻舔上腭,等津液增多后再缓缓咽下,反复数次。稍停片刻,将牙齿上下合齐,先叩侧齿18次,再叩前齿18次。

(2)旋睛鸣鼓:双眼球顺时针旋转8次,向前注视片刻,再逆时针旋转8次,然后双眼紧闭片刻,再睁开。双手掌紧掩耳门,十指掩后脑,将食指叠中指上,轻轻弹击脑后,左右各8次。

(3)引颈摩椎:仰卧,十指交叉,托住后脑,引颈缓缓伸向前下方,以下颌抵近前胸为宜,连续做8次。然后头部分别向左右两侧转动,以转到最大限度为宜,各做8次。接着取侧卧位,先左侧卧位,将右手拇指和食指分开,沿着腰椎由上而下,反复推摩8次;再右侧卧位,将左手拇指和食指分开,按上述方法反复推摩8次。

(4)耸肩扩胸:上肢屈臂握拳,双肩用力向上耸起,然后缓缓放下,连续做8次。然后双手向前伸直,手掌向外稍向左右拉开,同时扩胸,以胸、肩部有舒适感为度,连续做8次。

(5)按肚摩腹:仰卧位,下肢略分开,将左右手按于腹部两侧,先以掌心顺时针方向按摩16转,再按上述方法逆时针方向按摩16转。然后两手相叠,在脐周按摩,一圈一圈地逐渐扩大,方法同上。按摩的手法以略有轻微下压,感觉舒适为度。

(6)吐纳提肛:仰卧位,全身放松,双手重叠放在小腹部,先吸气,同时腹部陷下,肛门收缩上提,持续约 5 秒钟。然后呼气,腹部鼓起,同时肛门放松。如此反复做 16 次。

(7)翘足提踵:仰卧位,下肢伸直,用力使足尖缓缓翘起,以足背有紧绷感为度。如此连续做 8 次。

做操结束后,宜闭目养神,以诱导入眠。

73. 如何运用全身活动健身法调治更年期综合征

全身活动健身法通过活动肢体,能使全身经络、气血通畅,五脏六腑调和,精力充沛,心情舒畅。长期坚持练习对神经衰弱、更年期综合征、腰腿痛、慢性胃炎等多种慢性病的治疗康复,以及延缓衰老都很有益处。

在采用全身活动健身法进行锻炼时,应注意转动眼球时幅度要大而缓慢、有节律感;双手环绕旋转时要缓慢、平稳,指节用力伸展;转体时幅度宜大,速度宜慢;直腿上举时要尽量抬高,注意力集中在腿部;绕踝时双手支撑椅面,注意力集中在脚踝部;同时应注意动作与呼吸协调配合。下面是其具体练习方法。

(1)活动头颈部

预备姿势:站立位,双脚分开与肩等宽,双臂自然下垂于体侧。

做法:头部缓缓左转,吸气;头部右转,呼气。如此反复练习 20 次。

(2)活动双眼

预备姿势:端坐位,双手放在膝盖上。

做法:双眼缓缓向上看,吸气;双眼缓缓向下看,呼气。

双眼缓缓向左看,吸气;双眼缓缓向右看,呼气。眼球由左向右旋转,吸气;眼球由右向左旋转,呼气。如此反复练习10次。

(3)活动手部

预备姿势:站立位,双脚分开与肩等宽,双手放在胸前。

做法:双手在胸前由内向外做直径30厘米的小幅度环形绕转一周,吸气;双手手指交叉互握,从胸前由内向外做大幅度的环形绕转一周,随即手指松开,呼气。大、小绕转交替,反复练习20次。

(4)活动腰部

预备姿势:双腿稍屈站立,双手向前平举(掌心向外)。

做法:上体缓缓左转,头部力求保持正直,吸气;上体缓缓右转,头部力求保持正直,呼气。上体向两侧转动时,脚不离地。如上所述,反复练习20次。

(5)活动腿部

预备姿势:并腿站立,双手自然下垂于体侧,头正身直,平视前方。

做法:右腿直腿慢慢抬起,放下,自然呼吸;再换左腿直腿慢慢抬起,放下,自然呼吸。如此左右腿交替,反复练习20次。

(6)活动脚踝

预备姿势:端坐位,双手自然下垂于体侧。

做法:抬起右脚,由内向外绕环10周,接着再由外向内绕环10周,旋转时脚踝部需尽全力转动,之后换右脚做。如此左右脚交替,反复练习20次。

74. 如何运用增强记忆力操调治更年期综合征

增强记忆力操又称单侧体操,是通过左侧肢体运动来达到发挥大脑右半球功能和协调大脑左、右半球功能平衡的目的,可改善脑细胞功能,明显增强记忆力。日本产业教育研究所曾将此法广泛应用于学校、科研机构,获得了较好的效果。增强记忆力操可用于神经衰弱、更年期综合征、失眠健忘、记忆力减退、用脑疲劳等人群的自我调养,坚持练习对更年期综合征患者有好处。

(1)握拳举臂:全神贯注地站着,左手紧紧握拳,左腕用力,弯臂,慢慢地上举,再回到原来的姿势。如此重复进行8次。

(2)仰卧抬腿:仰卧位,左腿伸直上抬,然后将上抬的腿倒向左侧(但不碰到床面),再按相反的顺序回到原来的姿势。如此重复进行8次。

(3)单举左臂:站立位,左臂向左侧平举,再将左臂上举,头不动,接着按相反的顺序回到原来的姿势。如此重复进行8次。

(4)左侧倾身:身体从直立姿势向左侧倾倒,用左手和右脚尖支撑身体,左臂伸直支撑,身体倾斜,笔直横卧,弯左膝后起身,回到原来的姿势。如此重复进行8次。

(5)俯卧撑身:俯卧位,跷起脚尖,像俯卧撑样,用手掌和脚尖支撑身体,弯臂,同时将左腿抬高,右臂尽可能不用力,慢慢地重复屈伸手臂。争取做8次。

75. 如何运用祛病健身早操调治更年期综合征

祛病健身早操分为举臂呼吸、屈膝屈肘、摆动双手、屈膝屈髋、体肘侧屈、直立轻跳和便步行走7节,更年期综合征患者坚持练习,能解除精神紧张和身心疲劳,调整大脑皮质功能,增强机体抗病能力,有助于更年期综合征患者自觉症状的改善。

(1)举臂呼吸

预备姿势:双脚平行站立,距离与肩同宽,双臂自然下垂于体侧,全身放松。

做法:双手侧平举,掌心向下,略抬头吸气;还原成预备姿势,呼气。重复做以上动作4～6次。

(2)屈膝屈肘

预备姿势:双脚稍分开站立,双臂自然下垂于体侧,双眼平视前方。

做法:略屈膝下蹲,同时双手经两侧屈肘,手指触肩;还原成预备姿势。重复做以上动作4～6次,呼吸要均匀。

(3)摆动双手

预备姿势:双脚前后自然分立,双臂自然下垂,平视前方。

做法:双手交替前后自然摆动2次,呼吸1次(手前举与肩同高,后摆之后又回到与肩同高的位置为1次)。先左脚在前,右脚在后,做4～6次,然后右脚在前,左脚在后,重复做4～6次。摆动的节奏要慢。

（4）屈膝屈髋

预备姿势：仰卧或坐姿。

做法：屈膝同时屈髋，呼气；还原成预备姿势，吸气。重复做以上动作4～6次。动作完毕，要静躺1分钟。

（5）体肘侧屈

预备姿势：双脚自然站立，双腿并拢，双臂自然下垂于体侧，全身放松。

做法：身体右侧屈，右手沿右腿外侧下伸，同时侧屈左肘，左手提至左腋下，呼气；还原成预备姿势，吸气。左侧动作同右侧，但方向相反。重复做以上动作4～6次。注意身体侧屈时腿不要弯曲。

（6）直立轻跳

预备姿势：双脚平行站立，距离稍比肩窄，双手叉腰，平视前方。

做法：原地轻跳，中等节奏，均匀呼吸，跳10～12次。

（7）便步行走

预备姿势：双脚自然站立，双臂自然下垂于体侧，全身放松。

做法：便步行走3～6次，节奏要逐渐减慢，同时做均匀地呼吸。

76. 更年期综合征患者如何练习睡前保健操

睡前保健操分甲端摩头、双掌搓耳、双掌搓面、搓摩颈肩、推摩胸背、掌推双腿、交换搓脚，以及叠掌摩腹共8节，具有松弛紧张的情绪，促进机体代谢，调整神经系统功效，防衰老,通血脉,助睡眠等作用,更年期综合征患者睡前坚持练习,对减轻或消除心烦急躁、心悸健忘等症状,改善睡眠有肯定的作用,尤其适用于更年期综合征以心烦失眠为突出表现者练习之。

(1)甲端摩头:两手食指、中指、无名指弯曲成45°,用指甲端以每秒钟8次的速度往返按摩头皮1～2分钟。此法可加强头部供血,增强血液循环,加速入眠。

(2)双掌搓耳:两掌拇指侧紧贴耳前下端,自下而上,由前向后用力搓摩双耳1～2分钟。此法可疏通经络,清心安神,防止听力减退。

(3)双掌搓面:两手掌面紧贴面部,以每秒钟2次的速度用力缓缓搓面部所有部位,时间为1～2分钟。此法可疏通头面经脉,促眠防皱纹。

(4)搓摩颈肩:用两手掌以每秒钟2次的速度用力交替搓摩颈肩部肌群,重点在颈后脊柱两侧,时间为1～2分钟。此法可缓解疲劳,预防颈肩病痛。

(5)推摩胸背:用两手掌面拇指指侧,以每秒钟2次的速度,自上而下用力推摩后背和前胸,重点在前胸和后腰部,共约2分钟。此法可强心、健腰,疏通脏腑经脉。

(6)掌推双腿:两手相对,紧贴下肢上端,以每秒钟1次的频率,由上而下顺推下肢1分钟,再以此方法顺推另一下肢1分钟。此法可解除下肢疲劳,疏通经络气血。

(7)交换搓脚:先用右脚掌心搓摩左脚背所有部位,再用左脚掌心搓摩右脚背所有部位,然后用右脚跟搓摩左脚心,用左脚跟搓摩右脚心,共2～3分钟。此法可消除双足疲劳,疏通经络气血。

（8）叠掌摩腹：两手重叠紧贴腹部，以每秒钟1～2次的速度，持续环摩腹部所有部位，重点在脐周围，共2～3分钟。此法可强健脾胃，促进消化吸收。

睡前保健操宜在晚睡前练习，施法时需闭目静脑，心绪宁静，舌尖轻抵上腭，肢体充分放松，前7法可采用坐位练习，叠掌摩腹可仰卧位操作。施法时双手应紧贴皮肤操作，渗透力越强其效果越好。练习一遍此操一般需12～18分钟，年老体弱者可练习12分钟左右，年轻体壮者时间可相应延长。练习后肢体轻松，可安然入眠。

77. 更年期综合征患者练习太极拳应注意什么

太极拳是一种将意识、呼吸、动作密切结合的运动，它"以意领气，以气运身"，用意念指挥身体的活动，是健身运动中运用最广泛的一种方法，乃"幼年练到白头翁"的运动项目。

太极拳强调放松全身肌肉，心静、用意、身正、收敛、匀速，将意、气、形结合成一体，使人体的精神、气血、脏腑、筋骨均得到濡养和锻炼，能疏通经络、调节气血运行，具有祛病强身的功能，对高血压、神经衰弱、更年期综合征、冠心病、慢性气管炎、颈肩腰腿痛、失眠、便秘等多种疾病有一定的辅助治疗作用，是一种动静结合、刚柔相济的防病治病方法，也是适宜于更年期综合征患者自我锻炼康复运动的方法之一。

太极拳广为流传，而且流派众多，各有特点，目前最为流行的是陈、杨、吴、武、孙五大流派。陈式以气势腾挪、刚柔相济、发劲有力见长；杨式以舒展大方、匀缓柔和、连绵不绝为特点;吴式的特点是柔软匀和、中架紧凑;武式以内走五脏、气行于里为主;孙式则注重开合有数、精神贯注。另外,国家体委还以杨式太极拳为基础,编成"简化太极拳"(俗称"太极二十四式"),供人们练习使用。

由于太极拳的书籍已经很多,而且太极拳的流传程度也非常广泛,所以具体的练习方法和步骤在这里不再介绍,仅就练习太极拳应注意的 10 项原则说明如下。

(1)站立中正:站立中正,姿势自然,重心放低,以利于肌肉放松,动作稳重而灵活,呼吸自然,可使血液循环通畅。

(2)神舒心定:要始终保持精神安宁,心情平静,排除杂念,使头脑静下来,全神贯注,肌肉要放松。

(3)用意忌力:用意念引导动作,"意到身随",动作不僵不拘。

(4)气沉丹田:脊背要伸展,胸略内含而不挺直,做到含胸拔背,吸气时横膈要下降,使气沉于丹田。

(5)运行和缓:动作和缓,但不消极随便,这样能使呼吸深长,心跳缓慢而有力。

(6)举动轻灵:"迈步如猫行,运动如抽丝",轻灵的动作要在心神安定、用意不用力时才能做到。

(7)内外相合:外动于形,内动于气,神为主帅,身为躯使,内外相合,则能达到意到、形到、气到的效果,意识活动现躯体动作要紧密结合,在"神舒心定"的基础上,尽量使意识、躯体动作与呼吸相融合。

(8)上下相随:太极拳要求根在于脚,发于腿,主宰于腰,形于手指。只有手、足、腰协调一致,浑然一体,方可上下相随,流畅自然。要全神贯注,动作协调,以腰为轴心,做到身法不乱,进退适宜,正所谓"一动无有不动,一静无有不静"。

(9)连绵不断:动作要连贯,没有停顿割裂,要自始至终,一气呵成,使机体的各种生理变化得以步步深入。

(10)呼吸自然:太极拳要求意、气、形的统一、谐调,呼吸是十分重要的,呼吸深长则动作轻柔。一般来说,初学时要保持自然呼吸,以后逐步有意识而又不勉强地使呼吸与动作协调配合,达到深、长、匀、静的要求。

78. 更年期综合征患者起居养生的要点有哪些

更年期综合征在某种程度上可以说是一种心身性疾病,生活无规律、居住环境不良、人际关系紧张不仅是导致更年期综合征发生的重要因素,也直接影响着更年期综合征的治疗。重视起居养生,消除日常生活中的不良习惯,合理安排自己的学习、工作和生活,是减轻、消除更年期妇女诸多身体不适,使之平稳顺利地度过更年期的重要手段。更年期综合征患者的起居养生,要注意以下几点。

(1)生活要有规律:任何事物都有其自然规律,人体也有精密的生物钟,睡眠与苏醒,血糖、激素的分泌,食物的消化吸收过程,以及体温、血压、脉搏等的变化,都受生物钟的影响。人的生活规律与生物钟同步,才能协调。规律性的生活制度有利于大脑皮质把生活当中建立起来的条件反射形成固定的动力定型,有利于神经系统能量代谢和神经递质的传递,使大脑和体内各器官保持良好的功能和工作状态。更年期综合征患者为了改善睡眠,减轻或消除潮热汗出、头晕耳鸣、心悸心烦、焦虑忧郁等不适,一定要做到生活有规律,每天按时睡觉,按时起床,并制定出作息时间表,养成有规律的生活习惯,使生活顺从生物钟的节拍。生活有序,大脑皮质就会形成相应的条件反射,以保证内脏器官有条不紊地工作,有助于更年期综合征患者自觉症状的改善。

(2)坚持体育锻炼:体育锻炼是调养更年期综合征的重要手段,也是起居调摄中的一项基本内容,对减轻或消除更年期妇女身体诸多不适大有益处。适宜于更年期综合征患者锻炼的方法较多,以健身性和放松性项目为好,可选择散步、慢跑、打太极拳、练保健体操,以及八段锦、五禽戏等。锻炼时要做到姿势正确,呼吸柔和,力戒急躁,注意循序渐进,要掌握好运动量,做到恰到好处。更年期综合征患者可根据自己的体力情况安排锻炼时间,每次锻炼10~30分钟,每日1~2次。

(3)做到科学用脑:人脑好比一部机器,长期不用就会生锈,过度的闲散对大脑的健康不利。同样,用脑超过了一定限度,不仅效果不佳,反而给大脑造成伤害。适度的工作和学习是对大脑的一种有益的刺激,可保持大脑皮质最适宜的紧张度,对脑的保健是非常有益的。脑力劳动者用脑相对较多,在日常生活中需注意劳逸结合,每天必须保证足够的睡眠,这样不仅能使大脑得到充分的休息,还能调整白天接受的信息,增强记忆力。另外,在紧张的工作中,每40~50分钟要安排10~15分钟的小憩,以使处于紧张疲劳状态的脑细胞得到休整。人的左右大脑半球的功能与分工不同,从事科技、文学、教育等工作的人,多数只用了大脑左半球,而右半球则不常使用,如对不常用的大脑半球加强运用,给予不断刺激,这样常用的和不常用的两个大脑半球互相配合,互相启发,互传信息,可防止大脑功能失调及早衰。更年期综合征患者在日常生活中不妨兴趣广泛一点,常看报纸,听音乐,与亲朋好友聊天,有意识地活动左手等,这样既有利于大脑功能的协调,又有益于身心健康,对更年期综合征的治疗大有好处。

(4)改善居住环境:居住环境的好坏直接影响着更年期综合征的治疗和康复,为了减轻或消除更年期妇女身体诸多的不适,必须改善其居住条件,努力创造一个相对安静、舒适、整洁、美观、幽雅的休养环境。更年期综合征患者的住房,一般以坐北朝南为好,门窗朝向太阳,采光要充分,明亮温暖,防止阴暗潮湿。室内要安静,防止嘈杂的声音给患者带来烦恼和精神紧张。居室应有良好的通风设备,以保持空气流通、新鲜,室内应有合适的温度与湿度,一般以室温20℃及湿度60%为宜。室内墙壁的颜色以用浅淡、调和的颜色为好,给人以舒适、柔和、宁静的感觉。庭院和居室内应放置盆花或在庭院种植花草,利用鲜花的颜色、形态及清香来美化环境,净化空气,使患者能愉悦、兴奋,通过人体的感觉,调整和改善机体的各种功能,使紧张的神经得以松弛。

79. 更年期综合征患者日常生活中应注意什么

(1)天天应有好心情:情绪的好坏对更年期综合征患者的治疗有较大的影响,有相当一部分患者情绪好时没有一点症状,而情绪不好时症状明显,因此更年期综合征患者保持愉快的心情是十分必要的。更年期综合征患者较常人更易出现抑郁、烦躁和不愉快的心情,为了保持良好的情绪,在日常生活中应改变自己孤僻的性格,广交朋友,注意情志的调养,消除过分的喜悦、愤怒、焦虑、悲伤、恐惧及惊吓等因素,自我控制和自我修养,做情绪的主人,遇事冷静对待,泰然处之,平静对待突然发生的不良情况,尽量培养自己的幸福感、自豪感、美感等愉快的情绪,做到天天都有好心情。

(2)保证良好的睡眠:当一个人困倦的时候,特别是患病的时候,需要休息,而休息的主要方式就是睡眠。睡眠是一种保护性抑制,可提高机体的多种功能,是人类休养生息,精神恢复及热能储存的重要方式,保证良好的睡眠是更年期综合征患者日常生活中应当特别注意的。要保证良好的睡眠,必须做到安卧有方,首先应避免不必要的熬夜。熬夜多了就会扰乱睡眠规律,要保证睡眠时间、注意睡眠质量,做到按时睡觉。要做好睡前准备,睡前不应思虑太多及进行剧烈运动,也不宜饮茶、饮咖啡、饮酒、吸烟、吃巧克力等,晚餐不可吃得过饱或过少。在床铺的选择上,以硬度适当而又有弹性的棕绷床、席梦思床为好,避免太硬或太柔软的床,枕头应透气、吸湿性好,枕高以 8～10 厘米为宜,必要时可制成药枕。要注意睡眠的姿势,俯卧而睡是不可取的,这样胸腹部都受到压迫,呼吸不畅,妨碍睡眠,最好是采取右侧屈卧的姿势,这样最有利于睡眠。另外,居住环境对睡眠也有影响,居住应安静,通风良好,温度、湿度适宜,尤其要避免光源及噪声影响睡眠。

(3)饮食要科学合理:要使人的神经系统保持良好的功能状态,就必须有充足的营养供应,要保持强壮的体质,也必须有足够的营养补充,因此做到科学合理的饮食,合理地调配饮食,保证人体必需的各种营养素,就能促进身体的健康强壮,也是更年期综合征患者自我调养的重要一环。在日常生活中,要注意饮食营养的均衡、全面,尤其要克服挑食、偏食、不按时进食等不良饮食习惯,要多吃维生素含量丰富及纤维多的新鲜蔬菜及水果,还可经常选用一些有助于益肾健脑,能够帮助入睡的食品,如菠菜、胡萝卜、紫菜、橘子、小鱼类、大豆等。晚饭不宜过饱,也不可饥饿,晚餐的时间和就寝的时间要安排合理,一般认为晚饭应安排在睡前 4 小时左右,以避免因胃不和而致卧不安。

(4)去除不良的嗜好:吸烟饮酒是不良嗜好,戒除吸烟饮酒也是更年期综合征患者在日常生活中应当注意的。吸烟可引起多各疾病,危害性已被公认,就更年期综合征而言,烟草中的尼古丁是一种神经毒麻剂,吸入人体后可以使全身血管收缩,从而影响脑部的血液供应。烟草燃烧后可产生一氧化碳,吸入人体后易于与血液中的血红蛋白结合,可大大降低血红蛋白的携氧能力,容易引起脑组织缺氧,这些不良作用无疑都会降低大脑的功能,所以吸烟过度或长期吸烟者,常常会出现头晕、记忆力减退、思维迟钝,以及注意力不集中、失眠多梦、急躁易怒、工作效率降低等情况,不利于更年期综合征的治疗和潮热汗出、头晕耳鸣、心悸失眠、焦虑忧郁、烦躁易怒等症状的改善。

饮酒无度或经常饮用含酒精浓度高的烈性酒,尤其是在空腹时饮酒,可引起中枢神经系统兴奋或处于抑制状态,长期饮酒可引起慢性酒精中毒。酒精不但影响判断力和做出决定的能力,还能抑制组织细胞对氧气的充分利用。酒精对人体的影响主要是中枢神经系统,严重的酒精中毒可使记忆力完全丧失,甚至导致死亡。另外,更年期综合征患者由于容易失眠,常服用安眠药,乙醇使这类药物的作用增强,毒性反应加大,危险性增高。所以,切勿用酒来帮助睡眠或消除忧愁,更年期综合征患者以不饮酒为佳。

三、饮食调养

1. 为什么更年期综合征患者要重视饮食调养

饮食调养又称"饮食疗法""食物疗法",简称"食疗",是通过改善饮食习惯,调整饮食结构,采用具有治疗作用的某些食物(疗效食品)或适当配合中药(即药膳),来达到治疗疾病、促进健康、增强体质目的的一种防病治病方法。

人们常说"民以食为天",我们每天都要与粮、油、米、面、瓜、果、蔬菜、盐、酱、醋、茶打交道。饮食在人类生活中占有非常重要的地位,食物是人体生命活动的物质基础,可改善人体各器官的功能,维持正常的生理平衡,调整有病的机体。我国自古以来就有"药食同源"之说,中医学十分重视饮食调养,早在《黄帝内经》中就有"五谷为养,五果为助,五畜为益,五菜为充"的记载,提出合理的配膳内容有利人体的健康。唐代伟大的医学家孙思邈在《千金方》中说:"凡欲治疗,先以食疗,既食疗不愈,后乃用药尔"。清代医家王孟英说:"以食物作药物,性最平和,味不恶劣,易办易服。"希腊著名医生希波克拉底也曾强调指出:"营养适宜,治疗彻底;食物药物应互为替补"。这些都说明了饮食调养对人体的健康、疾病的治疗具有特别重要的作用。食疗可以排内邪,安脏腑,清神志,资血气。了解食物的基本营养成分和性味作用,用食平疴,怡情遣病,是自我调养中最高明的"医道"。

遵循饮食宜忌而调理之,是治疗调养更年期综合征,减轻或消除更年期妇女诸多身体不适,使之平稳顺利地度过更年期的重要措施。合理的饮食对更年期综合征患者来说是十分必要的,所以更年期综合征患者必须重视饮食调养,注意选用药膳进行调治。

2. 更年期综合征患者的饮食调养原则是什么

(1)根据辨证对症进食:食物有寒、热、温、凉之性和辛、甘、酸、苦、咸五味,其性能和作用是各不相同的,因此在进行饮食调养时必须以中医理论为指导,根据更年期综合征患者的特点,在辨证的基础上立法、配方、制膳,以满足所需的食疗、食补及营养的不同要求。肝肾阴虚型更年期综合征患者,应选食生地黄、百合、枸杞子、黑豆、甲鱼、青菜等具有滋补肝肾、养阴清热作用的药膳;心脾两虚型更年期综合征患者,应选食大枣、五味子、当归、小米、桂圆肉、猪肉等补养心脾的药膳;肾阳亏虚型更年期综合征患者,应适当多食羊肉、鸽蛋、核桃仁、鳝鱼等补肾助阳的食物。根据饮食的不同属性,结合更年期综合征患者寒热虚实等的不同发病机制,合理选择饮食药膳,有助于治疗和减轻或消除身体诸多不适症状。

(2)合理搭配防止偏食:合理搭配饮食,应根据食物的不同性质,加以合理的安排,这就是人们所说的营养学原则。在主食中,粗粮、细粮要同时吃,不可单一偏食。以赖氨酸为例,小米和面粉中含量较少,而甘薯和马铃薯中则较多。粗粮含有较丰富的维生素 B_2、烟酸,而精米、精面中则较少。

以粗粮、干稀、主副搭配而成的饮食，营养丰富全面，可满足机体需要，促进疾病康复。美味佳肴固然于身体有益，但不一定无害。饮食虽然可以调养疾病，但若食之过量，甚至偏食，则会导致阴阳失调、脏腑功能紊乱，而诱发新的病症。因此，饮食要有节制，不能一见所喜，就啖饮无度。一日三餐是人类在长期的历史进程中自然形成的一种最适宜人体需要的饮食规律，过量或不足的饮食对身体都是不利的，也不利于更年期综合征患者的治疗和康复。一般来说，饮食的基本原则应是早吃好、午吃饱、晚吃少，每餐进食以微饱即可。食疗也要讲究疗程，不宜长时间单纯食用某一种或某一类食物，要防止食疗过程中的偏食。

（3）注意配合其他疗法：饮食调养既不同于单纯的食物，也不同于治病的药物，故在应用过程中需要根据病情全面考虑。一般来讲，食疗的作用较弱，只能作为一种辅助调治手段，应注意与药物治疗、起居调摄、情志调节等其他治疗调养方法配合应用，以发挥综合治疗的效能，提高临床疗效。

3. 怎样做才是合理膳食

良好的饮食习惯、合理的膳食对更年期综合征患者来说十分重要。我国营养方面的专家专门为居民的膳食制订了《中国居民膳食指南》，如果按照这个指南的原则去安排自己的饮食，就应该是做到了合理膳食。

《中国居民膳食指南》的内容非常多，其中的健康饮食金字塔概括了合理膳食的最基本要求，要做到合理膳食，就应当遵循"健康饮食金字塔"原则。"健康饮食金字塔"将每人每天应该吃的食物种类和数量要求用金字塔来表示，金字塔共分 6 层,底层最宽大,越往上越窄,从底层向塔尖所列食物可以吃的量逐渐减少,塔尖表示这类食物可吃的量最少。除每日必须补充足够的水分外,最下面一层是主食,向上依次为蔬菜、水果类,肉类、鱼虾类、蛋类,奶品、大豆类及坚果,最上面一层为油、盐和糖。最新修订的指南还增加了每日步行不少于 6 000 步的建议。

(1)主食在"健康饮食金字塔"中占的比重最大,简单地说就是"吃多些"。主食的种类可以是面食、大米和五谷杂粮,提倡吃部分粗粮,且多种谷物混合吃比单吃一种要好。每日谷类用量大多在 200~400 克,但需因人而异。

(2)副食包括蔬菜、水果、肉类、鱼虾类、蛋类、奶品、大豆类、坚果,以及油、盐、糖等。蔬菜和部分水果在"健康饮食金字塔"主食的上面,占的比例也较大,简单地说就是"适当多吃"。要选择吃新鲜的蔬菜和部分水果,满足每日蔬菜量 300~500 克,水果的种类可以根据自己的喜好和病情的需要进行选择。

(3)肉、鱼、蛋、豆及奶品类在"健康饮食金字塔"的中间,简单地说就是"吃少量"。每日肉类食用总量宜在 100~200 克,而且要选择瘦肉、鱼、鸭、蛋等,奶类可控制在 250 克以上,大豆及其制品则应不低于 25 克。

(4)盐、油和糖都是做饭的辅助用料,在"健康饮食金字塔"的塔尖上,所占比例最小,简单地说就是"减少吃"。每日食盐用量最好控制在 6 克以下,植物烹调油一般每日限制在 20~25 克,而且要尽量吃豆油、花生油、菜子油、玉米油等,少吃动物油,特别要少吃猪油。食糖的用量更应严格控制。

4. 更年期综合征患者如何判断自己的体质

人的身体存在着个体差异,中医将人的体质分为正常质、气虚质、阳虚质、血虚质、阴虚质、气郁质,以及阳盛质7种类型,了解人的体质特点是辨证用膳、正确选择食疗方法的重要一环,更年期综合征患者可根据以下描述判断自己的体质类型。

(1)正常质:多由先天禀赋良好,加之后天调养得当所形成。具有阴阳平衡,气血旺盛流畅,脏腑功能协调正常,机体抗病能力强的生理特征。

(2)气虚质:元气不足,脏腑功能衰弱,抗病能力不强。主要表现为精神疲惫,肢体倦怠,动则易出汗,易于感冒等。

(3)阳虚质:阳气偏衰,功能减退,热量不足,抗寒力弱。主要表现为面色淡白无华,口淡不渴,形寒喜暖,四肢欠温,不耐寒冷,精神不振,大便易溏,小便清长。

(4)血虚质:营血不足,濡养功能减弱。主要表现为形体瘦弱,面色苍白无华,口唇指甲色淡无华,毛发干枯易落。

(5)阴虚质:阴精偏衰,功能虚亏。主要表现为形体消瘦,五心烦热,口渴喜饮,舌质红,苔薄少。

(6)气郁质:机体气机壅滞不畅,以妇女多见。主要表现为性情急躁易怒,忧郁寡欢,时欲叹息,食欲缺乏等。

(7)阳盛质:阳气偏盛,机体各种功能亢奋,热量过多。表现为形壮体热,面色红光,喜冷怕热,口渴喜饮,口苦口臭,小便短赤,大便干结等。

5. 更年期综合征患者的饮食如何因人、因时、因地而异

更年期综合征患者由于体质不同,所处的地理环境各异,加之病情不同、饮食习惯和嗜好也不一样,所以不同患者的饮食应因人、因时、因地而异,原则上是根据患者的具体情况,选择适宜的食物。

饮食应因人而异,人的体质有阴、阳、强、弱的不同,如阴虚的人形体偏瘦,舌质偏红且瘦而干,易于"上火",情绪易激动,饮食应当以清淡为宜,忌食辛辣火燥之品;阳虚的人则相对较丰腴,肌肉松弛,舌体胖大而质淡,饮食应偏重甘而温,而不宜寒凉。妇女进入更年期,组织器官与生理功能逐渐衰退,应注意补益,但不可太过,否则会适得其反,饮食应当清淡可口,荤素搭配,以素为主,同时烹调要细、软、烂、熟,宜少食多餐。

因时而异是适应四季气候的变化,选择相宜食物,但并不排斥其他一般性常用食品。一年中有春、夏、秋、冬四季,节气时令、温度、湿度等是有差别的,更年期综合征患者在不同季节吃什么、怎样吃也应随时令而有区别。如春夏季节应注意饮食有利于阳气保养,而秋冬季节饮食要有利于阴气维护才有利于养生。春季宜多食小白菜、油菜、胡萝卜、芹菜、菠菜等;夏季以甘寒清凉为宜,适当添加清淡、祛暑的食物,如黄瓜、苦瓜、绿豆、赤小豆、薏苡仁、丝瓜等;秋季食物可适当多吃荸荠、百合、甘蔗等;冬季食品则宜多吃大枣、核桃仁、羊肉等。

我国地域辽阔,地理环境多样,尤其风俗各异,饮食习惯

也相差很大,因地而异则有利于疾病的治疗和身体的康复。如西北地区多高原,气温低且干燥,故食物宜偏湿润,而南方地区气温偏高、多雨、潮湿,所以食物宜偏辛燥。

6. 有益于更年期综合征患者的常用食物有哪些

(1)小麦:小麦为禾本科植物小麦的种子。小麦味甘,性凉。具有清热除烦,养心安神,补虚益肾,以及厚肠胃、强气力等功效。小麦乃日常生活中不可缺少的主食之一,人们食用的馒头、面条、糕点等,其成分主要就是小麦粉。常食小麦对脏躁、烦热、消渴、虚损、失眠等有一定的防治作用,也是更年期综合征患者的理想食物。

现代研究表明,小麦营养丰富,含有蛋白质、糖类、脂肪、卵磷脂、精氨酸、麦芽糖、蛋白酶、维生素等成分,不仅可给机体提供能量,还可增加细胞活力,改善脑细胞功能,镇静安神,增强记忆,抗衰老,预防心脑血管疾病,作为主食更年期综合征患者宜常食之。当然,为了提供更加丰富的营养,在以小麦粉为主食的同时,还应注意适当配合蔬菜、肉蛋等副食。

(2)小米:小米又名粟,古代叫禾,我国北方通称谷子,去壳后称为小米。小米味甘、咸,性凉。具有益胃和中,除热解毒,健脾养心、安神之功效。小米是消化不良、泄泻、消渴、神经衰弱、更年期综合征、失眠,以及体质虚弱者的营养保健食品。更年期综合征患者,尤其是心脾两虚型患者宜常食之,可改善睡眠,消除头晕心烦、身困乏力等自觉症状。

现代研究证实,人类睡眠愿望的产生和困倦程度与食物蛋白内色氨酸含量密切相关。色氨酸能促进大脑神经细胞分泌一种催人欲睡的血清素,而小米中色氨酸的含量名列食物之前茅,如在小米粥内加入适量的白糖,则产生的催眠效果更为理想。同时小米含丰富的淀粉,进食后能使人产生温饱感,可以促进胰岛素的分泌,从而提高大脑内色氨酸的数量。如果每晚喝小米粥,经过数月,大多数人不仅睡得快、睡得香,而且第二天早晨面色红润,精力充沛。

需要指出的是,喝小米粥调治更年期综合征引起的心烦失眠不会立竿见影,需坚持一段时间方能逐渐显现其促进睡眠的作用。另外,小米不宜与杏仁同食。

(3)黄豆:黄豆为豆科植物大豆的黄色种子,乃"豆中之王"。黄豆味甘,性平。具有益气养血,健脾宽中,润燥利水,活血解毒,和胃消胀,健脑益智等功效。黄豆制品是人们经常食用的食物之一,常食之能消除胃中积热,改善便秘、水肿胀满、小便不利、头晕健忘、心烦失眠等症状,乃更年期综合征患者的优质食品。

黄豆的营养成分比较全面,具有很高的营养价值。除含有丰富的蛋白质和脂肪外,还含有丰富的卵磷脂和维生素 B_1、维生素 B_2、维生素 E、维生素 A、叶酸、烟酸、大豆黄酮苷、钙、铁、磷等。黄豆中的蛋白质含量高达 35%～40%,而且氨基酸的种类较全,所含人体必需氨基酸的比例与人体的需要相接近,其蛋白质的质量不亚于动物蛋白,所以有"植物肉""绿色牛乳"的美誉。黄豆中的脂肪含量为 15%～20%,以不饱和脂肪酸居多,被营养学家推荐为防治高血压病、冠心病、动脉硬化、神经衰弱、更年期综合征等疾病的理想食品。由于黄豆中含有一种胰蛋白酶抑制素,会影响人体内胰蛋白酶的消化作用,所以整粒黄豆难以消化,经过加工后的豆制品破坏了这种物质,就比较容易消化了,因此,食用黄豆应以豆制品为主。黄豆做原料可加工制成上百种豆制品,常食用的有豆腐、豆浆、豆芽、豆腐干、腐竹等。

(4)香蕉:香蕉是芭蕉科植物甘蕉的果实,其营养丰富,香味清幽,肉质软糯,吃起来香甜可口,是人们喜爱的佳果。中医学认为,香蕉味甘,性寒。具有养阴润燥,清热解毒,润肠通便,健脑益智,通血脉,填精髓,降血压等功效。是热病烦渴、老年便秘、冠心病、高血压、脑动脉硬化、失眠、神经衰弱、更年期综合征,以及痔疮等患者的疗效食品。

现代研究表明,香蕉除含有丰富的糖类、淀粉、蛋白质、果胶外,还含有维生素 A、维生素 C、维生素 E,以及钾、钙、铁等物质,其营养价值颇高。香蕉对脑细胞有较高的营养作用,被尊称为"智慧之果",是智慧的源泉。香蕉中含有 20%以上的糖类,可产生刺激副交感神经活动的血清素,提升睡意。常吃香蕉有增进睡眠、改善记忆之效。香蕉除了当水果吃外,还有多种吃法,如切片油炸当菜,也可烧汤或腌、煮、煎等。香蕉性寒,凡脾胃虚寒、腹泻者应少吃,胃酸过多者忌食之。

(5)玉米:玉米又称苞谷、苞米、棒子、玉蜀黍,是乔本科植物玉蜀黍的成熟果实。玉米味甘,性平。具有降糖降脂、健脾益胃,通便利尿,益肺宁心,抗动脉硬化等功效。虽然我国的一些地区和西方发达国家曾一度在餐桌上把玉米排除,但目前却又备受青睐,已成为一种热门的保健食品。更年期综合征患者经常食用玉米,可改善微循环,改善脑细胞功能,减轻头晕失眠、心悸健忘、神疲乏力等自觉症状,其中对证属心脾两虚型患者尤为适宜。

玉米的营养较为丰富,每 100 克玉米含蛋白质 8.5 克,脂肪 4.3 克,淀粉 72.2 克,还含有较丰富的维生素 B_1、维生素 B_2、维生素 B_6、维生素 E、胡萝卜素、纤维素,以及钙、磷、铁、硒等。玉米所含的脂肪主要是不饱和脂肪酸,其中 50% 为亚油酸,亚油酸可抑制胆固醇的吸收。玉米油含维生素 E 较多,是一种良好的药物,长期食用可降低血中胆固醇,软化血管。玉米的健脑作用主要是玉米蛋白含有较多的谷氨酸,能帮助和促进脑细胞进行正常的功能活动。玉米中缺少一些人体必需的氨基酸,如色氨酸、赖氨酸等,单食玉米易致营养失衡,所以应注意与豆类、大米、小麦面等混合食用,以提高其营养价值。

(6)芝麻:芝麻又称胡麻,《名医别录》中列为上品,并称"八谷之中,唯此为食"。芝麻有黑白两种,其性能大致相同。芝麻味甘,性平。具有补肝肾,润五脏,养血生津之功效。对于芝麻的功用历代评价甚高,认为其宁心健脑作用甚佳,适用于肝肾精血不足所致的眩晕耳鸣、失眠健忘、须发早白、腰膝酸软、步履艰难、肠燥便秘等。芝麻作为滋补肝肾、安神健脑的佳品,更年期综合征患者宜常食之,能改善其自觉症状,其中对肾虚肝郁型、心肾不交型,以及阴虚火旺型的更年期综合征患者效果尤好。

现代研究表明,芝麻含有丰富的卵磷脂、B 族维生素,以及脂溶性维生素 E、维生素 A、维生素 D 等,这对补益脑髓,安神催眠,促进脑神经的活力具有积极作用。日本学者认为,食用芝麻对更年期综合征有很好的治疗效果,能显著改善更年期综合征患者的自觉症状,并认为运动员每天吃一大匙芝麻可增强神经系统功能。研究还表明,经常食用芝麻的人睡眠香甜,智力优异,还有美容健身的效果。

(7)松子:松子又名松子仁、海松子、新罗松子,为松科植物红松的种子。松子味甘,性温。具有滋阴息风,润肺滑肠之功效。松子是头晕目眩、燥咳便秘、关节痛患者常用的疗效食品。肝肾阴虚型、心肾不交型、心脾两虚型更年期综合征患者食用松子,能减轻头晕耳鸣、失眠健忘、神疲乏力等症状,有助于更年期女性平稳顺利地度过更年期。

现代研究表明,松子具有较高的营养和药用价值。据测定,每100克松子仁中含蛋白质16.7克,脂肪63.5克,糖类9.8克,还含有丰富的钙、磷、铁等。松子中的脂肪成分为亚油酸、亚麻酸等不饱和脂肪酸,有软化血管和防治动脉粥样硬化的作用;松子中含磷较为丰富,对人的大脑神经有益;松子有润肠通便作用,老年人体虚便秘常食松子有较好的治疗效果;同时松子还有降低胆固醇、强健四肢关节等作用。常食松子对高血压、冠心病、风湿性关节炎、神经衰弱、老年人便秘、更年期综合征、慢性支气管炎咳嗽等多种疾病均有一定的辅助治疗作用。

(8)海参:海参为刺参科动物刺参或其他种类海参的全体。海参味甘、微咸,性温。具有补肾益精,养血润燥,补虚损,理腰腿,利二便之功效。海参的种类较多,全世界有数十种,我国就有20多种,其中梅花参和刺参是世界上最名贵的海参。海参不仅是美味菜肴,而且是滋补品,素有"海中人参"之称。《五杂俎》记载"其性温补,足敌人参,故名海参"。

海参具有较高的营养和药用价值,含有蛋白质、糖类、人体多种必需氨基酸及微量元素等,属高蛋白、低脂肪的营养食品。海参所含的明胶比鱼类多,并含有大量的黏蛋白,其中包括硫酸软骨素成分。近年来的研究表明,硫酸软骨素的减少与肌肉的衰老现象有关,食用海参有助于机体保持活力。海参富含钒,钒是人体必需的微量元素之一,参与脂肪代谢,能降低血脂,对防治心脑血管疾病有益。海参是年老体弱、病后体虚之补养品,很适宜于精血亏损、身体虚弱、头晕耳鸣、消瘦乏力、小便频数、肠燥便秘等患者食用,也是肝肾阴虚型、心脾两虚型、心肾不交型及阴虚火旺型更年期综合征患者的食疗佳品。

(9)甲鱼:甲鱼味甘,性平。具有补骨髓,滋肝阴,消痞块,养筋活血,滋阴凉血,补虚调中之功效。甲鱼适宜于骨蒸劳热,头晕目眩,腰膝酸软,肺虚咳嗽等患者食用,肝肾阴虚型、心肾不交型及阴虚火旺型更年期综合征患者也宜常食。

甲鱼营养丰富,每100克甲鱼肉含蛋白质15.3克,脂肪11克,糖类26.6克,钙124毫克,磷430毫克,同时还含有铁、维生素 B_1、维生素 B_2、烟酸、维生素 A,以及动物胶、角蛋白、碘和维生素 D 等。常食甲鱼能降低胆固醇、降血压、降血脂、调节机体免疫功能,并有改善脑细胞功能、促进骨髓造血功能和保护肾上腺皮质功能等作用,是体质虚弱者的滋补品。

(10)鸡蛋:鸡蛋味甘,性平。具有滋阴润燥,养血安神,补脾和胃的功效,乃大众化的廉价滋补品,也是更年期综合征患者的食疗佳品。鸡蛋适用于阴血不足所致的烦躁、失眠、心悸,血虚所致的头晕、乏力、神疲,肺胃阴伤之失音、咽痛、呃逆,以及病后体虚、营养不良等。

鸡蛋含有蛋白质、氨基酸、维生素、无机盐等营养成分,鸡蛋的蛋白质是食物中质量、种类、组成平衡中最优良的理想的蛋白质,含有所有的人体必需氨基酸,蛋黄中含有的卵磷脂和卵黄磷蛋白对维护脑细胞的正常功能,保持其代谢活性有重要作用,乃更年期综合征及失眠患者康复的好帮手,更年期综合征及失眠患者宜常食之。营养学家认为,鸡蛋与大豆、蔬菜、牛奶合着吃,可以大大提高鸡蛋的营养价值,使其营养更加全面。

(11)银耳:银耳味甘,性平。具有滋阴润肺,益胃生津,益气活血,补肾益精,安神补脑之功效。银耳附木而生,因色如银,状如耳而得名,银耳有"胶菌首珍"的美称,古人将其列入山珍之一。清代学者李渔评价银耳说:"食此者,犹吸山川草木之气,未有无益于人者也。"银耳滋养安神之作用显著,对于体质虚弱及出现头晕健忘、心烦失眠、多汗等症状者,宜常食之。

银耳的营养价值很高,每100克银耳中含蛋白质5克,糖类79克,钙385毫克,磷250毫克,同时还含有多种氨基酸、维生素。银耳含有较多的磷脂,可健脑安神;含有的多糖类物质具有多种药理活性,能降低血压、血脂,增强吞噬细胞对癌细胞的吞噬能力,增强机体免疫功能等。银耳的吃法较多,可以做成各种甜点,如冰糖银耳、银耳白米粥、银耳燕窝、银耳鸽蛋汤等。银耳与其他食物配合食用,其滋补之力更胜一筹,如银耳炖大枣可治疗神经衰弱所致之失眠多梦;银耳与莲子煮汤喝能补心健脾、安神定志,对心脾两虚型更年期综合征有较好的治疗效果。

(12)芹菜:唐代大诗人杜甫曾在诗中说:"鲜鲫银丝脍,香芹碧涧羹。"芹菜属伞形科植物,分水芹和旱芹两种,旱芹食用较多,其香气较浓,又名香芹,因入药较佳,故也称药芹,我国各地均有栽培,是人们经常食用的美味蔬菜。芹菜味甘、苦,性凉。具有平肝清热,祛风利湿,醒脑提神,润肺止咳,通便降压之功效。经常食用芹菜能降压、安神、醒脑,是高血压、脑动脉硬化、神经衰弱、更年期综合征等患者的优质蔬菜。

现代研究表明,芹菜含有蛋白质、糖类、多种维生素,以及钙、铁、磷、芹菜苷、挥发油、胡萝卜素等营养成分,其蛋白质和钙、磷、铁、维生素的含量高于一般蔬菜。芹菜中含有丰富的维生素P,能降低毛细血管的通透性,软化血管,具有降血压和降血脂等作用。芹菜富含营养,色鲜味美,炒食和凉拌均可,荤素皆宜,还可做馅,别有风味。

(13)莲藕:莲藕味甘,性寒。具有清热凉血,散瘀止血,生津止渴、健脾益胃,益气醒脑之功效。莲藕是人们常食的清凉素菜,尤其适宜于热病引起的咯血、呕血、鼻出血、产后出血,以及心烦口渴、热淋、失眠等患者食用。

现代研究表明,莲藕含有蛋白质、淀粉、维生素C、钙、磷、铁,以及氧化酶、过氧化酶等成分,其营养丰富。取鲜莲藕以小火煨烂,切片后加适量蜂蜜食用,有提神醒脑、安神助眠的功效,可减轻心烦急躁等症状,是更年期综合征患者的食疗佳品,肝肾阴虚型、心肾不交型及阴虚火旺型更年期综合征患者均可经常食用。脾胃虚寒者应慎食之,阳虚水泛者不宜用。

(14)番茄:番茄又名西红柿、洋柿子、番李子,是茄科植物的新鲜成熟果实,我国各地均有种植。番茄味甘、酸,性微寒。具有生津止渴,凉血平肝,健胃消食,润肠通便,清热解毒,补肾利尿等功效。番茄是日常生活中常食之蔬菜,尤其适合于热病伤津口渴、食欲缺乏、暑热内盛、胃肠积热,以及肝胆热盛者食用,阴虚火旺型及肝肾阴虚型更年期综合征患者宜常食之。

番茄含有蛋白质、脂肪、糖类、维生素 B₁、维生素 B₂、维生素 C、维生素 P、纤维素及钙、磷、铁、锌等成分,其营养丰富,是果、蔬、药兼备的食物。番茄含有大量的维生素 C,不仅能防治坏血病,预防感冒,促进伤口愈合,还有抗氧化作用,对降低胆固醇,防治动脉硬化有肯定的疗效。番茄中的番茄素有助消化和利尿作用,可改善食欲。番茄中的黄酮类物质有显著的降压、止血、利尿作用,番茄中无机盐含量也非常高,属高钾低钠食品,有利于降血压、改善血管功能和保护心肌细胞。番茄中 B 族维生素含量非常高,其中包括具有保护心脏和血管、防治高血压病的重要物质芦丁。常吃番茄对脑动脉硬化、高血压、脑血栓、冠心病、神经衰弱、更年期综合征等多种疾病有辅助治疗作用。更年期综合征患者常吃番茄,可给机体补充维生素和无机盐,有利于改善脑细胞功能,使大脑皮质兴奋和抑制功能紊乱得到纠正,对改善睡眠,消除头晕心烦、神疲乏力等自觉症状大有好处。番茄的吃法有多种,既可当水果生食,也可当蔬菜炒煮、烧汤佐餐等,还可加工成番茄汁或番茄酱长期保存供食用。

(15)核桃仁:核桃仁又名胡桃仁,是胡桃科植物胡桃的成熟果实,含有丰富的营养素,是世界四大干果之一。核桃仁味甘,性温。具有补肾固精,温肺定喘,健脑益智,安补助眠,润肠通便之功效。核桃仁是人们常用的保健食品,更年期综合征患者宜常食之。

现代研究表明,核桃仁含有蛋白质、脂肪、糖类、维生素A、维生素 E 及钙、磷、铁、锌、铬、锰等营养成分。其中脂肪酸含量特别高,且主要成分是亚油酸,不仅能给机体提供营养,有助于提高人血白蛋白,同时能降低胆固醇,防止动脉粥样硬化。核桃所含的锌、铬、锰等微量元素在降血压、降血糖和保护心脑血管方面具有重要作用。另外,核桃可给大脑提供充足的营养素,常食之有改善脑细胞功能、健脑益智、安神助眠的作用。核桃还可润肠通便,对老年体虚及大便秘结者用之也较适宜。

有日本学者指出,核桃仁的外形很像人脑皮质表面的脑回沟,常食能调整脑细胞功能,令人聪明,改善睡眠。我国民间常用核桃仁配上黑芝麻、桑叶捣泥为丸,以治疗失眠、眩晕、健忘、便秘等。常吃核桃仁对防治动脉硬化、高血压、神经衰弱、更年期综合征、失眠、便秘、冠心病、中风及其后遗症、老年性痴呆等多种慢性病都有益处,是中老年人的优质食品,故有人把它称作"长寿果"。

(16)猕猴桃:猕猴桃又名藤梨、毛梨、刺梨、狐狸桃,是猕猴桃科植物猕猴桃的果实。名医李时珍称:"其形如梨,其色如桃,而猕猴喜食,故有诸名。"猕猴桃味甘、酸,性寒。具有解热止渴,通淋下石,滋补强身,利尿通便等功效。猕猴桃是人们喜食的鲜果之一,也是近年来人们推崇的营养保健佳品,属于阴虚火旺型、心肾不交型更年期综合征患者宜多吃猕猴桃。

猕猴桃果实肉肥汁多,清香鲜美,甜酸宜人,且营养丰富,具有较高的保健价值,有"水果之王""中华圣果"之美誉。猕猴桃除含有较丰富的蛋白质、脂肪、糖类和钙、磷、铁外,最引人注目的是它的维生素 C 含量很高,每 100 克猕猴桃果肉中含维生素 C 100~200 毫克,在水果中是数一数二的。常食猕猴桃对高血压、冠心病、神经衰弱、更年期综合征、高脂血症、癌症、便秘等多种疾病具有预防和辅助治疗作用。猕猴桃的吃法有多种,除鲜食外,还可加工成果汁、果酱、果酒、果脯等食用。猕猴桃其性寒伤阳,虚寒体质者及慢性肠炎患者应慎用。

(17)小白菜:小白菜是十字花科植物青菜幼苗的全株,味道鲜美,营养丰富,是一种不可缺少的大众菜。小白菜味甘,性平。具有养胃利水,清热除烦,解渴利尿,通利肠胃等功效。小白菜不仅是健康人经常食用的一种优质蔬菜,也是肺热咳嗽、便秘、心烦失眠、急性肝炎、慢性肝炎、丹毒等患者的食疗佳品。更年期综合征患者经常食用小白菜,不仅可给机体提供能量和各种营养素,还可缓解潮热汗出、心烦急躁、失眠多梦等症状。

现代研究表明,小白菜含有蛋白质、脂肪、糖类、维生素 C、维生素 B₂ 及铁、磷、钙等成分,其营养价值颇高。小白菜的吃法很多,可以炖、炒、熘、拌及做馅与配菜,特别是白菜含较多的维生素,与肉类混合同食,荤素搭配,不仅色鲜味美,其营养价值更高。

(18)黑木耳:黑木耳又称木耳、黑菜、木娥、树鸡等,有野生和人工栽培之分,我国各地均有出产,因生长在桑、槐、榆、楮、柳等朽木之上,故又有"五木耳"之称。黑木耳味甘,性平。具有补气益智,滋养强壮,补血活血,润燥化痰,凉血止血,和中养胃,润肠通便等多种功效。木耳是不可多得的营养保健食品,尤其适宜于高血压、神经衰弱、更年期综合征、贫血、失眠、便秘、慢性胃炎、慢性肝炎、慢性支气管炎、崩漏及颈、肩、腰痛等患者，以及体质虚弱者食用。

现代研究表明，黑木耳含有蛋白质、脂肪、糖类、粗纤维、胡萝卜素、维生素 B_1、维生素 B_2，以及钾、钠、钙、磷等，其味道鲜美，营养丰富，被誉为"素中之荤"，具有较高的营养和药用价值。黑木耳中蛋白质含量高而且容易被人体吸收，又含有 8 种人体必需氨基酸，这是其他蔬菜、水果都无法相比的。药理研究表明，黑木耳有减少血小板凝集的作用，还能降低血液黏稠度，其所含的腺嘌呤核苷可减少老年人高血压诱发脑血栓的可能性，并有增强免疫、抗衰老的功效，乃中老年人的优质食品。煮熟的木耳汤不宜在室温下长时间存放，因其中所含的硝酸盐在细菌作用下可转变成亚硝酸盐，对健康不利，故应现做现食。

(19)鹌鹑蛋：鹌鹑蛋味甘，性平。具有补五脏，益气血，壮筋骨，强身健脑，降脂降压之功效。鹌鹑蛋适宜于气血不足、肝肾亏虚所致的头晕乏力、肢麻腿软、心悸心烦、失眠多梦，以及病后、产后体虚者食用，对神经衰弱、高血压、更年期综合征、贫血、失眠、糖尿病等多种病症有滋补调治作用。

鹌鹑蛋虽小，但味道鲜美，为禽蛋之珍品，有"动物人参"之美誉，营养价值极高。鹌鹑蛋所含的赖氨酸、胱氨酸均比鸡蛋高。营养学家分析认为，1 个鹌鹑蛋可抵 3 个鸡蛋的营养，特别是鹌鹑蛋还含有丰富的脑磷脂、卵磷脂等，对调整脑细胞功能大有帮助，是更年期综合征患者不可多得的疗效食品。

(20)牡蛎肉：牡蛎肉味甘、咸，性凉。具有滋阴养血，调中补虚，清肺补心，健脑安神之功效。牡蛎肉药食兼备之品，适宜于热病伤津、烦热失眠、心悸不安、妇女血亏、消渴等患者食用,是更年期综合征及失眠患者的食疗佳品,常食之对改善睡眠,消除心悸心烦等大有帮助。

早在唐代,崔禹锡就在其著作《食经》中指出:牡蛎"治夜不眠,意志不定",明确认识到牡蛎能治疗失眠,具有安神之效。现代研究表明,牡蛎肉含有糖类、牛磺酸、多种氨基酸、维生素 A、维生素 B_1、维生素 B_2、维生素 D、维生素 E,以及铜、铁、锌、磷、钙等微量元素,具有营养大脑、安神益智之功效,有"益智海味""海中牛奶"之称。

牡蛎肉的肉质较嫩,味道鲜美,易于消化吸收,可烹制成上乘佳肴,深受人们的喜爱。牡蛎的吃法很多,可将牡蛎肉与鸡蛋同炒,也可将鲜牡蛎肉挂上面糊在平底锅上煎黄,再加上茼蒿菜蘸上花生酱食用,清香鲜嫩。鲜牡蛎肉还可以煮成汤,用于涮鱼片。我国沿海不少地区还将鲜活牡蛎剥出,用冷开水洗净,直接拌上姜末、醋或胡椒、大葱、香油后食用。牡蛎经加工晒干,与猪肉、枸杞子、木耳一起煲汤,有一股特有的香味,对于体质虚弱的更年期综合征患者最为适宜。

7. 为什么更年期女性要摄入少盐高钙饮食

高盐饮食不仅影响机体对食物中钙的充分吸收,还能加速人体骨骼中钙的流失,导致骨质疏松。澳大利亚科学家对124 名更年期女性进行了为期 2 年的研究发现,每天摄取食盐约 2.1 克的女性,骨质几乎没有变化;但摄取食盐超过 4.8克的女性,骨骼缩小了。美国华盛顿大学营养学专家通过对一批更年期女性的研究也发现,女性吃食盐超过每日 4.8 克后,尿中含有的骨质分解成分比每天只吃食盐1.2克时增加了6%。食盐的成分是氯化钠,钠是人体神经信息传递和肌肉收缩的必要物质,高钠饮食会使女性骨骼中的钙严重流失,人体的肾每天排钠的同时也会排钙,排出的越多,钙的消耗也越大,最终势必影响骨骼所必需的钙质。

另外,人体每天正常的食用盐消耗量为3~6克,盐摄入过多,会使水钠潴留,引起更年期水肿、血压增高,从而导致并加重心脑血管疾病。女性步入更年期阶段后,骨质疏松的一个重要原因是卵巢分泌性激素的水平下降,而骨量的增减与性激素水平密切相关,性激素的变化导致钙丢失过多,更年期女性普遍缺钙,因此更年期女性补充含钙量较高的食物非常必要。乳类含钙量最丰富,又最容易被吸收利用,养成每天饮用1~2杯牛奶的习惯对防治更年期骨质疏松,以及由此引起的骨折很有益处。由上可以看出,更年期女性摄入少盐高钙饮食是十分必要的。

8. 更年期综合征患者能否选用保健补品

更年期综合征患者能否选用保健补品,在众多的保健补品中,哪些适合患者食用,这是人们较为关心的问题。大凡具有补养气血、补益肝肾、疏肝解郁、滋阴降火、养心安神作用,能减轻或消除更年期妇女潮热汗出、头晕耳鸣、心悸失眠、焦虑忧郁、烦躁易怒、疲惫乏力、敏感多疑等诸多身体不适,增强机体免疫功能和抗病能力的保健品,对更年期综合征患者都是有利的,可以选用。只有少数保健补品滋腻碍胃,容易温阳生火、助湿生痰,对改善或消除更年期综合征患者身体诸多不适是不利的,这些保健补品患者不宜服用。

"补"的目的除立足于补充人体必需的营养成分外,还应包括调整人体脏器功能及物质代谢平衡,所以对更年期综合征患者来说,凡能调整脏腑功能,促使阴阳平衡,对更年期综合征有预防治疗作用的药物和食物均有一定补益作用。百合、桂圆、蜂蜜、牛奶、核桃仁等具有益气养阴、养心安神、改善睡眠之功效,对更年期综合征有较好的预防治疗作用,称得上更年期综合征患者的"补药"。

更年期综合征患者要在医生的指导下按中医辨证论治的原则选用保健补品,不能光听广告。例如,人参虽是名贵的补品,但并非每个人都可以用,气虚者可以适当选用,阳热炽盛者则忌用人参;甲鱼具有滋补阴津的功效,适宜于肝肾阴虚之患者,阳虚患者不宜应用。趋补厌攻是病家的一大通病,常常干扰病变的进程而导致误治。保健品只能说是对某些病症有保健作用,能够包治百病的保健品是没有的,辨证论治是中医的特色和优势,选用保健补品当以辨证为基础,我们要切记。

9. 更年期综合征患者进补的原则是什么

更年期综合征患者根据体质和病情的需要进行调补是必要的,当然进补也有其原则。辨证论治是中医的特色和优势,中医有"虚者补之""实者泻之""寒者热之""热者寒之"等治疗疾病的基本原则,这些原则不仅适用于中医药治病,也同样适用于进补,可以说是进补的基本原则。

进补时,要根据进补对象不同的身体状况分别采用各不一样的进补方法。此外,还要区别进补对象的体质是阴虚、阳虚等。阳气虚弱者,应给予甘温益气之品,使阳气旺盛,而对于阴精亏损者,则要用厚味之补益精血之品,使阴精充足。在选择滋补性食品时要有所区别,不能混淆,如阴虚火旺与阳气不足者虽都可用补法,但前者宜清补,可选用百合、鸭蛋、牛奶、莲子、冰糖等;后者宜温补,可选用桂圆、海参、羊肉、荔枝等。辨别疾病的性质对进补来说也十分重要,如病属寒盛者宜给予温热食物,如干姜、羊肉、红糖等;病属热盛者宜给予清凉食物,如西瓜、鲜藕等;若伴有脘腹胀满、消化不良者则要以消食为主,可给予山楂、白萝卜之类。总之,进补不局限于吃补品,凡是适合自己身体状况的调养都是进补。"秘者,通便谓之补",意思是说便秘的人通大便也是一种进补的方法,就是这个道理。

10. 更年期综合征患者进补的禁忌有哪些

更年期综合征在进补时,不仅要掌握进补的原则,还应注意进补的禁忌。就更年期综合征患者来说,忌无虚滥补、忌虚不受补、忌守药待康。无虚滥补不但徒耗药物,浪费钱财,还会导致阴阳失调,正常的脏腑功能受到扰乱,所以进补时必须明辨虚实,以免遭受无虚滥补之殃。有一些虚弱患者在服用补品和补药后,病症不减反而加重,或出现口干、舌燥、失眠、腹胀、嗳气等一系列不良反应。出现这种情况一是由于患者脾胃虚弱,消化吸收功能已不健全,而补血、补阴之品(如阿胶、老鳖等)多滋腻碍胃,不易消化吸收,容易滞留胃肠而产生消化不良的症状;另一种原因是补不对症,阴虚者盲目用温热补品,使原有的阴虚症状加重。因此,必须根据体质选用适当的进补方式,或清补,或平补,或温补等,同时还要注意消化功能,不能伤胃碍胃,以防止虚不受补,适得其反。

　　一个人患病之后,要想恢复健康,光靠服用补品和补药是不行的。身体虚弱,有先天不足的原因,也有后天失养引起的,如外邪侵袭、饮食失调、情志不遂、房劳过度等,因此体虚者除了进补之外,加强体育锻炼、注意饮食调节、保持良好的卫生习惯和精神状态也是十分重要的。丰富多彩的生活胜似高级补品、补药,守药待康是不可取的。

11. 更年期综合征患者怎样选择适合自己的进补方法

　　进补是为了调养身体,补益正气,增强机体抗病能力,防治疾病,延年益寿。根据更年期综合征患者具体情况之不同选用适宜的进补方法进补,其好处是显而易见的。更年期综合征患者在积极治疗的同时配合进补能扶正祛邪,提高机体的抗病能力,减轻或消除潮热汗出、头晕耳鸣、心悸失眠、焦虑忧郁、烦躁易怒、疲惫乏力、敏感多疑等诸多身体不适。现代研究证明,有些补品、补药能增强机体的免疫功能,提高机体的抗病能力,如有些更年期妇女体质虚弱,时常感冒,进补一些补气的药膳,如黄芪粥、黄芪气锅鸡之类就能预防减感冒的发生。又如,对于自觉症状不太严重的更年期综合征患者,通过进补和调摄,能改善或消除其自觉症状,控制病情,避免病情进一步加重。同时补品和补药能改善人体内分泌的状况,调节机体代谢,从而强身健体,减少疾病,延缓衰老,延年益寿。

　　进补对更年期综合征患者大有好处,其前提是必须进补得法。那么,如何选择适合自己的进补方法呢?选择适合自己的进补方法应做到根据身体虚弱程度、体质状况、自觉症状,以及食用方法是否方便而定。虚弱症状明确的,宜选用药补,因为药补功效确定,补力较强,见效相对较快。对于没有明确虚弱症状且希望通过进补强身者来说,补药终究是药,此时选用食补更为合适。补品和补药各有特性,有些病症只宜于某一食物,有些病症却非某一补药不能奏效,必须分别选用。例如,怕冷、手足不温者,服用羊肉、桂圆、红参等可以取得良好的效果,以食疗为宜;而气阴两虚、口渴咽燥、心烦失眠、疲乏无力者,服用西洋参、百合可补气阴,其效果较好,以药补为主。进补应以服用方便为好,例如,在家休养者可将各种补虚食物制成点心食用,或佐餐食用,而坚持上班或出差远行者,则以服用补虚之中成药或保健补品比较方便。

12. 更年期妇女宜常喝牛奶吗

牛奶味甘,性平。具有补虚损,益肺气,润皮肤,解毒热,润肠通便等功效,是病后康复及虚弱劳损患者最常用的营养保健饮品。

自古以来,牛奶就是补虚滋养的佳品,《日华子本草》还认为它有"养心"的功效。牛奶含有丰富的蛋白质、钙质,特别是牛奶中的钙与蛋白质是结合在一起的,两者极易被人体吸收,是最好的高蛋白、高钙、低胆固醇食品,可作为补充蛋白质和钙的良好来源。同时,牛奶还含有维生素 B_2、维生素 B_1、维生素 A、叶酸、糖类、烟酸、铁、镁、钾、磷等成分,能全面提供人体需要的营养素、热能,提高机体的免疫功能,常喝牛奶可以延缓衰老,预防疾病,增强体质。由于我国许多地区的饮食结构仍呈低蛋白、低钙型,因此提倡多饮牛奶有利于改变饮食构成的不合理状况,对提高人民健康水平有重要意义。

牛奶是人们病后康复及虚弱劳损患者物美价廉的保健饮品,对于更年期妇女来说,常饮牛奶可帮助睡眠,改善睡眠状态,增强记忆,预防和调养骨质疏松,消除潮热汗出、头晕耳鸣、神疲乏力、心烦急躁、心悸健忘等诸多身体不适,所以更年期妇女宜常喝牛奶。当然,牛奶的饮用宜适量,决不能无限制地大量摄入,过量食入患者不仅不能完全吸收,还可导致腹胀腹泻等,反而对身体不利。

13. 更年期妇女宜常吃蜂蜜吗

蜂蜜味甘,性平。具有滋养补中,润肺止咳,清热解毒,健脾益胃,养血护肝,益肾养肾,润肠通便,缓急止痛,益寿养颜,强壮身体等功效,是男女老幼皆宜的优良食品和良药。

蜂蜜是大自然赠予人们的奇异礼物,不仅味道甜美,营养丰富,而且是治疗多种疾病的良药,被誉为"健康之友"。据测定,蜂蜜中含有60多种有机成分和无机成分,主要成分是糖类,其中果糖占39%,葡萄糖占34%,蔗糖占8%,其次是蛋白质、糊精、脂肪、多种有机酸、酶类和维生素,故是滋补上品。现代研究表明,常吃蜂蜜可促进人体组织的新陈代谢,增强机体抗病能力,调整胃肠功能,增进食欲,改善血液循环,恢复体力,消除疲劳,增强记忆,润肺止咳,防止大便秘结,改善睡眠。因此,蜂蜜对体质虚弱者及高血压、冠心病、神经衰弱、更年期综合征、慢性支气管炎、支气管哮喘、贫血、失眠、便秘、慢性胃炎、消化性溃疡等慢性病患者都是非常有益的,更年期妇女宜常吃。

由于蜂蜜含有的多种氨基酸、维生素及其他营养物质在高温如加热到97℃以上时,其中营养素几乎全被破坏,所以食用蜂蜜不能煮沸,也不宜用沸水冲服,最好用低于60℃的温开水冲服,或拌入温牛奶、豆浆、稀粥中食用。另外,注意不吃生蜜,尤其是夏季出的生蜜,因为夏季野花众多,蜜蜂采了部分有毒野生植物的花粉,所酿的蜂蜜可引起中毒,夏季酿蜜需经化验加工后方可食用。

14. 如何用莲子制成食疗方调养更年期综合征

莲子为睡莲科多年生水生草本植物莲的成熟种子。莲子味甘、涩,性平。具有补脾养心,益肾固精之功效。多食莲子对脾虚腹泻、头晕肢麻、阳痿遗精、虚烦失眠、心悸健忘,以及带下病、腰腿酸痛等有一定的调整作用,也是更年期综合征患者的保健食品,尤其适宜于心脾两虚型、心肾不交型更年期综合征患者食用。

现代研究表明,莲子含有大量的淀粉、棉子糖,以及蛋白质、脂肪、钙、磷、铁等营养成分,能改善脑细胞功能,具有镇静、降压、安神等多种作用,是失眠、心悸、健忘、神经衰弱、更年期综合征、高血压、腰腿痛等多种慢性病患者的疗效食品。日常生活中以莲子为主要原料制成的食疗方较多,下面介绍几种适宜于调理更年期综合征的食疗方,以供选用。

(1)莲子粉粥

原料:莲子粉20克,大米60克。

制作:将大米放入锅中,加入清水适量,大火煮沸后,改用小火熬煮成稀粥,待粥将成时入莲子粉,再稍煮片刻即成。

用法:每日1剂,早晚分食。

功效:益肝肾,补心脾,养心神。

适应证:心脾两虚型更年期综合征,能有效改善潮热汗出、失眠多梦、心悸健忘、神疲乏力等症状。

(2)枣莲绿豆粥

原料:大米、白糖各100克,绿豆、莲子各20克,大枣30克。

制作:将大米与绿豆分别淘洗干净,一同放入锅中,加入清水适量,用大火煮沸后,加入洗净的大枣、莲子,改用小火再煮30分钟,至大米、莲子和绿豆酥烂粥将成时,调入白糖,再稍煮片刻即成。

用法:每日1剂,早晚分食。

功效:补益心脾,宁心安神。

适应证:心脾两虚型,更年期综合征,能减轻或消除潮热汗出、头晕耳鸣、心悸失眠、焦虑忧郁、烦躁易怒、疲惫乏力、敏感多疑等诸多身体不适。

(3)远志莲子粥

原料:远志30克,莲子粉15克,大米50克。

制作:将远志浸泡,去心、皮、烘干,与莲子一同研为细粉。把淘洗干净的大米放入锅中,加入清水500毫升,用大火煮沸后,改用小火熬煮成稀粥,待粥将成时,入远志、莲子粉,再稍煮片刻即成。

用法:每日1剂,早晚分食。

功效:益智安神,固肾益精,补脾养心。

适应证:更年期综合征,能减轻或消除潮热汗出、失眠健忘、心悸怔忡等症状。

(4)冰糖莲子汤

原料:水发莲子100克,冰糖60克,山楂糕50克。

制作:将山楂糕切成丁,水发莲子、冰糖一同放入锅中,加清水适量煮沸,待莲子煮熟浮在水面时,倒入汤盘内,撒上山楂糕丁即成。

用法:每日1剂,分早晚佐餐食用。

功效:补脾肾,养阴血,宁心神。

适应证:心脾两虚型、心肾不交型更年期综合征。

(5)猪肉莲子芡实汤

原料:猪肉200克,莲子肉、芡实肉各50克,食盐适量。

制作:将猪肉洗净,切成小块,与莲子肉及芡实肉一同放入锅中,加入清水适量,大火煮沸后,改用小火煨汤,至猪肉熟烂汤成,加食盐调味即成。

用法:不拘时随意食用。

功效:健脾补肾,宁心安神。

适应证:更年期综合征,以心悸心烦,失眠多梦,夜尿频多,神疲乏力为主要表现者。

15. 如何用桂圆肉制成食疗方调养更年期综合征

桂圆肉又称龙眼肉,为无患了科常绿乔木植物桂圆的假种皮。桂圆肉味甘,性平。具有益脾开胃,养血安神,补虚增智等功效。适用于思虑过度及心脾两虚、气血不足所致的惊悸怔忡,失眠健忘,食少体倦,头晕目眩,便血崩漏等,也是更年期综合征患者不可多得的保健食品。

清代名医王士雄称桂圆为"果中神品,老弱宜之"。现代研究表明,每 100 克桂圆果肉中含糖类 17 克,蛋白质 15 克,还含有磷 118 毫克,钙 30 毫克,铁 4.4 毫克,以及较丰富的维生素 C 和 B 族维生素等,其营养成分确实非一般果品可比。桂圆肉用于强身健体、安神助眠可以单食,也可以配制成各种药膳食用,如浸酒制成桂圆酒,煮粥制成桂圆粥,炖汤制成桂圆汤等。用桂圆肉、莲子、芡实各适量炖汤,于睡前食用,治疗失眠多梦、心悸健忘有良好的效果;每次取桂圆 15～30 克,加水煎汤,临睡前饮用,对改善更年期综合征患者的睡眠有明显疗效。

更年期综合征患者,尤其是体质虚弱,以及以心烦失眠为突出表现的患者,宜多吃常吃桂圆肉。以桂圆肉为主料制成的调理更年期综合征的食疗方有很多,除上面所说的食疗方外,以下几种也较常用。

(1)四元汤

原料:莲子、桂圆肉、大枣、百合各 15 克。

制作:将莲子、桂圆肉、大枣、百合分别洗净,一同放入锅中,加入清水适量,大火煮沸后,改用小火炖 20～30 分钟即成。

用法:每日 2 次,食桂圆、莲子、大枣、百合,喝汤。

功效:养心宁神,益气补虚,缓解疲劳,改善睡眠。

适应证:更年期综合征,体质虚弱,以潮热汗出、失眠健忘、心悸怔忡、头晕耳鸣、神疲乏力为主要表现者。

(2)桂圆鸡丁

原料:鸡脯肉 200 克,桂圆肉 20 克,小白菜 30 克,鸡蛋 2

个,植物油 50 克,食盐、白糖、酱油、味精、黄酒、胡椒粉、葱花、生姜片、蒜苗段、鲜汤、湿淀粉各适量。

制作:将桂圆肉、小白菜分别洗净;取一小碗,加入白糖、酱油、味精、鲜汤、胡椒粉、湿淀粉,调成汁;鸡脯肉用刀背捶松,切成 1.5 厘米见方的小丁,放在碗中,加食盐和湿淀粉拌匀。炒锅置火上,放入精制植物油烧热,倒入桂圆肉、鸡丁快速炒至鸡肉发白、质干,加入黄酒、葱花、生姜片、蒜苗段,炒匀后加入调味汁,再放入在油锅中滑过的小白菜,稍炒即成。

用法:佐餐食用。

功效:补脾益肾,养心安神。

适应证:更年期综合征,神经衰弱,失眠健忘,血虚心悸,脾虚泄泻等。

(3)栗子桂圆粥

原料:栗子 10 个,桂圆肉 15 克,大米 75 克。

制作:将栗子去壳,洗净,切成碎块,与淘洗干净的大米一同放入锅中,加入清水适量,大火煮沸后,改用小火慢煮,待粥将成时,放入桂圆肉,再稍煮即成。

用法:每日 1 次,早餐食用。

功效:补肝肾,益脾胃,强筋骨,养阴血,安心神。

适应证:心脾两虚型、心肾不交型、阴阳两虚型更年期综合征。

(4)桂圆芡实酸枣粥

原料:桂圆肉、芡实各 20 克,酸枣仁 15 克,大米 100 克,蜂蜜 30 毫升。

制作:将芡实、酸枣仁一同放入砂锅中,加入清水适量,水煎去渣取汁。再将药汁与桂圆肉、淘洗干净的大米一同放入锅中,加清水适量,共煮成粥,食用时调入蜂蜜即成。

用法:每日分早晚温热食用。

功效:补肝肾,养阴血,安心神。

适应证:肝肾阴虚、心脾两虚更年期综合征。

(5)小麦大枣桂圆粥

原料:小麦 50 克,大枣 5 枚,桂圆肉 15 克,白糖 20 克,大米 100 克。

制作:将小麦淘洗干净,加热水浸胀,倒入锅中,煮熟取汁水,再加入淘洗干净的大米、洗净去核的大枣和切碎的桂圆肉,用大火烧开后转用小火熬煮成稀粥,起锅时加入白糖,搅匀即成。

用法:每日 2～3 次,温热食用,连服 4～5 日为 1 个疗程。

功效:养心益肾,清热止汗,补益脾胃,除烦止渴。

适应证:更年期综合征,能有效改善潮热汗出、头晕耳鸣、心悸失眠、焦虑忧郁、烦躁易怒、疲惫乏力、敏感多疑等诸多身体不适。

16. 如何用核桃仁制成食疗方调养更年期综合征

核桃仁是调治更年期综合征的食疗佳品,以核桃仁为主料制成的调理更年期综合征的食疗方较多,常用的有下面几种。

(1)核桃麻桑丸

原料:核桃仁 80 克,黑芝麻 100 克,桑叶 60 克。

制作:将桑叶晒干,粉成细末,与淘洗干净的核桃仁及淘洗干净、炒熟的黑芝麻一同捣烂为泥,制成如小丸,装瓶备用。

用法:每次 6 克,每日 2～3 次,用温开水送服。

功效:补肝肾,养阴血,润肠道,安心神。

适应证:肝肾不足、阴血亏虚、心神失养所致的更年期综合征,表现为潮热汗出、心烦失眠、头晕耳鸣、心悸健忘、神疲乏力等。

(2)四仁安神糕

原料:核桃仁、柏子仁各 15 克,松子仁、酸枣仁各 10 克,糯米粉、粳米粉各 50 克。

制作:将核桃仁、柏子仁、松子仁、酸枣仁一同研为细末,混匀后与糯米粉、粳米粉一同放入盆中,加入清水适量,揉成 8 个粉团,用模具压制成方糕,置蒸笼中蒸熟即成。

用法:每次 4 块,每日 2 次,趁热吃下。

功效:滋补肝肾,宁心安神。

适应证:肝肾阴虚、心脾两虚型更年期综合征,对以心烦失眠为突出表现者尤为适宜。

(3)红糖拌核桃仁

原料:核桃 8 个,红糖适量。

制作:将核桃放火上烤熟去壳,取核桃仁,压碎后与红糖拌匀即可。

用法:每日 1 剂,于晚上用开水分 2 次冲服。

功效:补益肝肾,养血宁心,润肠通便。

适应证:更年期综合征,能有效改善潮热汗出、头晕耳鸣、心悸失眠、烦躁易怒、疲惫乏力等诸多身体不适,对伴有贫血、便秘者尤为适宜。

（4）核桃仁芡实粥

原料：核桃仁 20 克，芡实 30 克，大枣 10 枚，大米 50 克。

制作：将核桃仁、大枣（去核）及芡实分别洗净，研碎，与大米一同放入锅中，加入清水适量，共煮成稀粥即成。

用法：每日 1 剂，分早晚温食之。

功效：补益肺脾肾，镇静养心神。

适应证：更年期综合征，能有效改善潮热汗出、头晕耳鸣、心悸失眠、疲惫乏力等诸多身体不适。

（5）桃仁健脑粥

原料：百合 10 克，黑芝麻 20 克，核桃仁 25 克，大米 100 克。

制作：将百合洗净，大米、黑芝麻淘洗干净，与核桃仁一同放入锅中，加入清水适量，小火煮粥即成。

用法：每日分早晚温热食用。

功效：补肾养肝，健脑安神。

适应证：肝肾不足、心脾两虚更年期综合征，对伴有便秘者尤为适宜。

17. 用于调养更年期综合征的食疗单方有哪些

（1）海蜇皮 50 克，荸荠 100 克。将海蜇皮洗净，荸荠去皮洗净并切片，一同放入锅中，加入清水适量，小火煮汤。每日 2 次，食海蜇、荸荠，喝汤。适用于更年期综合征，心烦急躁、失眠多梦者。

（2）大枣 5 枚，小米 100 克。将小米、大枣淘洗干净，一同放入锅中，加入清水适量，大火煮沸后，改用小火煮成稀粥即成。每日早晚餐食用。适用于更年期综合征,心悸失眠、神疲乏力者。

(3)百合100克,莲子25克。将百合、莲子淘洗干净,一同放入锅中,加入清水适量,大火煮沸后,改用小火煮成稀粥。每日早晚餐食用。适用于更年期综合征,心烦口渴、心悸失眠者。

(4)生鸡子黄1枚。取开水1杯,调入鸡子黄,搅匀备用。临睡前先用温水洗脚,然后趁热服下蛋黄汤。适用于更年期综合征以心烦失眠为突出表现者。

(5)西瓜适量。将西瓜洗净,切成片,随意食用。适用于更年期综合征,心火内炽、阴虚有热以潮热汗出、心烦急躁、失眠多梦为主要表现者。

(6)小米100克。将小米淘洗干净,放入锅中,加入清水适量,大火煮沸后,改用小火煮至米熟粥成即成。每日早晚食用。适用于更年期综合征,阴虚内热呈现潮热汗出、心烦失眠者。

(7)茼蒿菜、菊花嫩苗各100克。将茼蒿菜、菊花嫩苗洗干净,一同放入锅中,加入清水适量,煮汤。每日分早晚食用。适用于更年期综合征,以潮热汗出、心烦急躁、失眠多梦为主要表现者。

(8)睡莲根30克(鲜品加倍)。将睡莲根洗净,切成小块,放入锅中,加入清水适量,水煎去渣取汁。每日晚上睡前服用。适用于更年期综合征,潮热汗出、心烦失眠者。

(9)水发海参50克,冰糖适量。将海参洗净放入锅中,加入清水适量,炖至海参熟烂后,入冰糖,再炖片刻即成。早饭前空腹食用。适用于肝肾阴虚型、心肾不交型更年期综合征。

(10)黄花菜 50 克,冰糖适量。将黄花菜浸泡软后,去头、洗净,放入锅中,加入清水适量,大火煮沸后,改用小火再煮 10 分钟,再加入冰糖,稍煮使冰糖溶化,搅匀即成。每日晚睡前 1 小时食用。适用于更年期综合征,阴虚内热之心烦失眠。

18. 适宜于更年期综合征患者食用的粥类食疗方有哪些

(1)茺蔚子粥

原料:茺蔚子 10 克,枸杞子 15 克,大米 100 克,白糖适量。

制作:将茺蔚子、枸杞子水煎去渣取汁,与淘洗干净的大米一同放入锅中,再加入清水适量,大火煮沸后,改用小火煮至米熟粥成,调入白糖即成。

用法:每日分早晚食用。

功效:滋肾养阴,平肝清火。

适应证:阴虚火旺型更年期综合征。

(2)地黄枣仁粥

原料:生地黄、酸枣仁各 30 克,大米 100 克。

制作:将酸枣仁捣碎,与生地黄一同水煎去渣取汁,加入淘洗干净的大米共煮成稀粥。

用法:每日分早晚温热食用。

功效:滋肾水,清心火,安心神。

适应证:心肾不交型更年期综合征。

（3）桂圆莲子粥

原料：桂圆肉 15 克，莲子 20 克，大米 100 克，冰糖适量。

制作：将桂圆肉、莲子、大米分别淘洗干净，一同放入锅中，加入清水适量，大火煮沸后，改用小火煮至米熟粥成，调入冰糖即成。

用法：每日分早晚温热食用。

功效：益气血，安心神。

适应证：心脾两虚型更年期综合征。

（4）八宝鹌鹑蛋粥

原料：枸杞子、薏苡仁、扁豆、莲子、山药、桂圆肉、百合各 10 克，大枣 6 枚，鹌鹑蛋 3 个，大米 100 克，白糖适量。

制作：将枸杞子、薏苡仁、扁豆、莲子、山药、桂圆肉、百合、大枣分别淘洗干净，一同放入锅中，加入清水适量，先用小火煎煮 30 分钟，放入淘洗干净的大米，继续煮至米熟粥成，调入鹌鹑蛋液，再稍煮片刻即成。

用法：每日早晚食用。

功效：补益气血，养心安神。

适应证：心脾两虚型更年期综合征，对体质虚弱以潮热汗出、心悸健忘、失眠多梦、神疲乏力为突出表现者尤为适宜。

（5）芝麻核桃桑叶粥

原料：黑芝麻、核桃仁各 50 克，桑叶 30 克，大米 100 克。

制作：将桑叶水煎去渣取汁，再把药汁与淘洗干净的大米、研碎的核桃仁及黑芝麻一同放入锅中，加入清水适量，大火煮沸后，改用小火煮粥，至米熟粥成即成。

用法：每日分早晚餐食用。

功效:滋补肝肾,益气养血,宁心安神。

适应证:肝肾阴虚型、心肾不交型、心脾两虚型更年期综合征。

(6)远志猪心莲米粥

原料:远志 30 克,莲子 20 克,猪心 1 个,大米 100 克。

制作:将远志、莲子烘干,研为末;猪心洗净,切碎。远志、莲子、猪心与淘洗干净的大米一同放入锅中,加入清水适量,大火煮沸后,改用小火煮至米、肉熟烂粥成。

用法:每日早晚食用。

功效:益肾养心,安神。

适应证:心肾不交型、心脾两虚型更年期综合征。

19. 适宜于更年期综合征患者食用的汤羹类食疗方有哪些

(1)豆腐鱼头汤

原料:鲤鱼头 1 个,豆腐 200 克,芡实 25 克,芹菜少许,葱花、生姜片、食盐、香油各适量。

制作:将鲤鱼头洗净,切成小块,放锅中,加入葱花、生姜片及适量清水,大火煮沸后去泡沫,改用小火慢煮。芡实在热水中浸软去皮,放入鱼头汤锅中,加豆腐及食盐,淋上香油,再放入少许洗净切碎的芹菜,稍煮片刻即成。

用法:佐餐食豆腐、鱼头肉,喝汤。

功效:滋养健脑,宁心安神。

适应证:更年期综合征,以潮热汗出、头晕耳鸣、心烦失眠、心悸健忘为主要表现者。

（2）乌龟百合汤

原料：乌龟肉 250 克，百合 50 克，大枣 10 枚。

制作：将乌龟肉洗净，切成小块，与洗净的百合、大枣一同放入砂锅中，加入清水适量，大火煮沸后，改用小火慢炖至乌龟肉熟烂即成。

用法：食肉，喝汤。

功效：滋阴清热，补虚养心，安神。

适应证：更年期综合征，以潮热汗出、心烦急躁、心悸失眠、神疲乏力为主要表现者。

（3）磁石猪肾汤

原料：磁石 50 克，酸枣仁 20 克，猪肾 2 个，食盐、味精、葱花、生姜片、香油各适量。

制作：将磁石、酸枣仁一同放入砂锅中，水煎 40 分钟，去渣取汁，再把药汁与洗净去内膜、切成小块的猪肾一同放入锅中，加入食盐、葱花、生姜片和适量清水，小火慢炖，至猪肾熟烂，用香油、味精调味即成。

用法：每日 1 次，晚饭时食肉，喝汤。

功效：滋肾平肝，养心安神。

适应证：阴虚火旺型、心肾不交型、肾虚肝郁型更年期综合征。

（4）天麻甲鱼汤

原料：天麻 18 克，甲鱼 400 克，食盐、味精各适量。

制作：将甲鱼宰杀，去内脏，洗净，与天麻一同放入锅中，大火煮沸后，改用小火慢炖，至甲鱼熟烂，加入食盐、味精，再煮 3 分钟即成。

用法：空腹食肉，喝汤，每 3 日 1 次。

功效:滋阴养血,补肾健脑。

适应证:更年期综合征,能有效改善潮热汗出、头晕耳鸣、心悸失眠、疲惫乏力等诸多身体不适。

(5)首乌藤麦豆汤

原料:首乌藤20克,小麦(脱皮)60克,黑豆30克。

制作:将首乌藤洗净,水煎去渣取汁,与淘洗干净的黑豆、小麦一同放入锅中,再加清水适量,小火煮至小麦黑豆熟烂即成。

用法:每日1剂,食小麦、黑豆,喝汤。

功效:滋肾养肝,宁心安神。

适应证:心肾不交型、阴虚火旺型更年期综合征。

(6)红薯山药大枣羹

原料:红薯200克,山药150克,大枣10枚,山芋粉、红糖各适量。

制作:将红薯洗净,切成细粒状;山药洗净,去皮,切成薄片;大枣洗净。之后将红薯粒、山药片及大枣一同放入锅中,加入清水适量,煮至将成稠糊状时,捞出大枣核,调入山芋粉糊,加入红糖,边搅边调,继续用小火煨煮至成羹即成。

用法:每日早晚分食之。

功效:益气健脾,养血宁心,宽肠通便。

适应证:心脾两虚型更年期综合征,对伴有便秘者尤为适宜。

20. 适宜于更年期综合征患者食用的菜肴类食疗方有哪些

（1）银耳豆腐

原料：银耳 50 克，嫩豆腐 300 克，香菜叶 10 克，食盐、味精、香油、湿淀粉、鲜汤各适量。

制作：将银耳用温水泡发，洗净，放在沸水锅中焯透，捞出后均匀地摆放在盘中。嫩豆腐压碎成泥，加入食盐、味精、湿淀粉搅成糊状备用。在调好的豆腐泥上面撒上香菜叶，上笼蒸 5 分钟左右，取出后均匀地摆在装有银耳的盘子里。锅中加入鲜汤、食盐，烧沸后加味精，用少量的湿淀粉勾芡，浇在银耳、豆腐上即成。

用法：当菜佐餐，随意食用。

功效：滋阴降火，润肺安神。

适应证：阴虚火旺型更年期综合征，对伴有干咳者尤为适宜。

（2）百合炒芹菜

原料：鲜百合 200 克，芹菜 500 克，干红辣椒 2 个，食盐、味精、白糖、黄酒、植物油、葱花、生姜末各适量。

制作：将芹菜摘去根和老叶，洗净，放入沸水锅中烫透捞出，沥净水，大棵根部（连同部分茎）先竖刀切成 2～3 瓣，再横刀切成约 3 厘米长的段；百合去杂质，洗净，剥成片；干红辣椒去蒂、子，洗净，切成细丝备用。炒锅上火，放入植物油烧热，下葱花、生姜末、干红辣椒炝锅，随即倒入百合瓣、芹菜段继续煸炒透，烹入黄酒，加入白糖、食盐、味精及少许清水，翻炒几下,出锅装盘即成。

用法:当菜佐餐,随意食用。

功效:滋阴降火,宁心安神。

适应证:阴虚火旺型更年期综合征。

(3)茭白炒鸡蛋

原料:茭白150克,鸡蛋3个,葱花、食盐、植物油、味精、鲜汤各适量。

制作:将茭白去皮,洗净,放入沸水中焯一下捞出,切成小片;将鸡蛋液打入碗中,加入食盐搅匀备用。将炒锅上火,放入植物油,烧热后炸葱花,倒入蛋液炒熟,盛于盘中。接着原锅上火,放入植物油烧热,入茭白片翻炒片刻,加入鲜汤、食盐、味精,稍炒后倒入熟鸡蛋,再一同翻炒几下即成。

用法:佐餐食用。

功效:补气养血,滋阴生津,宁心安神。

适应证:心脾两虚型、心肾不交型、阴虚火旺型更年期综合征。

(4)合欢花蒸猪肝

原料:合欢花(干品)12克,猪肝100克,食盐少许。

制作:将合欢花放碟中,加清水少许,浸泡4～6小时,再将猪肝洗净,切片,同放碟中,加食盐少许调味,隔水蒸熟即成。

用法:佐餐食用猪肝。

功效:疏肝理气,养血安神。

适应证:肾虚肝郁型更年期综合征。

(5)柏子仁炖猪心

原料:柏子仁15克,猪心1个,食盐、葱段、香油、味精各适量。

制作:将猪心洗净,剖开,柏子仁放入猪心腔中,再将猪心、葱段、食盐一同放入砂锅中,加入清水适量,大火煮沸后,改用小火慢炖至猪心熟烂,用香油、味精调味即成。

用法:食猪心,喝汤。

功效:养心安神,补血润肠。

适应证:心脾两虚型更年期综合征。

(6)佛手番茄炖豆腐

原料:佛手 15 克,番茄 100 克,豆腐 250 克,食盐、味精、植物油各适量。

制作:将佛手洗净,水煎去渣取汁;豆腐、番茄分别洗净,切成小块备用。锅烧热,放入植物油,待油热后先煎豆腐,再放入番茄、药汁,加入食盐、清水,炖至汤成时,用味精调味即成。

用法:每日 2 次,食豆腐、番茄,喝汤。

功效:清热养阴,疏肝理气。

适应证:肾虚肝郁型、阴虚火旺型更年期综合征。

21. 适宜于更年期综合征患者食用的面点类食疗方有哪些

(1)长寿面

原料:胡萝卜 1 个,嫩笋 1 小枝,香菇 30 克,猪肉 150 克,墨鱼 1 条,桂圆肉 20 克,卤蛋 3 个,鸡汤约 2 000 毫升,面条、姜汁、葱花、猪油、料酒、酱油各适量。

制作:将胡萝卜、嫩笋分别洗净,切片;香菇水发,切成丝;猪肉洗净,切成薄片;墨鱼宰杀,去肠脏,洗净,在沸水中烫过,切成片;桂圆肉用开水浸泡 1 小时,待其柔软备用;卤蛋切为两半。炒锅上大火,放入猪油,先炒胡萝卜,再加入嫩笋、猪肉片共炒,随即放入鸡汤、姜汁,继而加墨鱼、香菇,用酱油、料酒调味,盖锅煮沸后放入葱花,略煮一下,离火。用另一个锅将面条煮好,分盛 6 碗,分别放入煮好的汤菜,将桂圆肉倒上,卤蛋半个盖在上面即成。

用法:佐餐食用。

功效:补养元气,益脑宁神。

适应证:更年期综合征,神经衰弱,心悸失眠,头晕耳鸣,体倦乏力。

(2)利眠饼

原料:茯苓 10 克,酸枣仁 30 克,法半夏 6 克,黄芪 12 克,小麦面粉 400 克,白糖适量。

制作:将茯苓、酸枣仁、法半夏、黄芪水煎 2 次,去渣取汁备用。把小麦面粉和白糖放容器内混匀,用药汁及适量清水调和,制成面饼若干,煎熟即成。

用法:佐餐食用。

功效:健脾养心安安神。

适应证:心脾两虚型、心血不足、心肾不交等型更年期综合征体质虚弱所致的心烦失眠、心悸不宁、神疲乏力、潮热汗出。

(3)花生脆饼

原料:党参 60 克,白术、黄芪、当归、酸枣仁各 20 克,茯苓、生姜、桂圆肉、大枣各 30 克,远志、木香、炙甘草各 12 克,炒花生仁 300 克,鸡蛋(用蛋清)10 个,白糖 600 克,熟植物油 160 毫升,苏打 6 克,面粉 1 000 克。

制作:将党参、白术、黄芪、当归、酸枣仁、茯苓、生姜、桂圆肉、大枣(去核)、远志、木香、炙甘草分别淘洗干净,烘干后研为细末。把6个鸡蛋清倒入碗中搅拌片刻,与白糖、植物油、中药粉及清水200毫升一同倒入盛有面粉的盆中,用手调匀,反复糅和成面团,用干净湿纱布盖好,放置30分钟,揪成40个面剂,按成直径为7厘米的圆饼。再把4个鸡蛋倒入碗中,搅拌后刷于面饼上,撒上花生仁瓣,稍拍一下,放入盘中,入烤箱烤熟即成。

用法:每次食2个饼,或随意食用。

功效:补气血,安心神。

适应证:更年期综合征,神经衰弱,体质虚弱,失眠健忘,体倦乏力等。

(4)五仁元宵

原料:糯米粉1500克,白糖、西瓜仁、芝麻、花生仁、核桃仁、榛子仁各50克,面粉100克,香油、青红丝、桂花酱各适量。

制作:将白糖、西瓜仁、芝麻、花生仁、核桃仁、榛子仁、面粉、香油、青红丝、桂花酱和在一起拌匀,用板压成1.8厘米见方的块,做成馅。将切压好的馅块放在笊篱上进水里蘸一下,再滚上糯米粉,反复4～5次,达25克重即成。取锅煮汤圆,汤圆进锅后须不使锅内开水翻滚,翻滚时可沿四周渗入冷水,否则会把汤圆煮烂。汤圆刚放入锅时是沉在锅底的,若是火候到了,就会浮上水面,再稍煮即成。

用法:食汤圆5～10个,喝汤。

功效:补精填髓,益气养血,润肠通便。

适应证:更年期综合征,神经衰弱,失眠心悸,头晕耳鸣,神疲乏力,气血亏虚,营养不良,习惯性便秘等。

(5)鹌鹑蛋糕

原料:鹌鹑蛋 40 个,面粉 500 克,白糖 300 克,熟猪油 20 克,食用香精适量。

制作:将鹌鹑蛋打入大碗中,加入白糖,放入 70℃的温水 100 毫升,顺着一个方向搅打 2～5 分钟,当插上筷子不会歪倒时,撒入面粉,放入香精,轻轻地搅拌成糊浆。用大油盅 20 只,内壁涂上猪油各 1 克,将糊浆倒入盅内,每只盅只倒八成满,之后上笼用大火蒸 15 分钟即成。

用法:佐餐食用。

功效:补气血,安心神,健脑益智。

适应证:心脾两虚型、心血不足等型更年期综合征,体质虚弱所致的头晕耳鸣、失眠多梦、心悸不宁、神疲乏力、潮热汗出。

(6)茯苓山药包子

原料:茯苓、山药各 50 克,面粉 500 克,猪肉 250 克,食盐、味精、料酒、生姜末、白糖、花椒粉、鸡汤、香油各适量。

制作:将茯苓放入淘米水中浸渍一宿,洗净,蒸熟,放入砂锅中,加清水适量,煎取浓汁;山药烘干,研为细粉;猪肉洗净,切成小块剁烂,加入食盐、味精、料酒、生姜末、白糖、花椒粉各适量,用鸡汤、茯苓药汁搅拌成稀糊状,滴入香油少许制成馅。再用温水、少许茯苓汁调和山药粉、面粉,和成团充分揉匀,揪成剂子,擀成圆薄面皮,加馅逐个包成包子,放入蒸锅中蒸熟即成。

用法:佐餐食用。

功效:益智健脾,养心安神。

适应证：心脾两虚型更年期综合征。

22. 药茶能调治更年期综合征吗

茶不仅可单独冲泡饮用，也可与中药配合组成"药茶"冲泡或煎煮饮用，是人们日常生活中不可缺少的饮品。我国茶文化源远流长，历代医药学家都很重视茶叶的保健价值和对茶剂的研究，在浩如烟海的古医籍中记载了大量的药茶。在《外台秘要》中有消渴茶，《太平圣惠方》中记载有药茶方10余种，《食鉴本草》中亦有药茶方多种。《本草纲目》中说："茶饮之，使人益思、少卧、轻身、明目，利小便，去痰热"。合理的用茶不仅能爽神益智，对多种疾病还有辅助治疗作用。药茶疗法就是应用某些中药加工制成茶剂，用于治疗调养有关疾病的一种独特防病治病方法。而茶剂则是指含有茶叶或不含茶叶的药物，经过沸水冲泡或煎煮取汁，代茶饮用的一种制剂。

药茶的种类和剂型很多，从种类上讲有单方药茶、复方药茶，有含茶药茶、无茶药茶等，从剂型上看有冲泡剂、煎煮剂、散型剂、袋泡剂、块型剂等。药茶疗法对防病治病、养生保健起着重要作用，药茶有治疗效果而无明显不良反应，所用药物容易购买，并且配制简单，饮用方便，价格低廉，患者可以自己动手制作，故颇受人们喜爱，很多慢性病患者乐于采取药茶疗法进行调理。

药茶是调治更年期综合征常用的方法之一，患者根据病情的不同选用适宜的药茶进行调理，能调和阴阳气血，调整脏腑功能，确可达到减轻或消除潮热汗出、头晕耳鸣、心悸失眠、焦虑忧郁、烦躁易怒、疲惫乏力、敏感多疑等诸多身体不适,使之平稳顺利地度过更年期的目的。当然,药茶疗法也有一定的局限性,其作用较弱,见效较慢,在采用药茶疗法调理的同时,还应注意与药物、针灸、按摩,以及饮食调养、起居调摄、运动锻炼等治疗调养方法配合,以提高临床疗效。

23. 适宜于更年期综合征患者服用的药茶有哪些

(1)豆麦茶

原料:黑豆 30 克,浮小麦 40 克,莲子 7 个,大枣 10 枚。

制作:将黑豆、浮小麦、莲子、大枣分别淘洗干净,一同放入砂锅中,加入清水适量,水煎去渣取汁即成。

用法:每日 1 剂,晚饭后代茶饮。

功效:健脾养心,养血安神。

适应证:更年期综合征,虚烦不眠,夜寐盗汗,神疲乏力,记忆力减退,心悸健忘等。

(2)双子茶

原料:枸杞子 15 克,女贞子 12 克。

制作:将枸杞子、女贞子分别淘洗干净,一同放入茶杯中,用适量沸水冲泡,加盖闷 10 分钟即成。

用法:每日 1～2 剂,代茶饮。

功效:益肝肾,安心神。

适应证:肝肾阴虚型、阴虚火旺型更年期综合征。

(3)安神茶

原料:半夏 6 克,茯苓 9 克,酸枣仁 30 克,黄连 3 克。

制作:将半夏、茯苓、酸枣仁、黄连分别加工成粗末,一同放入茶杯中,用适量沸水冲泡,加盖闷 10 分钟即成。

用法:每日1剂,代茶饮。

功效:安神助眠。

适应证:更年期综合征,以心烦失眠为突出表现者。

(4)莲子心茶

原料:莲子心5克。

制作:将莲子心放入茶杯中,用适量沸水冲泡,加盖闷10分钟即成。

用法:每日1剂,代茶饮。

功效:清心安神。

适应证:更年期综合征,以潮热汗出、心烦急躁、失眠多梦为突出表现者。

(5)花生叶茶

原料:干花生叶10克。

制作:将干花生叶加工成粗末,放入茶杯中,用适量沸水冲泡,加盖闷10分钟即成。

用法:每日1剂,代茶饮。

功效:宁心安神。

适应证:更年期综合征,心神不宁之心悸、心烦、汗出、失眠者。

(6)酸枣仁茶

原料:酸枣仁30克,白糖适量。

制作:将酸枣仁炒熟捣碎,放入砂锅中,加入清水适量,水煎去渣取汁,将白糖加入药汁中,搅拌使白糖溶化即成。

用法:每日1剂,晚饭后代茶饮。

功效:宁心安神助眠。

适应证:更年期综合征,以心烦失眠、心悸健忘为主要表现者。

(7)莲子甘草茶

原料:莲子花2克,生甘草3克。

制作:将莲子花、生甘草一同放入茶杯中,用适量沸水冲泡,加盖闷10分钟即成。

用法:每日1剂,代茶饮。

功效:清心泻火,除烦安神。

适应证:更年期综合征,以潮热汗出、头晕耳鸣、心烦急躁、失眠多梦为主要表现者。

(8)灯心竹叶茶

原料:灯心草5克,鲜竹叶30克。

制作:将灯心草、鲜竹叶分别洗净,加工成粗末,一同放入茶杯中,用适量沸水冲泡,加盖闷10分钟即成。

用法:每日1剂,代茶饮。

功效:清心安神。

适应证:更年期综合征,以潮热汗出、心烦急躁、失眠多梦为主要表现者。

(9)莲心枣仁茶

原料:莲子心5克,酸枣仁15克。

制作:将莲子心、酸枣仁(捣碎)一同放入茶杯中,用适量沸水冲泡,加盖闷10分钟即成。

用法:每日1剂,晚饭后代茶饮。

功效:养血宁心,安神助眠。

适应证:心脾两虚型更年期综合征,以潮热汗出、心悸健忘、失眠多梦、神疲乏力为主要表现者。

（10）西瓜番茄露

原料：西瓜、鲜番茄、白糖各适量。

制作：将西瓜、鲜番茄洗净，分别取汁，一同放入盛有凉白糖茶的茶杯中，搅匀即成。

用法：随意饮用。

功效：清热养阴。

适应证：肝肾阴虚型、阴虚火旺型更年期综合征。

（11）山楂菊花茶

原料：菊花 15 克，山楂 20 克，冰糖适量。

制作：将菊花、山楂分别淘洗干净，放入砂锅中，水煎去渣取汁，再把冰糖放入药汁中搅拌，使其完全溶化即成。

用法：每日 1 剂，代茶饮。

功效：疏风清热，活血化瘀，养血安神。

适应证：阴虚火旺型更年期综合征。

（12）山楂核桃仁茶

原料：核桃仁 150 克，山楂 50 克，白糖适量。

制作：将核桃仁洗净，之后加入适量清水，将其打成核桃浆备用。山楂用水洗净，水煎去渣取汁，然后把山楂汁倒入锅中，加入白糖，边加热边搅拌，待白糖溶化后，倒入核桃仁浆搅匀，加热至微沸即成。

用法：每日 1 剂，代茶饮。

功效：补肝肾，生津液，润肺肠，通血脉。

适应证：肝肾阴虚型、肾虚肝郁型更年期综合征。

（13）杞子莲子心茶

原料：枸杞子 20 克，莲子心 3 克。

制作：将枸杞子、莲子心一同放入茶杯中，用适量沸水冲泡,加盖闷 10 分钟即成。

用法:每日 1 剂,代茶饮。

功效:清心火,除烦热,安心神。

适应证:心肾不交型、阴虚火旺型更年期综合征,对以潮热汗出、心烦急躁、失眠多梦为主要表现者尤为适宜。

(14)酸枣桂圆白糖茶

原料:桂圆肉 15 克,酸枣仁 20 克,白糖适量。

制作:将桂圆肉、酸枣仁(捣碎)一同放入砂锅中,加入清水适量,水煎去渣取汁,之后将白糖加入药汁中,搅拌使白糖溶化即成。

用法:每日 1 剂,晚睡前代茶饮。

功效:益肝肾,养阴血,安神助眠。

适应证:更年期综合征。

(15)百合柏仁蜂蜜茶

原料:百合 30 克,柏子仁 10 克,蜂蜜适量。

制作:将百合、柏子仁(布包)一同放入锅中,加入清水800 毫升,大火煮沸后,改用小火炖 20～30 分钟,离火后弃去柏子仁、百合,取其汁液,加入蜂蜜调匀即成。

用法:每日分早晚饮用。

功效:补气养血,宁心安神。

适应证:心脾两虚型更年期综合征。

24. 应用药茶调治更年期综合征应注意什么

(1)谨防原料霉变:加工制作药茶的原料茶叶和中药容易受潮霉变,如果出现霉变,不但没有香味和药用价值,而且含有真菌毒素,对人体危害极大,故应谨防药茶霉变。

(2)辨证选用药茶:由于药茶所选用中药的不同,不同药茶有其各不相同的适用范围,更年期综合征患者要在医生的指导下,全面了解药茶的功效和适应证,结合自己的病情辨证选用药茶,不加分析地乱饮药茶不但难以获取调治更年期综合征的效果,还容易引发诸多不适。

(3)妥善保管药茶:制作好的药茶宜置于低温干燥处密封保存,在潮湿的环境中不宜经常打开,以免受潮。不要与有异味的物品放在一起,以防串味。一次制作的药茶不要太多,防止时间久而变质。

(4)恰当服用药茶:药茶冲泡或煎煮后应尽量当日饮用完,不要放置时间太长,更不能喝隔夜茶,避免被细菌污染变质。在饮用药茶时还应注意适当忌口,量要适当,太少达不到调治疾病的效果,太多则易影响消化功能,出现不良反应。由于某些药茶比较苦,难以下咽,在不影响药茶疗效的前提下,可适当加些矫味品,如冰糖、白糖、红糖、蜂蜜、炙甘草等。

(5)注意配合他法:药茶疗法有一定的局限性,作用较弱,见效较慢,在采用药茶疗法调治更年期综合征时,还应注意与药物、针灸、按摩,以及饮食调养、起居调摄、运动锻炼等治疗调养方法配合,以提高临床疗效。

25. 更年期综合征患者怎样分型选用食疗方

(1)肾虚肝郁型:肾虚肝郁型更年期综合征患者的饮食调养宜以滋阴补肾,疏肝解郁为主要原则,食疗方可选用清蒸鳗鱼、三仙牛肉、黄芪当归乳鸽汤等。

①清蒸鳗鱼

材料:莲子 50 克,鳗鱼 500 克,生姜片 6 克,葱段 10 克,料酒 10 毫升,食盐、味精、植物油各适量。

制作:将莲子去皮、心,洗净;鳗鱼宰杀、去肠杂,洗净,切段。把鳗鱼段原形盘圈于盆内,加入清水 200 毫升,放入生姜片、葱段、食盐、料酒、味精及植物油,置锅中隔水蒸 1 小时即成。

用法:佐餐食用。

②三仙牛肉

材料:枸杞子、桂圆肉各 15 克,山药 50 克,牛肉 300 克,生姜、大葱各 10 克,植物油、食盐、味精、料酒各适量。

制作:将枸杞子、桂圆肉、山药分别洗净;生姜洗净,切片;大葱洗净,切段;牛肉洗净,放入沸水中氽一下,按其肉纹横切成 2 厘米的厚片。把枸杞子、山药、桂圆肉放入大盅中备用,将油倒入置于中火上的炒锅内烧热,下牛肉爆炒,烹入料酒,调匀后放入大盅内,生姜片、葱段盖于上面,再将炒锅置于中火上,放入沸水、食盐、料酒,煮沸后再倒入大盅内,加盖后入蒸笼蒸至牛肉熟透软烂,取出生姜片、葱段即成。

用法:佐餐食用。

③黄芪当归乳鸽汤

材料:黄芪 30 克,当归 12 克,乳鸽 2 只,食盐、黄酒各适量。

制作:将黄芪、当归用布包好,与宰杀后去内脏、洗净的乳鸽一同放入锅中,加入酒水各半,炖至肉烂,放入食盐调味即成。

用法:每日 1 次,空腹食用。

（2）心肾不交型：心肾不交型更年期综合征患者的饮食调养宜以解郁宁心，交通心肾为主要原则，食疗方可选用当归墨鱼、首乌鸽蛋粟米粥、黑豆莲藕乳鸽汤等。

①当归墨鱼

材料：水发墨鱼 200 克，当归 30 克，水发玉兰片 20 克，鸡骨汤 25 毫升，植物油 30 毫升，葱段、生姜丝、料酒、食盐、酱油、湿淀粉、味精、香油各适量。

制作：将水发墨鱼宰杀，去杂洗净，切成丝；水发玉兰片洗净，切成丝；当归洗净放入砂锅中，加入清水 200 毫升，煎取药汁约 50 毫升。把墨鱼丝浸入药汁内 30 分钟捞出，沥水待用，炒锅用旺火烧热，加入植物油，烧至七成热时，入葱段、生姜丝爆香，放入墨鱼丝、玉兰片，快速搅炒，入料酒、食盐、酱油稍炒片刻，再加入鸡骨汤及原泡墨鱼药汁，煮沸后用湿淀粉勾芡，放入味精，淋入香油即成。

用法：佐餐食用。

②首乌鸽蛋粟米粥

材料：制何首乌 30 克，鸽蛋 10 个，粟米 50 克，白糖 10 克。

制作：将制何首乌淘洗干净，用纱布包裹，与淘洗干净的粟米一同放入砂锅中，加入清水适量，小火煮粥，将成时捞出药包，打入鸽蛋，调入白糖，煮至蛋熟粥成即成。

用法：每日早晚分食。

③黑豆莲藕乳鸽汤

材料：黑豆 50 克，莲藕 250 克，陈皮 1 块，乳鸽 1 只，大枣 4 枚，香油、食盐各适量。

制作：先将黑豆放入铁锅中干炒至豆衣裂开，再用清水洗净,晾干备用;乳鸽宰杀,去毛杂及内脏,洗净备用;莲藕、大枣、陈皮洗净,莲藕切成块,大枣去核。取汤锅上火,加适量清水,用大火烧沸,入黑豆、莲藕、乳鸽、大枣和陈皮,用中火继续炖约3小时,加入食盐调味,淋上香油即成。

用法:当菜随意佐餐食用。

(3)阴虚火旺型:阴虚火旺型更年期综合征患者的饮食调养宜以滋阴潜阳降火,镇静宁心安神为主要原则,食疗方可选用菠菜肉饺、麦冬莲肉茯神羹、牡蛎阿胶枸杞粥等。

①菠菜肉饺

材料:菠菜1 500克,人参10克,猪瘦肉500克,面粉1 000克,生姜末10克,葱花20克,胡椒粉、花椒粉各3克,酱油50毫升,香油5毫升,食盐适量。

制作:将菠菜择洗干净,去茎留叶,搓成菜泥,加入清水适量搅匀,用纱布包好,挤出菜汁;人参润软切片,烘脆研末;猪瘦肉洗净,剁成蓉;把猪肉蓉与食盐、酱油、生姜末、胡椒粉、花椒粉拌匀,加清水适量搅拌成糊状,放入葱花、人参粉、香油,拌匀成馅。将面粉加入菠菜汁和好揉匀,如菠菜汁不足可加适量清水,揉至表面光滑为止,再揉成长条,分为200个剂子,擀成圆薄面皮,加馅逐个包成饺子,入沸水锅中煮熟即成。

用法:佐餐食用。

②麦冬莲肉茯神羹

材料:麦冬20克,莲子肉30克,茯神10克,蜂蜜30毫升。

制作:将莲子肉、茯神分别洗净,晒干,研成细粉备用。把麦冬洗净放入锅中,加适量清水,煎煮成稠汤,去渣取汁,趁热加入莲子肉粉、茯神粉,煮成稠羹,待温时加入蜂蜜,搅拌均匀即成。

用法:每日早晚分食。

③牡蛎阿胶枸杞粥

材料:牡蛎肉、粟米各100克,枸杞子30克,阿胶10克,湿淀粉、黄酒、葱花、姜末、食盐、味精、五香粉各适量。

制作:将洗净的牡蛎肉剁成糜糊,盛入碗中,加湿淀粉、黄酒、葱花、姜末搅拌均匀备用。枸杞子、粟米分别淘洗干净,一同放入砂锅中,加入适量清水,大火煮沸后,改用小火煨煮30分钟,使之成粥。阿胶洗净后放入另一锅中,加水煮沸,待完全烊化,调入煨煮的枸杞粟米粥中,放入牡蛎肉糜糊,充分搅拌,继续用文火煨煮至牡蛎肉、粟米熟烂粥成,加食盐、味精、五香粉调和,再稍煮片刻即成。

用法:每日早晚分食。

(4)心脾两虚型:心脾两虚型更年期综合征患者的饮食调养宜以补益心脾,养血安神为主要原则,食疗方可选用鲳鱼补血汤、黄芪白鸡汤、莲子百合煲瘦肉等。

①鲳鱼补血汤

材料:鲳鱼500克,党参、当归、熟地黄各15克,怀山药30克,食盐适量。

制作:将党参、当归、熟地黄、怀山药分别洗净,一同放入锅中,加入适量清水,大火煮沸后,改用小火煎煮30分钟,去渣取汁备用。把鲳鱼宰杀,去肠杂洗净,放入砂锅中,加入药汁及清水适量,大火煮沸后,改用小火慢炖至鱼肉熟烂,用食盐调味即成。

用法:吃鱼肉,喝汤。

②黄芪白鸡汤

材料：白母鸡1只，丹参30克，黄芪90克，大米150克，香油150毫升，蜂蜜60毫升，紫皮蒜3头。

制作：将白母鸡宰杀，去毛杂，开膛去肠，洗净，把上述药物全装入鸡肚内，与紫皮蒜、香油等一同放入锅中，加入清水适量，炖熟即成。

用法：随时佐餐食用。

注意：忌食生冷、腥、辣、黏、硬食物。

③莲子百合煲瘦肉

材料：莲子、百合各30克，猪瘦肉200～250克，食盐适量。

制作：将猪瘦肉洗净，切成小块，与淘洗干净的莲子、百合一同放入锅中，加水煲至莲子、百合及猪瘦肉熟烂，用食盐调味即成。

用法：随意佐餐食用。

（5）阴阳两虚型：阴阳两虚型更年期综合征患者的饮食调养宜以补阴助阳，养肾益肾为主要原则，食疗方可选用萝卜饼、玉竹茯神饼、山药香菇萝卜粥等。

①萝卜饼

材料：白萝卜500克，生猪板油50克，熟火腿25克，小麦面500克，植物油、葱花、味精、黄酒、食盐各适量。

制作：将白萝卜洗净，切成细丝，加食盐稍腌，挤干水分；生猪板油切成小丁，用黄酒和食盐腌一会儿；熟火腿切成丝，备用。小麦面200克加植物油100毫升揉成干油酥；小麦面300克加植物油50毫升、温水适量揉成水油酥。两种油酥分别另揿成10个面剂，将干油酥逐个包入水油酥内，擀长叠拢,压成圆形皮。把萝卜丝、葱花、猪板油丁、火腿丝、味精拌匀,做成馅料,包入酥皮内擀成饼形。接着平底锅上大火,加入植物油,烧热后入饼料,将饼煎至两面金黄色熟透即成。

用法:每日 1～2 次,当点心食用。

②玉竹茯神饼

材料:玉竹 20 克,茯神、白糖各 30 克,粳米 100 克。

制作:将玉竹洗净,晒干,切片,研成细粉;茯神洗净,切片,阴干,研成细粉;粳米淘洗干净,晒干,粉为细粉。把粳米粉、玉竹粉、茯神粉、白糖一同放入盆中,加适量清水调成糊,将其糊用平底锅摊烙成薄饼。

用法:当点心随意食用。

③山药香菇萝卜粥

材料:水发香菇丝 50 克,白萝卜丝、鲜山药片各 100 克,豌豆苗 60 克,粳米 100 克,食盐、味精各适量。

制作:将粳米淘洗干净,放入锅中,加入清水适量,大火煮沸后改用小火煮粥,待粥将成时,加入水发香菇丝、白萝卜丝、鲜山药片,继续煮 3～5 分钟,放入豌豆苗及食盐、味精等调味料搅匀,再稍煮即成。

用法:每日 1～2 次,温热食用。

26. 更年期综合征患者怎样根据症状选用食疗方

(1)以潮热汗出为突出表现

①黄芪合欢粥

材料:黄芪 15 克,合欢花 30 克,大米 100 克,红糖适量。

制作:将黄芪、合欢花分别淘洗干净,一同放入砂锅中,水煎去渣取汁,与大米一同煮粥,待米熟粥成,入红糖使其溶化,调匀即成。

用法:每日分早晚餐食用。

功效:益气养心,清热止汗,解郁安神。

②冬笋炒杞叶

材料:冬笋、水发香菇各30克,嫩枸杞叶100克,猪油35毫升,食盐、味精、白糖各适量。

制作:将冬笋洗、水发香菇分别洗净,切为细丝;嫩枸杞叶择洗干净。炒锅上火,加入猪油,烧至七成热时,放入冬笋、水发香菇略炒,随即加入枸杞叶煸炒颠翻几下,再入食盐、味精、白糖略炒片刻即成。

用法:佐餐食用。

功效:清热养血,益气补虚,宁心安神。

③茯苓白鸭冬瓜汤

材料:茯苓、麦冬各30克,白鸭1只,冬瓜(去皮)500克,葱花、生姜丝、食盐、十三香、味精、酱油、香油各适量。

制作:将白鸭宰杀,去毛杂及内脏,洗净;将茯苓、麦冬用纱布包裹放入鸭腹中。将白鸭入锅中,加入清水适量,大火煮沸后,改用小火炖至鸭肉八成熟,再加入冬瓜(切块)、葱花、生姜丝、十三香、酱油、食盐,继续炖至鸭肉、冬瓜熟烂,用香油、味精调味。

用法:每日1~2次,食鸭肉、冬瓜,喝汤。

功效:清热滋阴,固表止汗,养心安神。

(2)以心悸不安为突出表现

①玫瑰羊心

材料:玫瑰花8克(鲜品加倍),羊心500克,食盐适量。

制作:将玫瑰花去杂,与食盐一同放入锅中,加入清水适量,水煎15分钟,取汁备用。把羊心洗净,切成薄片,串在烤签上(竹签也可),边烤边蘸玫瑰花盐水,直至羊心烤熟即成。

用法:佐餐食用。

功效:疏肝解郁,宁心安神。

②虫草甲鱼汤

材料:冬虫夏草6枚,甲鱼400克,食盐、黄酒各适量。

制作:先用水煎煮冬虫夏草3小时,再加入甲鱼、食盐和适量黄酒,共炖至甲鱼肉熟烂即成。

用法:每日1次,空腹食甲鱼肉,喝汤。

功效:补肾强身,养血宁心。

③首乌大枣粥

材料:何首乌30克,大米100克,大枣6枚,红糖适量。

制作:将何首乌放入砂锅中,加入清水适量,水煎去渣取汁,与淘洗干净的大米、大枣一同放入锅中,再加入清水适量,大火煮沸后,改用小火煮至米熟粥成,调入红糖即成。

用法:每日早晚食用。

功效:滋补肝肾,益气养心。

(3)以心烦失眠为突出表现

①女贞桑葚粥

材料:女贞子15克,桑葚18克,墨旱莲20克,大米100克,冰糖适量。

制作:将女贞子、桑葚、墨旱莲分别淘洗干净,一同放入砂锅中,水煎去渣取汁,与大米一同煮粥,待米熟粥成,入冰糖使其溶化,调匀即成。

用法:每日分早晚餐食用。

功效:滋补肝肾,养心安神。

②荸荠梨肉汤

材料:荸荠、雪梨、猪瘦肉各100克,食盐适量。

制作:将荸荠、雪梨洗净,去皮;猪瘦肉洗净,切片。将荸荠、雪梨及肉片一同放入锅中,加入清水适量,大火煮沸后,改用小火慢炖至肉熟汤成,放入食盐调味。

用法:食肉、雪梨、荸荠,喝汤。

功效:滋阴清热,补肾养肝。

③小麦大枣大米粥

材料:小麦30克,大枣6枚,大米100克,红糖适量。

制作:先将小麦淘洗干净,用清水浸泡4～6小时,与淘洗干净的大枣、大米一同放入锅中,加入清水适量,大火煮沸后,改用小火煮至米熟粥成,加入红糖溶化,调匀即成。

用法:每日早晚食用。

功效:补气血,养心肾,宁心神。

(4)以头晕头痛为突出表现

①天麻猪脑粥

材料:天麻10克,猪脑1个,大米150克。

制作:将猪脑洗净,与天麻一同放入砂锅中,再加入大米及适量清水,共同煮成稀粥,以大米熟、猪脑熟透为度。

用法:每日晨起温食1次。

功效:平肝息风,滋养益脑。

②马兰头拌豆腐干

材料:马兰头200克,豆腐干50克,食盐、白糖、味精、香油各适量。

制作:将豆腐干切成细丁,用开水略烫一下备用。马兰头去杂,洗净,用沸水焯一下,凉后切成细末,和豆腐干拌匀,加食盐、白糖、味精,淋上香油,调匀即成。

用法:佐餐食用。

功效:清肝降火。

③天麻钩藤大枣粥

材料:天麻 12 克,钩藤 15 克,大枣 6 枚,大米 100 克,白糖适量。

制作:将天麻、钩藤一同放入砂锅中,加入清水适量,水煎去渣取汁,与淘洗干净的大米、大枣共同煮粥,待粥将成时加入白糖调匀,再稍煮即成。

用法:每日分早晚温热食用。

功效:平肝息风,宁心安神。

(5)以骨质疏松为突出表现

①黄豆猪骨汤

材料:鲜猪骨 250 克,黄豆 100 克,生姜片、黄酒、食盐各适量。

制作:将黄豆提前水泡 6～8 小时备用。猪骨洗净、剁成块,入沸水中烫氽,去血污,之后放入砂锅中,加入生姜片、黄酒、食盐及适量清水,大火煮沸后,改用小火煮至猪骨髓熟透,再入黄豆,继续煮至黄豆熟烂即成。

用法:每日 1 剂,佐餐,喝汤吃豆,每周服用 3 剂。

功效:补虚益阴,养血健脾,补钙养骨。

②黑豆羊肾杜仲汤

材料:黑豆 100 克,羊肾 1 具,杜仲 15 克,小茴香 5 克,食盐适量。

制作:先将羊肾洗净,剖开,去筋膜,放入砂锅中,加水煮

316

20～30分钟,再入黑豆、杜仲、小茴香,继续煮至羊肾及黑豆熟烂,用食盐调味即成。

用法:每日1次,食羊肾、黑豆,喝汤。

功效:补肝肾,强筋骨。

③猪骨枸杞海带汤

材料:猪排骨1000克,猪大骨2000克,海带50克,枸杞子30克,葱丝、生姜末、食盐、米醋各适量。

制作:将猪骨洗净,排骨剁成块,大骨捶破,海带洗净,与枸杞子一同放入锅中,加入清水适量,大火煮沸后入葱丝、生姜末、食盐、米醋,改用小火炖至肉熟汤成即成。

用法:每日1～2次,食肉,喝汤。

功效:补益肝肾,强筋壮骨。

(6)以抑郁焦虑为突出表现

①炒蚕蛹

材料:蚕蛹100克,植物油、蜂蜜各适量。

制作:将蚕蛹用清水浸泡,冲洗干净备用。植物油倒入锅中,烧热后放入蚕蛹,炒熟,调入蜂蜜即成。

用法:佐餐食用。

功效:疏肝解郁,补虚宁心。

②白萝卜炒猪肝

材料:白萝卜200克,新鲜猪肝250克,植物油、香油、食盐、葱丝、味精、淀粉各适量。

制作:将白萝卜洗净,切成细条;猪肝洗净,切成片。炒锅上火,放入适量植物油,烧至八成热,入萝卜条,炒至八成熟时,拌入食盐,装于盘子中。锅中再加入适量植物油,大火爆炒猪肝3～5分钟,入萝卜条再快速翻炒2分钟,放入葱丝、食盐、味精,翻炒片刻,淋入香油即成。

用法:佐餐随意食用。

功效:疏肝理气,解郁养肝,补血宁心。

③佛手木瓜肉片汤

材料:佛手 20 克,木瓜 60 克,刀豆 50 克,猪瘦肉、鲜番茄各 100 克,食盐、水淀粉、葱花、生姜末、味精、黄酒各适量。

制作:先将猪肉洗净,切成薄片,放入碗中,加食盐、水淀粉,抓揉均匀;番茄洗净,切成块状备用。再将佛手、刀豆、木瓜洗净,木瓜切成片,与刀豆、佛手一同放入砂锅,加适量清水煎煮 30 分钟,用洁净纱布过滤,去渣取汁后回入砂锅,视滤液量可酌加适量清水,大火煮沸后加入肉片、番茄,拌匀,放入黄酒、葱花、生姜末、食盐,用小火炖至肉熟汤成,放入味精调味即成。

用法:佐餐食用,食肉、番茄,喝汤。

功效:疏肝理气,解郁宁心。

(7)以血压偏高不稳为突出表现

①菊花粥

材料:菊花末 10 克,大米 50 克。

制作:将大米淘洗干净,放入锅中,加水煮粥,待粥熟时调入菊花末,再煮 1~2 沸即成。

用法:每日分早晚温热食用。

功效·散风热,清肝火,降血压,养心神。

②凉拌苦瓜

材料:新鲜苦瓜(约 250 克)2 根,葱花、生姜丝、食盐、白糖、酱油、味精、香油各适量。

制作:将苦瓜洗净,去子,用开水浸泡 3 分钟,切成细丝,拌入葱花、生姜丝,再加入食盐、白糖、酱油、味精、香油调味即成。

用法:佐餐食用。

功效:清肝火,降血压,安心神。

③番茄芝麻熘带鱼

材料:鲜红番茄 2 个,熟芝麻末 20 克,带鱼 300 克,枸杞子 15 克,食盐、味精、湿淀粉、植物油各适量。

制作:将带鱼用清水洗净,切成斜方块;番茄洗净,切成块。炒锅上火,放植物油烧至七成热,下带鱼炸至金黄色捞出,装盘。锅留底油,加入清水少许,放入番茄块及枸杞子煮汤,待汤成时加食盐、味精,并用湿淀粉勾芡,用勺子不断搅动,使汁不粘锅,撒入熟芝麻末,随之趁热浇淋在带鱼上即成。

用法:佐餐食用。

功效:滋养肝肾,稳压降压,养心安神。

附录:人体常用穴位示意图

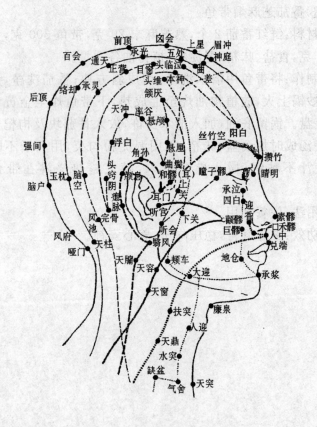

附图1　头面颈项部穴位示意图

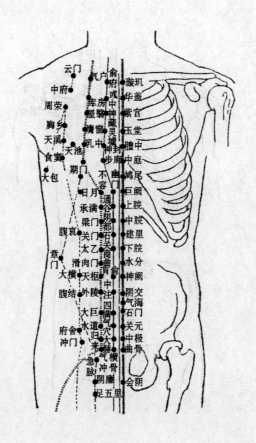

附图2　胸腹部穴位示意图

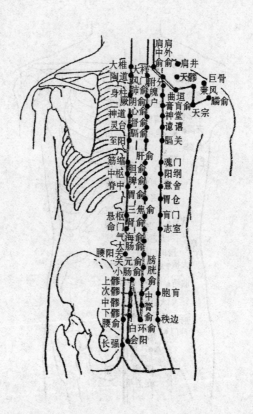

附图3　背部穴位示意图

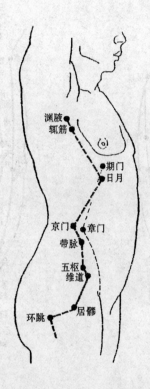

附图 4　胁肋部穴位示意图

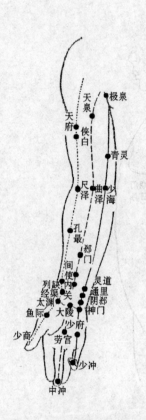

附图5　上肢内侧部穴位示意图

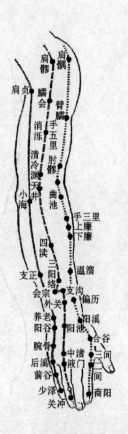

附图6　上肢外侧部穴位示意图

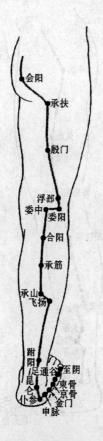

会阳
承扶
殷门
浮郄
委中　委阳
合阳
承筋
承山
飞扬
跗阳
足通谷　至阴
昆仑　京骨
仆参　束骨
金门
申脉

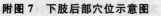

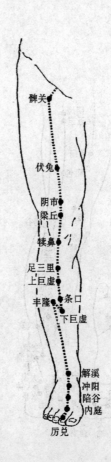

髀关
伏兔
阴市
梁丘
犊鼻
足三里
上巨虚
丰隆　条口
下巨虚
解溪
冲阳
陷谷
内庭
厉兑

附图7　下肢后部穴位示意图　　**附图8　下肢前部穴位示意图**

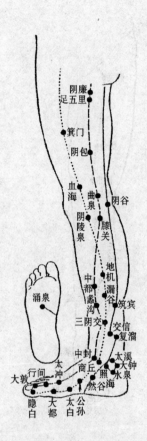

附图 9　下肢内侧部穴位示意图

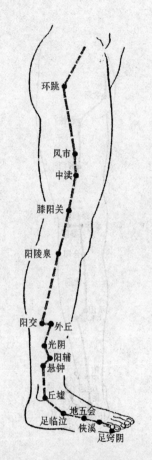

附图 10　下肢外侧部穴位示意图

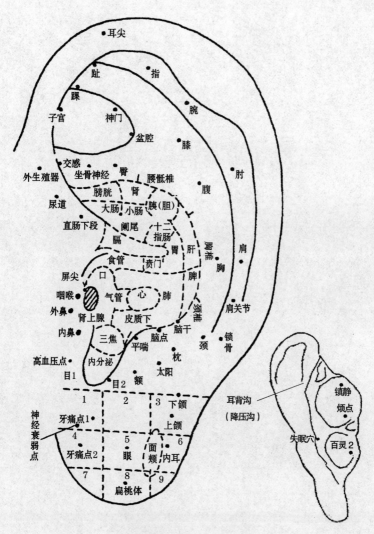

附图 11　常用耳穴示意图

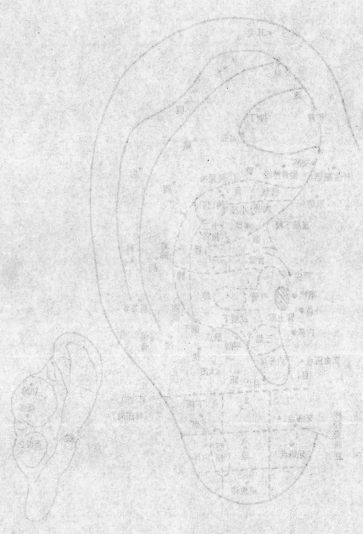